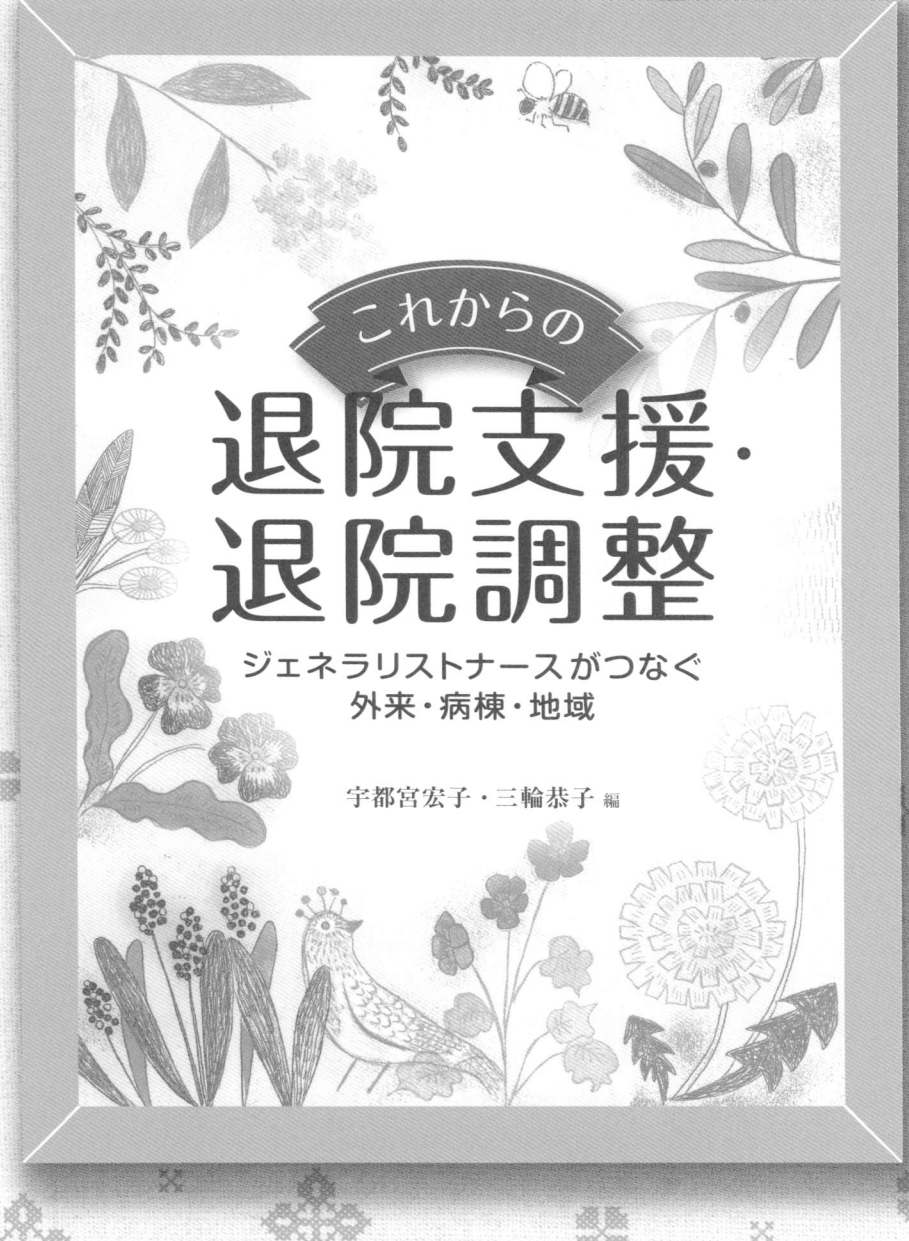

これからの
退院支援・退院調整

ジェネラリストナースがつなぐ
外来・病棟・地域

宇都宮宏子・三輪恭子 編

日本看護協会出版会

執筆者一覧

編　集

宇都宮宏子（在宅ケア移行支援研究所宇都宮宏子オフィス／元京都大学医学部附属病院地域ネットワーク医療部看護師長）

三輪恭子（大阪府立大学大学院看護学研究科　地域看護専門看護師／元よどきり医療と介護のまちづくり株式会社取締役）

執　筆（掲載順）

宇都宮宏子（前掲）

小泉亜紀子（元京都大学医学部附属病院看護部）

林　麻衣（元京都大学医学部附属病院看護部）

三輪恭子（前掲）

桜井　隆（さくらいクリニック院長）

山田智子（淀川キリスト教病院看護部）

藤原恵美子（淀川キリスト教病院看護スペシャリスト室　皮膚・排泄ケア認定看護師）

渡辺三千恵（元赤とんぼ居宅介護支援事業所豊新　介護支援専門員）

吉田幸生（訪問看護ステーション和心所長）

蘆野吉和（社会医療法人北斗地域包括ケア支援センターセンター長／元十和田市立中央病院長）

太田　緑（一般社団法人緑の杜日本財団在宅看護センターみどりの風訪問看護ステーション代表理事　緩和ケア認定看護師／元十和田市立中央病院看護管理室看護師長）

坪　利佐（十和田市立中央病院看護局副看護局長）

高橋慶子（前北海道看護協会常任理事／元独立行政法人国立病院機構札幌南病院看護部長）

有馬祐子（国立病院機構北海道医療センター　地域連携室看護師長）

熊谷富子（聖隷浜松病院看護部／元同院看護部長）

加藤智子（聖隷浜松病院看護部　家族支援専門看護師）

井ノ口佳子（聖隷リハビリプラザいなさ看護師／元訪問看護ステーション住吉）

内田美加（浜松市リハビリテーション病院医療福祉相談室室長　社会福祉士　精神保健福祉士　医療ソーシャルワーカー／元聖隷浜松病院医療福祉相談室室長）

戸石未央（東京医療保健大学和歌山看護学部看護学科／元日本赤十字社和歌山医療センター　看護部PFM　在宅看護専門看護師）

岩瀬嘉壽子（近畿大学病院プロジェクト推進室／元大阪南医療センター地域医療連携室　退院調整看護師）

高田久美（南部町国民健康保険西伯病院地域在宅医療部師長　地域連携室室長　精神科認定看護師）

阪本君代（淀川キリスト教病院地域医療連携センター／元武田病院地域医療連携室　退院調整看護師）

原田かおる（高槻赤十字病院看護副部長　老人看護専門看護師）

宗川千恵子（NTT東日本関東病院総合相談室看護長）

尾崎由佳（元滋賀医科大学医学部附属病院看護部　緩和ケア認定看護師）

伊波早苗（元滋賀医科大学医学部附属病院看護部　慢性疾患看護専門看護師）

服部聖子（滋賀医科大学医学部附属病院看護部　がん看護専門看護師）

今西裕子（大阪府済生会中津病院院長補佐）

北　由美（独立行政法人地域医療機能推進機構大阪病院〔旧大阪厚生年金病院〕整形外科病棟看護師長）

團野一美（訪問看護ステーションひなた　訪問看護認定看護師／元京都桂病院地域医療福祉連携室　退院調整看護師）

上野幸子（西九州大学看護学部看護学科　訪問看護認定看護師／元佐賀県看護協会訪問看護ステーション統括所長）

脇阪靖美（元ケアプランセンター刀根山統括所長）

逵いくよ（元相生市地域包括支援センター　主任介護支援専門員　訪問看護認定看護師）

宮澤智子（元日本訪問看護財団　認定看護師教育課程訪問看護学科専任教員）

はじめに

　膀胱がんの60歳代の男性、脊椎転移による麻痺で寝たきりの状態になり、それでも、「絵を描き続けたい」という強い思いをもって在宅療養され、自宅で最期まで描き続けた……。
　奥さんから1通の手紙に添えて、お孫さんの作文のコピーが送られてきた。
　『繋がっている命』
　中学2年生だったお孫さんのものだ。
　『おじいちゃんは、最後の最後まで、私に、全身で大切な事を教えてくれた』
　『自分の命をどのように大切に生きるかと言う事、どんなに辛い状況であってもくじけず、めげずに精いっぱい生きるという事、1日1日目標を持って大切に生きる事、家族や友達を思いやる気持ち、人の痛みをわかろうとする気持ちの大切さ、そして、命には限りがあるという事』（原文のまま）
　おじいちゃんへの想いや、在宅療養の様子が優しい言葉でつづられ、おじいちゃんの命・魂がつながっている、大事に生きていこうとの思いがあふれていた。

＊

　人が老いること、弱っていくこと、いろんなことがわからなくなること、そして命が消えること。これはつらい、悲しいことだ。でも、どんなときもその人の人生だ。大事な時間。生きようとする時間。
　地域には、社会にはいろんな人が生きている。老いて、できていたことが一人ではできなくなっても、サポートを受けることで、今までどおり、自分の暮らしを続けることができる。
　子どもたちはきっとそんな社会や家庭の中で、人を思いやる心や、支えながら支えられていることに気づき、成長していく。

＊

　病院は生活する場所ではない、ましてや最期の時間を送る、人生の幕引きの場所にはならない。
　自宅が難しければ、自宅に変わる"生活の場"に患者を帰そう。
　あなたは、誰と、どこで過ごしたいですか？　どんな人生を送りたいですか？
　外来・病棟のジェネラリストナースが、病院のいろんな場面で、そしてあなたの家族との間でも、そんな語りを聴くところから、すべてが始まるのです。

2011年2月　宇都宮　宏子

読者の皆様へ

　本書は、訪問看護やケアマネジャーの統括責任者をしていた私が、「病院で入院している患者が自宅（暮らしの場）に帰るためには、専門的なケアマネジメントが必要なのではないか」という思いで、2002年に病院へ戻り、大学病院で取り組んでいた実践を、日本看護協会出版会の雑誌で取り上げていただき、その後2010年の連載企画等をもとに編集のうえ2011年に発行したものです。

　その後、地域包括ケアシステムに代表されるさまざまな概念や制度・政策上の動きがあり、「退院支援・退院調整」をめぐる状況も大きく変わってきました。増刷を重ねるたびに、本書で示した内容と現状との間でずれが生じていないかと危惧する一方、制度が変化する中でも（だからこそ）、「退院支援・退院調整」の根っことなる揺るぎない理念を多くの方と共有したいとも考えてきました。

*

　そんな中、2016年度診療報酬改定で、それまでの「退院調整加算」が廃止され、「退院支援加算」が誕生したことには、大きな意味がありました。院内での"手続き"的な取り組みから、病棟配置の担当者が中心となり、地域との協働を前提とした"支援"へと、より本質的な活動が求められるようになったからです。

　2012年に独立起業してからの私は、「退院支援の時代は終わった。これからは外来です」と発信してきました。外来通院時から、重度化予防・自立支援の視点で、"暮らしを整える""生活を支える"ことが、今の暮らしを継続することになります。そして、一人ひとりの生き方を支えるためには、大事な分岐点（ターニングポイント）を見逃さず、在宅支援者と病院医療者が、「本人にとって、よりよい医療・ケアは何か」を協働で考え、意思決定支援を行うことが大切です。

　こうした流れを下支えするように2018年度診療報酬改定では、「退院支援加算」から、外来での支援を意識した「入退院支援加算」へと名称変更がなされました。

　また、「人生の最終段階における医療・ケアの決定プロセスに関するガイドライン」（厚生労働省）も、2018年3月に2度目の改訂が発表されました。

　退院支援・在宅療養支援にかかわる病院医療者は、このガイドラインを熟読し、地域全体で「思いをつなぐ」ために何が必要かを考え、市民も含めた地域全体の研修やしくみをつくることなどを目指して、市区町村で動き始めた在宅医療介護連携センターや訪問看護師、施設看護職たちとともに取り組んでいきたいものです。

＊

　ここで改めて本書の内容を振り返ると、ベースとなっているのは、2002年以降、約10年にわたる私自身の実践からまとめた、「退院支援・退院調整」の"3段階プロセス"です。これに、当時の"先駆的な取り組み"や、実際の業務に役立つ"知識とスキル"、そして"地域の看護職からの連携のヒント"を加えて構成しています。

　本書を通して一番伝えたかったのは、「患者が自分の病気や障害を理解し、退院後も継続が必要な医療や看護を受けながらどこで療養するか、どのような生活を送るかを自己決定するための支援（＝退院支援）」の視点を、すべてのナースにもってほしいということです。

　入院医療から暮らしの場への移行支援を評価する流れは今後ますます加速し、退院支援を担う職種やその呼び方、運用も変化していくことでしょう。それでも、本書で述べている「退院支援」の考え方は、普遍的なものであると自負しています。

＊

　このたびの増刷にあたり、「第3章-1：診療報酬の理解」については現状に合わせて情報を更新しましたが、その他の部分には大きな改変を加えていません。時間の経過とともに名称や役割が変わった事項については、適宜、読み替えてご活用いただければ幸いです。

　書名に込めた「これから」という期待は、現実になったものも多くあります。さらに進化した「これから」を、皆様と一緒につくっていきたいと思います。

2018年5月　宇都宮 宏子

目次

はじめに/読者の皆様へ（宇都宮宏子）

序章 ジェネラリストナースが行う退院支援・退院調整とは　1
（宇都宮宏子）

- **G** ジェネラリストナースチェック（宇都宮宏子）

第1章 退院支援・退院調整を理解するための3段階プロセス　9

1 3段階プロセスの流れ（宇都宮宏子）　10
- 外来から始まる「在宅療養支援」という考え方　11

2 第1段階〜退院支援が必要な患者の把握（宇都宮宏子）　15
1) スクリーニングと情報収集のポイント　16
2) 情報収集の具体例　18
3) 何のためのスクリーニングなのか　20

3 第2段階〜生活の場に帰るためのチームアプローチ（宇都宮宏子）　22
1) 患者の思いに軸をおいた支援とは　23
2) 情報を整理するための「2つの課題」　24
3) ジェネラリストナースだからできる「2つの看護介入」　28

4 第3段階〜地域・社会資源との連携・調整（宇都宮宏子）　31
1) 医療管理上の課題　31
2) 生活・介護上の課題　36
3) 退院前カンファレンスを開く意味　38

- **G** ジェネラリストナースチェック & **C** コラム（宇都宮宏子）

第2章 退院支援に関する先駆的な取り組み　41

1 外来・病棟の一元化で推進する退院支援（京都大学医学部附属病院）　42
1) 病棟看護師主導で行う「3つのカンファレンス」（小泉亜紀子）　42
2) SOAP記録の共有で進める退院支援・退院調整（林 麻衣）　48

- **G** ジェネラリストナースチェック（宇都宮宏子）

2 退院支援を振り返る在宅医療移行検討会（淀川キリスト教病院）　58
1) 「在宅医療移行検討会」とは（三輪恭子）　58

2）検討会への提出事例における3段階プロセス（三輪恭子） ... 61
　　3）皮膚・排泄ケア認定看護師のかかわり（藤原恵美子） ... 65
　　4）ケアマネジャーのかかわり（渡辺三千恵） ... 69
　　5）訪問看護師のかかわり（吉田幸生） ... 72
　　🄒 コラム（桜井 隆） ... 60
　　🄖 ジェネラリストナースの視点（山田智子）

3 緩和ケア認定看護師がサポートする退院支援（十和田市立中央病院） ... 75
　　1）「緩和ケア」を基本理念とした病院と地域の結びつき（蘆野吉和） ... 75
　　2）がん患者の退院支援における緩和ケア認定看護師のかかわり（太田 緑） ... 78
　　🄖 ジェネラリストナースチェック（太田 緑）
　　🄖 ジェネラリストナースの視点（坪 利佐）

4 病棟看護師による退院前・退院後訪問（札幌南病院〔現・北海道医療センター〕） ... 86
　　1）看護管理者が支えた在宅訪問のシステムづくり（高橋慶子） ... 86
　　2）病棟看護師が積極的にかかわる退院支援（有馬祐子） ... 90
　　🄖 ジェネラリストナースの視点（有馬祐子）

5 医療依存度の高い小児の退院支援（聖隷浜松病院） ... 101
　　1）「院内退院支援看護師」がリードする在宅療養への移行（熊谷富子） ... 101
　　2）NICU・GCUからの退院支援の実際（加藤智子） ... 106
　　3）訪問看護師のかかわり（井ノ口佳子） ... 115
　　4）MSWのかかわり（内田美加） ... 118
　　🄖 ジェネラリストナースの視点（加藤智子）

第3章 退院支援・退院調整に必要な知識とスキル　123

1 診療報酬の理解 ... 124
　　1）退院支援に関連する診療報酬とは（三輪恭子） ... 124
　　2）退院支援で算定できる診療報酬の実際 ... 131
　　　（1）総合評価加算（宇都宮宏子） ... 131
　　　（2）入退院支援加算1（戸石未央） ... 133
　　　（3）在宅療養指導料（岩瀬嘉壽子） ... 136
　　　（4）退院前訪問指導料（高田久美） ... 138
　　　（5）介護支援等連携指導料（阪本君代） ... 140
　　　（6）退院時共同指導料2（原田かおる） ... 142

2 退院支援計画書の見直し ... 145
　　1）入院から退院までの流れがわかる「退院支援計画」とは（宇都宮宏子） ... 145

	2)「退院支援計画書」作成のポイント①〜NTT東日本関東病院（宗川千恵子）	149
	3)「退院支援計画書」作成のポイント②〜滋賀医科大学医学部附属病院（尾崎由佳・伊波早苗・服部聖子）	154

3 退院支援における連携書式の活用 … 159
- 1) 病院と地域をつなぐ連携書式（三輪恭子） … 159
- 2) 連携書式の実際①〜大阪府済生会中津病院（今西裕子） … 160
- 3) 連携書式の実際②〜地域医療機能推進機構大阪病院（北由美） … 164

4 退院支援・退院調整に関するシステムづくり … 168
- 1) システムづくりのポイント（宇都宮宏子） … 168
- 2) すべての基本となる「カンファレンス」（宇都宮宏子） … 170
- 3) 言語化・情報共有につながる「記録」（宇都宮宏子） … 174
- 4) システム化成功へのカギを握る院内での「教育」（宇都宮宏子） … 176
- 5) システムづくりの実際〜淀川キリスト教病院（三輪恭子） … 180
- 6) 院外で行う退院調整の教育・研修（宇都宮宏子） … 184
- コラム（宇都宮宏子） … 188

5 退院調整看護師のネットワークづくり（退院支援看護師ネットワーク・大阪）（三輪恭子） … 189
- 1) 退院調整看護師の現状と、ネットワークの発足 … 189
- 2) 情報交換から病院見学会・学会発表まで … 190
- 3) 参加者アンケートにみるネットワークの効果 … 192

第4章　地域に帰る患者をイメージするヒント … 195

1 "生活者"としての療養者の暮らしを支える訪問看護 & コラム … 196
（訪問看護ステーション「桂」）（團野一美）

2 在宅・施設への訪問看護で療養生活の安心を保障する & コラム … 204
（佐賀県看護協会訪問看護ステーション）（上野幸子）

3 地域の介護力を高めるケアマネジメント & コラム … 210
（ケアプランセンター刀根山）（脇阪靖美）

4 幅広い視点と活動で地域づくりに奔走 & コラム … 217
（相生市地域包括支援センター）（逢いくよ）

巻末資料 訪問看護制度のポイント（宮澤智子） … 224

おわりに（三輪恭子）

序章

ジェネラリストナースが行う退院支援・退院調整とは

本書には、本文脇に2種類のカコミ記事が登場します。

「**G-nurse チェック**」は、退院支援に関するポイントを、ジェネラリストナースの皆さんに向けわかりやすくまとめたもの。退院支援の先輩からのアドバイスです。

「**G-nurse の視点**」は、退院支援に取り組んだジェネラリストナース自身の"気づき"や"振り返り"です。

外来・病棟・地域をつなぐ実践の参考にしていただければ幸いです。

皆さんは「退院支援・退院調整」と聞いて、どのようなことを思い浮かべるでしょうか？

患者が転院できる病院を探す？介護保険の手続きをする？確かにそれらも大切なことですが、正しい退院支援の考え方としては不十分です。

私は、退院支援とは、

「患者が病気や障害をもちながら、それでも、生きようと前を向く過程を支えること」

だと思っています。

ですから、まず「あなたは、これからどこで、誰と一緒に過ごしたいですか？」という言葉を患者に投げかけることから、私は退院支援を始めています。

本書では、2002年7月から2012年3月までの9年間、退院調整看護師として活動してきた京都大学医学部附属病院（以下、京大病院）で試行錯誤をくり返しながらも定着してきたシステムをもとに、病棟・外来のジェネラリストナースが行う退院支援・退院調整について解説していきたいと思います。

○ 医療制度の充実の陰で、見過ごされてきた"生活の質"

まず最初に、「退院支援・退院調整」が必要とされている日本の医療の現状を、簡単に振り返ってみましょう。

今、日本の医療が抱える多くの問題が、その医療制度の歴史によって生まれている、と感じている看護師は多いと思います。

1965（昭和40）年頃は、まだ病院よりも自宅で亡くなる人のほうが多い時代でした（**図1**）。脳血管障害と思われる症状や、風邪をこじらせての肺炎などから寝たきりになったり、一方、病気ではなく、転倒という事故や、老衰によって食べる量が減ってきたりなど、何かのきっかけから寝込んでしまうと、近くのお医者さんが往診してくれました。

そして、自宅でできる範囲の医療（注射や内服薬）を受けながら、高齢者も暮らしの中で穏やかに最期を迎えることができました。

しかし、医療技術の進歩や医療機関の増加によって、適切な医療を受け、今まで治らなかった病気が治癒するようになりました。

また、医療制度の充実により、日本は世界のどの国よりも医療を平等に、適時に受けることが可能な国になりました。

しかし、「生命維持」という側面と同じくらい重要な、"生活の質をそのままに、その人らしい生活に帰す"ことのできる医療、そして看護を

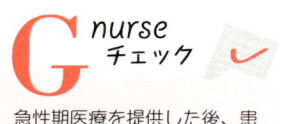

急性期医療を提供した後、患者は生活者として暮らしの場面に戻っていくという視点をもつことが重要です。

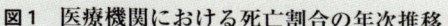
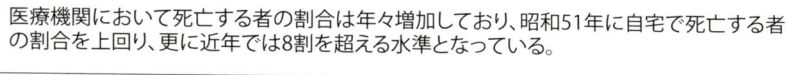

図1　医療機関における死亡割合の年次推移

医療機関において死亡する者の割合は年々増加しており、昭和51年に自宅で死亡する者の割合を上回り、更に近年では8割を超える水準となっている。

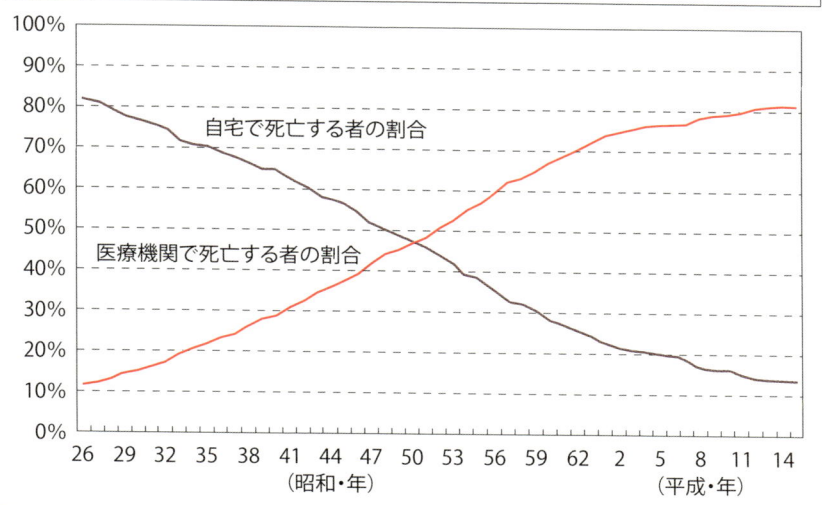

（資料：「人口動態統計」（厚生労働省大臣官房統計情報部））

提供してきたといえるでしょうか？

　高齢者は病気とは別の理由で、入院前とは違う変化を起こしてしまうことが多いのです。入院生活が長くなり、環境の変化で寝たきりになったり、認知症が出たりすることが、その原因といえます。

　もちろん、入院して病気が完治することもあります。しかし、生活習慣病など、一度かかると治癒することは難しく、退院後も長く付き合っていかなくてはならない病気も多くを占めています。治療中心の病院医療から、「生活者として地域に帰せる医療」を目指す時代になっているのです。病院という箱の中の医療のあり方から、もう一歩進んで、地域という枠組みの中でシステムを構築することが、21世紀の医療に求められているのではないでしょうか。

退院支援が必要とされる社会背景

G nurse チェック
患者の背景から退院後の生活を予測し、患者と共有する視点が必要です。

　病院という環境は、医療・看護・介護を提供する人（医療職・介護職）が常にいます。さらに、モノ・環境も整っています。ですから、患者は「医療を受けること」だけに専念すればいいのです。

　しかし、自宅は生活の場ですから、何かと「しなくてはいけないこと」があります。就労・教育など、家族と生きていくためにしなければなら

ない多くのことがあり、病気だけに向き合えない事情がさまざまにあります。

　このような状況の中、2006年の改正医療法において、「病院から退院するときに継続して療養が必要な患者に、保健・医療・福祉サービスへの調整をすることを医療機関管理者は配慮しなければならない」と、管理者としての責務が見直されました。

　そして、急性期病院の入院日数の短縮、DPC導入、在宅医療・介護サービスへの連携と、医療機関に求められる「退院への準備」はますます大きくなっています。

　こうして、急性期病院において、「退院調整部門」を配置するところが増えました。そこでは、退院調整看護師やMSW（メディカルソーシャルワーカー）が、地域の在宅医、訪問看護ステーション、ケアマネジャーと連絡をとりながら、患者の退院に向けて調整をしています。

　ただ、ある日突然、「退院調整看護師として頑張ってほしい」と命じられても、戸惑う看護師がほとんどです。昨日まで、病棟や外来で勤務していた看護師が、突然、地域連携室や退院調整部門へ異動となったとき、特にそのような部門を新設する場合は、「何をしたらいいの？」と悩んでしまうのは無理のないことでしょう。院内のMSWに同行しながら、「看護師としてどうかかわるか」「MSWとの専門性の違いは何か」などに苦悩する姿があります。

退院調整看護師の教育・研修

＊「教育」については、第3章 p.176を参照してください。

　在宅医療推進・訪問看護推進のためには、急性期病院の中で、在宅医療への移行支援を専門的に行う看護師が必要だと考える人々が増えてきました。そこで、2004年度の厚生労働科学研究費により、全国訪問看護事業協会が研究事業として、篠田道子教授（日本福祉大学）を班長に、「退院調整看護師養成プログラム」を作成しました。私も委員として参加させていただきましたが、このプログラムの開発過程で「退院支援・退院調整」がだんだんと整理されてきたといえますね。

　その後、都道府県看護協会・医療機関・行政関係のほか、訪問看護の団体や医師会といった在宅側からの企画も含め、「患者の退院をどう支援するか」というテーマでの講演会や研修会がたくさん開かれるようになりました。嬉しいことに私も多くの方にお声がけいただき、講師として毎週のように全国に出かけています。そこで実感するのは、全国に退院支援を専任で行う看護師がかなり増えていること、そして病棟や外来

のジェネラリストナースたちが、「自分たちの役割として何をしたらいいのか、勉強したい」と受講する姿も多くなっていることです。

なぜジェネラリストナースに読んでほしいのか

> **G nurse チェック** ✓
> 入院医療を提供する時点から「帰せる医療」を目指すこと、つまり、患者が望む療養場所に帰すことを目標にしているかがポイントになります。

　さて、本書は、ジェネラリストナースを対象にした看護雑誌「ナーシング・トゥデイ」に連載した原稿をもとにしています。もちろん、退院調整看護師の皆さんにも役立つと思っていますが、最も読んでいただきたいのは、病棟や外来のジェネラリストナースの皆さんです。というのは、研修などで、多くの専任退院調整看護師たちから「私たちが抱えている問題は、自分たちのところに相談が来る前の段階の、ジェネラリストナースたちの患者さんへのかかわり方によってかなり変わってくる。つまり、ジェネラリストナースの視点が、患者さんの退院や在宅療養に大きく影響している」という話をよく聞くからです。

　患者が外来通院しているとき、病棟に入院しているとき、救急で搬送されたとき、ICUやCCUで医療提供の方向性を決めるとき、いずれも患者の一番そばにいるのは病棟や外来の看護師です。このとき、ジェネラリストナースが患者の"生活"をイメージできるかが大変重要です。外来での受診時、あるいは入院時に「患者さんが病気と向き合って、どのように生活を継続することが本人にとって幸せにつながるか」をすぐに考え始めることができるかが、とても重要なカギになるのです。

十分な退院支援ができない原因

　私は訪問看護の現場にいたとき、病院で十分な退院準備ができていないまま、自宅に帰される利用者（患者）が多いと感じていました。そして今でも、「この状態では在宅は無理ね」と、医療者側の判断で諦めていることが多いのではないでしょうか？

　訪問看護師の立場で、その原因を考えてみると、
「急性期病院の医師や看護師が、在宅ケアをイメージできない」
「在宅でのサービスの利用方法がわからない」

> **G nurse チェック** ✓
> 退院後も継続する医療・看護は何か、看護師のチーム間で言語化していますか？

という点が思い浮かびました。特に「**医療の継続・看護の継続**」が必要な患者の、「**在宅医療のイメージ**」ができていないと思います。急性期医療のスタッフは、在宅医療の経験がないためにイメージできないという現実もありますが、自分たちが「病院という環境下でやらなくてはいけ

ない医療・看護」から、患者主体で考えて、「退院後患者が続ける疾病管理」という視点でイメージできているかということです。

2000年、介護保険制度が創設され、在宅でのサービス利用を調整するしくみができました。「ケアマネジャー（介護支援専門員）」と呼ばれる"在宅療養の専門相談員"が登場し、退院する患者に「生活・介護上の問題」があっても、入院中からケアマネジャーに相談し、退院準備ができるようになりました。

しかし、これは患者・家族が、「障害をもったまま自宅に帰ろう」と決心した場合に限って可能なことだと思います。多くの退院困難な患者は、本人自身、あるいは家族だけでは、退院後の生活が組み立てられない状況にあります。

本人のもつ「これから自分はどうなるのか」という強い不安、また「末期がんの状態で"もう助からない"と医師に言われた。本人は帰りたがっているけれど、点滴や管が入っているから家ではみられない。とても連れて帰れない……」という家族の気持ち。多くは病状的な問題から、自宅に帰ることを、本人も家族も決心できないのです。

そして、多くの医療機関では「ここは急性期病院だから長く入院はさせられない。これは国の制度だから……」という理由で転院先を探します。あるいは、何の準備もしないまま在宅に戻してしまうので、家族が在宅医や訪問看護ステーションに相談に行き、結局、在宅側の医療スタッフがさまざまな調整をする状況になっています。

> **G** nurse チェック ✓
>
> ジェネラリストナースは、病気や病態予測に基づいて、患者の希望とすり合わせながら一歩前を行く道案内をすることが重要なのです。

○ 患者の視点でチームとしてかかわる

皆さんの病院では、退院について医師が決めていますか？　それとも、看護師をはじめとする"チーム"でかかわっていますか？

私は訪問看護師時代、多くの患者とのかかわりから、地域、つまり自宅や介護保険施設などで暮らしている患者が、自分自身の病状や、医療を受けても完全に治癒できないということが理解できると、「なるべく私は家にいたい。何をしたらいいですか？」と、主体的に自らが抱えている問題に向き合うようになる姿を見てきました。

そうした患者自身の変化を契機として、在宅医が、訪問看護師が、そしてヘルパーなどほかの在宅ケアのメンバーが、「できる範囲でサポートしましょう」と患者を中心にしたチームとなって動き出すのです。この流れは「患者さん自身の視点でケアチームが動く」ことといえるでしょう。その中で重要なのが、看護師によるインフォームド・コンセン

トでした。

　在宅では、看護師によるインフォームド・コンセントの場面がとても多いのです。それに対して、久し振りに着任した京大病院をはじめ、急性期病院には「医師のインフォームド・コンセントしかないな」と、当初は感じていました。

　入院してしまうと、「医療提供者側の視点で患者を診る、患者を管理する」ことが強くなるように思います。もちろん、救命救急の場面では、その視点が優先されることは当然でしょう。ただ、入院治療後も病気と付き合っていく病態の場合は、患者の視点で「これからどう生きていくか」を一緒に考える看護を提供できているかが、重要なポイントになります。

○　退院支援の要はジェネラリストナース

　私は在宅の現場から急性期病院に来て、退院支援を進めるうえで、病棟や外来で"患者に一番近いところにいる看護師"のかかわりがとても大きく、患者の今後の生活に影響を与えると思いました。そして、**看護の力が患者を生活の場に帰せる**ことを強く感じました。

　しかし、今はまだ、急性期医療の現場では、看護師は診療補助業務が中心になっていることが多く、看護師自身も日々の業務に追われ、患者の"全体"をとらえること、そして時間軸で患者の生活をイメージすることができない状況にあるように思います。

　多くの急性期病院で、「ひとまず転院してもらって……」と、転院先にすべてを丸投げしている状況があると聞きます。しかし、私は急性期病院だからこそ押さえておくべき退院支援があると思っています。つまり、多職種で役割分担をし、院内のチームで退院支援を行うシステムを構築することです。そして、その**チームの要(かなめ)になるのは、患者の一番そばでかかわっている私たち看護師ではないでしょうか。**

*

　次章からは、退院支援・退院調整の具体的な方法を紹介していきたいと思います。
　　　　　　　　　　　　　　　　　　　　　　　　　　　（宇都宮宏子）

第1章

退院支援・退院調整を理解するための3段階プロセス

1
3段階プロセスの流れ

2
第1段階〜退院支援が必要な患者の把握

3
第2段階〜生活の場に帰るためのチームアプローチ

4
第3段階〜地域・社会資源との連携・調整

3段階プロセスの流れ

　私は急性期医療の現場で、効果的に退院支援・退院調整を進めるために、入院から退院までを3つの段階に分けて整理することを奨励しています。

　病院の規模・機能により、どの段階を、誰が担うかは変わってくると思うので、本書をお読みになった後、それぞれの役割を誰が担うかを決めていただければと思います。

　3段階プロセスの解説に入る前に、ここでまず、「退院支援」と「退院調整」という言葉の違いを整理したいと思います。

> 「退院支援」……患者が自分の病気や障害を理解し、退院後も継続が必要な医療や看護を受けながらどこで療養するか、どのような生活を送るかを自己決定するための支援
>
> 「退院調整」……患者の自己決定を実現するために、患者・家族の意向を踏まえて環境・ヒト・モノを社会保障制度や社会資源につなぐなどのマネジメントの過程

　このように、私は「退院支援」と「退院調整」を明確に分けて使っています。そして、ジェネラリストナースに必要なのは、「退院支援」の考え方です。

＊

　以上を踏まえて、"3段階プロセスによる退院支援・退院調整システム"を紹介していきましょう。

　表1をご覧ください。京大病院（以下、当院）では、**第1段階・第2段階は「病棟看護師が主体的にかかわる段階」**と考えています。退院調整看護師は、この段階をサポートすることになります。

　第1段階・第2段階が終了し、退院を可能にするために地域の社会資源などと何らかの調整が必要になると、電子カルテで「地域ネットワー

Gnurse チェック

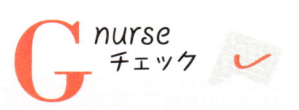

第2段階と第3段階は、同時に進むことも多いです。

表1　退院支援・退院調整における3段階プロセス

〈**第1段階**〉（外来申し込み時／入院から48時間以内）…「退院支援」
　　退院支援が必要な患者の把握
　　　↓
〈**第2段階**〉（入院3日目から退院まで）…「退院支援」
　　生活の場に帰るためのチームアプローチ
　　（医療・ケア継続のための看護介入とチームアプローチとして、治療経過・病態予測から「退院時の状態」をイメージし、必要な介入を行う）
　　　↓
〈**第3段階**〉（必要時）…「退院調整」
　　地域・社会資源との連携・調整
　　（退院を可能にするための制度・社会資源への調整を行う）

ク医療部」（以下、地域ネット）に支援依頼（オーダー）を出します。そして、地域ネットのMSWと退院調整看護師が協働で調整機能を発揮します。

　この3段階プロセスの流れをイラストで示したのが、次頁の**資料**です。

○　外来から始まる「在宅療養支援」という考え方

　ここで少し視点を変えて、外来での看護のかかわりについてまとめてみましょう。外来での退院支援の取り組みには、大きく分けて2つのタイプがあります。

　1つは、これから入院する患者に対して、外来での「入院申し込みの段階」で、3段階プロセスの第1段階を実施することです。治療や手術目的で入院申し込みをする場合、病棟所属の「退院支援メンバー」が、入院や手術に関する簡単なオリエンテーションを行い、患者・家族から情報を聞き取り「退院支援の必要性」をアセスメントしている医療機関もあります。医療者と患者・家族がその情報を共有することが、入院後、早期に退院支援に取り組むための動機づけとなります。

　もう1つのかかわりは、現在当院で実施している「在宅療養支援」です。がんや難病、高齢の患者に対して「在宅療養に関する相談支援」を行い、かかりつけ医や在宅医への移行、訪問看護の利用、生活・介護サービスといった「ソーシャルサポート」を整える支援です。外来通院中の患者の、疾病管理の必要性や病態予測に基づき、安定した在宅療養を送れるようにマネジメントしていきます。

　当院では、がん患者への支援が多いのですが、地域包括支援センター

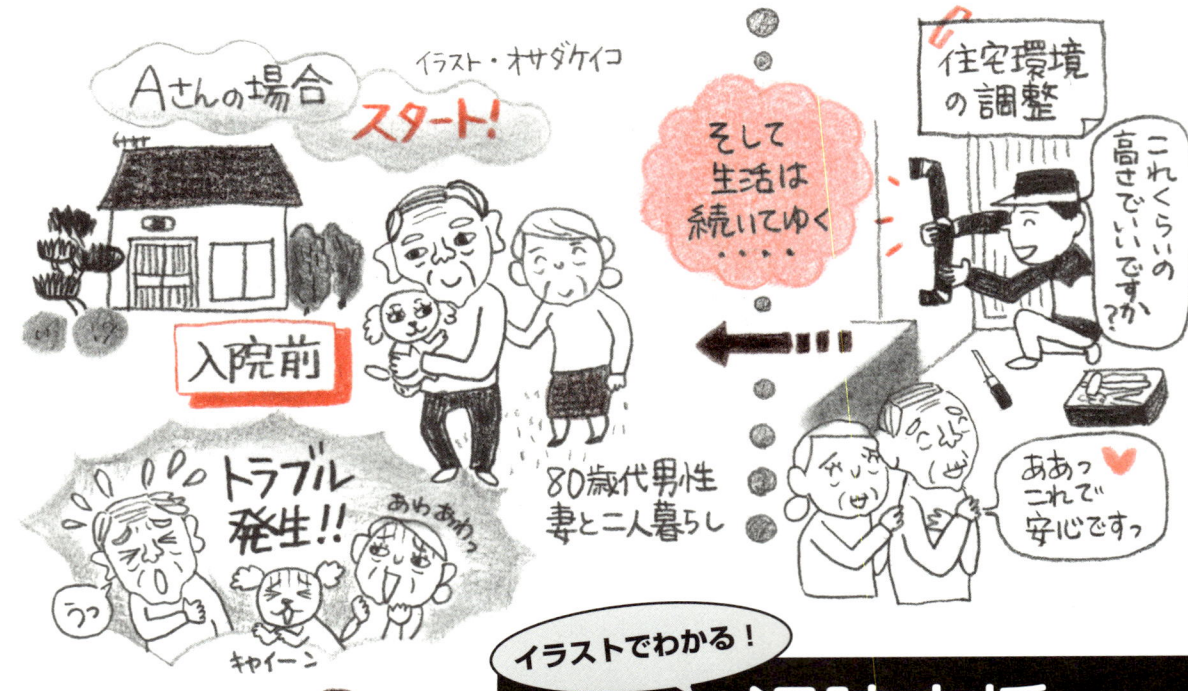

イラストでわかる！退院支援・

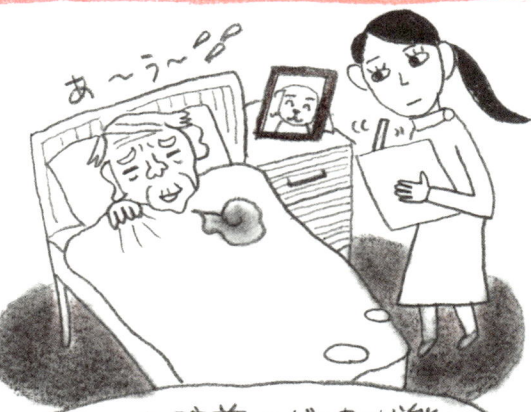

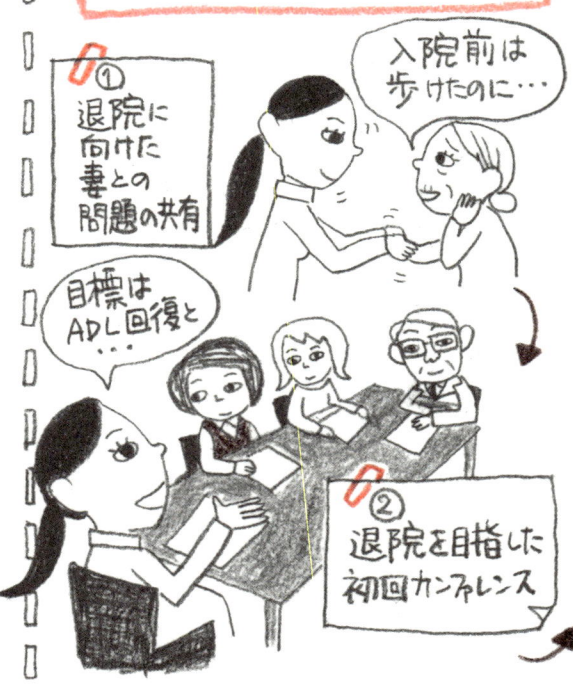

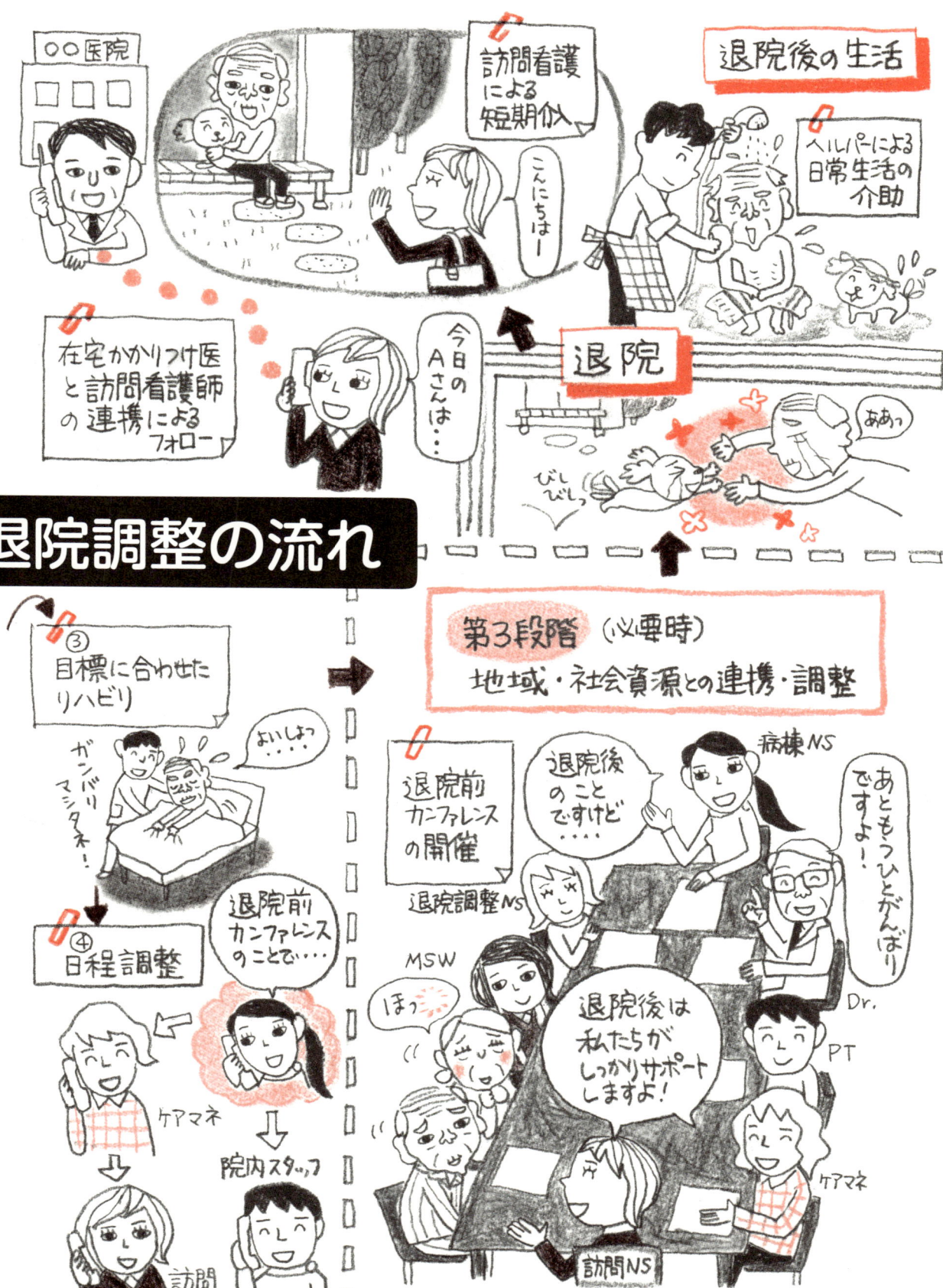

やケアマネジャーに連絡し、当院の外来医師と調整したり、在宅医や訪問看護を導入したりしています。がん患者や家族と面談する中で、「これからどこで療養したいか」を意思決定する支援を行います。がんの治療が、入院医療から外来に大きくシフトしている現在、治療開始と同時に患者の生活を一緒にイメージしていく看護の力が重要になります。

　今、急性期の看護は、外来に人を多く配置することができない状況にありますが、当院でも始まった「病棟・外来一元化」の動きの中で、患者にとって必要な看護・支援を、適切かつ適時に提供するしくみをつくり、看護師が自分たちで何が必要かを考え、行動する時代になっています。

（宇都宮宏子）

第1段階
～退院支援が必要な患者の把握

　ここからは、3段階プロセスを1つずつ説明していきます。最初にお伝えしたいのは、「**入院しているすべての患者に、退院支援・退院調整が必要なわけではない**」ということです。

　第1段階ではまず、退院支援が必要な患者の把握（スクリーニング）を行います。これは外来で入院を申し込むときや、入院から48時間以内に退院支援の必要性をアセスメントし、それを医療スタッフ間や患者・家族で共有することを指します。

　入院して治療を受けたけれども、入院前とすべて同じような生活が望めない場合、患者・家族は「退院への不安」を感じます。それは、
　「元のとおりに自分でできるようにならないと、家に帰れない」
　「退院後も必要な医療や看護を、自分たちだけで自立して行えるだろうか」
といった不安や、
　「もう少し入院していたら、回復するんじゃないのかな」
といった医療への過度な期待となって表れます。

　入院期間が短くなっている現在、必要な医療を効果的に提供し、同時に"生活の場に帰すこと"を医療者側も早期から意識して、そのうえで適切な医療を行うことがとても重要です。

　「データ管理」や「病状改善」のみを目指していくと、入院が長期化し、高齢者はADLが低下したり、精神的に不安定になったりします。さらに、医療も複雑になってしまいます。

　患者・家族と、「1日も早く帰ろうね」という目標を共有すること、そして、「患者が自分自身のこととして"病気と向き合う"こと」を理解できるような働きかけが必要です。

1 スクリーニングと情報収集のポイント

表1に「退院支援が必要な患者」の4つのポイントを挙げました。この4つのポイントは、患者の入院目的によってアセスメントします。

例えば①は、「内服でコントロールしていた糖尿病患者にインスリン自己注射を導入する」「在宅酸素や在宅人工呼吸器等による呼吸管理が必要になる可能性のある病態で入院した」「イレウス緊急入院のがん患者で外科的手術が適応にならず、栄養管理方法が難しかったりドレーン留置のまま退院になる可能性がある」など、入院した目的や病態により予測することができます。

このとき、退院後に患者・家族が管理できるかがポイントになります。施設等から入院した患者が施設へ戻ることを希望している場合は、医師が目指す医療提供の方法ではなく、"医療提供を行わずに"生活を支える方法を考えることも重要な判断になります。

②は、脳血管障害や骨折・骨転移・脳転移等により、ADL/IADL等の大きな変化が予想される患者です。患者自身だけでなく家族が障害を受容し、それでも人生を生き切る決定を支援することが必要です。

③は、安定して退院できる患者ばかりではないということを意味しています。治癒できる疾患が中心だった時代は終わりました。急性期医療が必要な期間は病院にいても、病院は生活の場にはなり得ません。逆に病院にいることで、生活の質を著しく低下させてしまう現実があります。

④は、循環器疾患をもつ患者の心不全による再入院や、糖尿病患者のコントロール不良による再入院、また症状コントロールが不十分なために入退院を繰り返すがん患者などを指します。

病院という箱の中で管理されている患者は、病気のことだけをみていればいいのですが、家に帰ると、患者より虚弱な高齢者がいたり、生活を送るための行動が病態に負担を与えていることも多いのです。退院後の実生活の中で可能な疾病管理・療養指導が提供できているかと考えると、当院のような大学病院では、きめ細かな医療は提供できません。かかりつけ医や適切な地域の医師へ逆紹介することで、患者の生活の安定

表1　退院支援が必要な患者

①医療管理・医療処置等が継続する
②ADL/IADLが低下し、自立した生活が送れない
③がんや難病のように、進行する症状を抱えながら療養継続する
④再入院を繰り返す（在宅療養上の問題がある）

> **表2　退院支援に必要な情報**
> ①入院前の生活状況
> ②家族状況・介護体制（サービス利用状況）
> ③住宅環境
> ④自宅以外からの入院

を図ることにつながります。

　そして、アセスメントする際に必要なのが、患者に関するさまざまな情報です。アセスメントは退院支援の入り口となりますから、これらの情報は「退院支援に必要な情報」と言い換えることができるでしょう。その情報は**表2**に示す4つの視点から収集することが大切です。

　以下、詳しく解説していきましょう。

(1) 入院前の生活状況

　今回の症状が出る前のADL/IADLを確認します。それにより、今回の入院で「どこが低下するか」を予測します。

(2) 家族状況・介護体制（サービス利用状況）

　同居家族・別居家族を含めて、医療や介護が必要になったときの、患者のサポート体制を聞き取ります。すでに介護サービスを受けている場合や、在宅医療（かかりつけ医）があれば確認して連絡をとり、それぞれの関係者に「退院に向けた連携」を行うことの同意をとります。

(3) 住宅環境

　この情報は、すべての診療科の退院支援において必要なものではありません。特に、神経内科・整形外科・脳外科のように、患者・家族側もADL低下をイメージしやすい疾患の場合や、がんの脳転移・骨転移のような場合に必要となります。入院目的や病態に応じてこの情報を看護師が聞き取ることで、患者・家族が退院後の生活を具体的に思い描く意識づけになります。

(4) 自宅以外からの入院

　特別養護老人ホームやグループホームといった介護保険施設は、患者

にとって自宅に代わる生活の場所です。このような施設から入院した場合、提供する医療の内容によっては、そこへ戻れないことも多くあります。

患者・家族の「医療への期待」から、「退院したら、また元の施設に戻れる」と安易なイメージがあると、医療提供（胃瘻造設や気管切開など）の結果、退院後も継続して医療が必要になり、施設に戻れなくなったときにかなり落胆されます。このような後悔をすることがないように、入院して受ける医療によって生活がどう変わるかを事前に話し合う必要があります。

*

これらの入院時情報から、退院後に必要なケアを導入できるかを検討します。例えば、**表1**の①に当たる患者にはストーマ管理や在宅中心静脈栄養のような医療処置が含まれますが、心不全の内服管理、どのようなときに早く受診すべきかという危機管理能力があるかどうかを判断することも重要です。

患者の理解力や自立度、そして家族の状況や関係性も合わせて、家族によるサポートが期待できるか、訪問看護によるサポートを入れることが在宅療養の安定につながるかをアセスメントします。

2 情報収集の具体例

当院の神経内科での事例をご紹介します。Mさんはパーキンソン病で外来通院中。歩行困難が出てきて、抗パーキンソン剤調整のため入院しました。病棟の看護師は、入院時情報をとる中で、「今回の入院目的」を患者・家族と共有することに努めました。そのとき看護師が考えたのが以下の2点です。

> ・自宅での生活状況について患者・家族に聞く
> ・神経疾患の場合、ADL低下は進行とともに予測できるので「家屋状況」の聞き取りをする

運動機能低下が予測できる神経内科・整形外科・脳外科などの疾患の場合、こうした「入院前（発症前）の生活状況」や「住宅環境」については、患者だけでなく、家族にも聞き取りをすることが必要です。

Mさんの面談中に「今までも介護が必要だったけれど、65歳以上じゃないから介護保険は使えないと思っていた」とご家族の発言がありまし

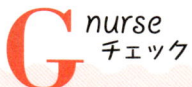

nurse チェック
40〜64歳でも介護保険が使える特定疾病に、どのようなものがあるかは、基本的な知識として必要ですね。

た。そこで看護師は、「Mさんは若くても介護保険が使える疾患です。退院までに手続きやサービス利用の準備も一緒にしましょうね」と、**"退院後の生活についても看護師が一緒に考えること"を伝えました。このアプローチが重要な介入になります。**

　患者は治療の内容だけでなく、病気によって起きてくる「生活するうえでの問題」や「注意すること」を専門家から聞きたいと望んでいます。生活療養にかかわる支援は、生活療養のリーダーである看護師の大切な役割です。そして、自らの病気や病態をよく知り、理解することで、「自分にできることは何だろう？」と前向きに動き始める強さを患者がもっていることに、看護師は気づくのです。

　当院では、入院時のスクリーニング（退院支援の必要性の判断）は、病棟ごとに工夫しています。入院時情報シート（スクリーニングシート）を、退院支援の必要性を"継続的に"アセスメントするためのシートとして活用している病棟もあります。

　また、特にスクリーニングシートは利用せず、電子カルテでの「看護情報」に集約し、退院支援が必要と予測された時点で看護計画を立案し、評価をしている病棟もかなりあります。この「看護情報」とは、p.17の**表2**に示した「退院支援に必要な情報」のことです。入院時にこの4つの情報を聞き取り、**表3**に挙げるタイプに該当するかどうかを判断することで、スクリーニングが可能になります。

　例えば、第1段階でタイプ①に該当すれば、入院時すぐに退院調整部門に支援依頼を出します。すでに担当しているケアマネジャーや訪問看護ステーションがあれば、病棟看護師が患者・家族の同意のもと、情報交換・連携を始めます。

　タイプ②では入院時情報の再評価をしたり、看護計画の中で支援の必要性を検討したりして、退院を迎えるための看護介入を行います。

　タイプ③は入院時にはチェックできないタイプなので、次の第2段階でフォローすることになります。

表3　退院支援の必要性に関する3つのタイプ

① 退院支援・退院調整が必ず必要であるタイプ
② 退院支援の必要性は予測できるが、経過をみて判断するタイプ
③ 入院時は全く予測できなかったが、状態の変化により必要性が出てくるタイプ

3 何のためのスクリーニングなのか

　今、退院支援のスクリーニングをする医療機関はかなり増えました。しかし、「なぜ、この情報が必要なのか」「情報をとることで次につながる」ということを意識せずに、「チェックシートが増えた」という"やらされ業務"になっているならば、効果はみえないと思います。

　スクリーニングシートでチェックして、そのシートを「退院調整部門」に送る。それで自分たちの役割は終わりと思っていませんか？

　大切なことは、入院目的や入院することになった原因疾患・病態から、退院時の状態をざっくりと予測し、「患者さんやご家族の生活で、入院前と比べて変化することは何だろう」「ちゃんと自立できるだろうか」とさまざまな角度からアセスメントし、必要な介入を計画・実施・評価することです。

　この段階での看護師のマネジメント能力が、入院中の医療提供に大きく影響し、スムースな退院を実現するための第一歩となるのです。つまり、

> ① 入院時情報をとりながら、「退院後に病気をもって生活すること」を患者と共有する
> ↓
> ② 入院目的・入院病態から「退院する頃の患者の生活のイメージ」を主治医に確認する
> ↓
> ③ 退院後に継続する医療・看護と、ADL/IADLの低下や入院前との変化を予測して、どのような社会的サポートが必要かを患者背景からイメージする

という流れが必要なのです。

　看護師は「診療の補助」の役割をもつ医療の専門家です。しかし、もう1つの役割である患者の「療養上の世話・指導」は私たち看護師がイニシアチブをとって、患者の自立・自律に向けて計画し、ケアや指導を進める部分です。退院支援・退院調整は、看護師がその役割を発揮できる絶好の場なのです。そう考えると、

「退院支援は"看護"そのものである」

といえませんか？

＊

　今、私は全国で退院支援について講演をしています。講演終了後、「退院支援って"サービスにつなぐこと"で、制度や在宅ケアの知識をもつ

G nurse チェック ✓

ジェネラリストナースと、第3段階を担うMSW・退院調整看護師との協働が、入院早期から行えるようなしくみが必要です。

ことだと思っていました。でも、それは第3段階の"退院調整"の部分で、本来私たちがやるべきことは"退院支援"の過程なんですね。これって"看護"そのものですね。目からウロコです」と言ってくれる看護師が多いのです。

　第1段階での看護介入は、入手した情報から患者・家族と退院後の生活をイメージする"はじめの一歩"になります。患者が病気のことや今回の入院をどうとらえているか、入院医療にどのような期待をしているか、そこに医師の目指す状態とズレはないかを考え、医師とともにすり合わせを行いながら支援していきましょう。

（宇都宮宏子）

第2段階
～生活の場に帰るための
チームアプローチ

　第2段階は、入院3日目から退院までの、「生活の場に帰るためのチームアプローチ」を目標とします。そのベースとなる考え方が「退院する頃のイメージを、より具体的に患者・家族と共有し、自立・自律に向けて介入する」ということです。

　でも、これは口で言うほど簡単なものではありません。特に、看護師1人で考えていても難しい場合が多いのです。しかし、全国を講演して急性期病院の看護師たちと話すと、受講生のうち、退院支援のためのカンファレンスを開いているのは1割にも満たないという印象があります。講演会場で手を上げてもらうという形式ですから、はっきりした数字ではありませんが、医師による医療提供が先行し、医師の判断で「退院時期」が提示されてから、慌てて看護師が退院指導に入るなど、十分な支援ができないまま退院を迎えることがまだまだ多いのです。

　そこで、今、私が強調しているのは、

「第1段階で気になった患者に対して、入院早期に主治医・病棟看護師・MSW・退院調整看護師でカンファレンスをしましょう！」

ということです。この「入院早期のカンファレンス」を行うことで、かかわる医療スタッフが退院する頃の共通のイメージをもって、退院支援の第2段階をスタートできるのです。

　大切なのは「受け持ち看護師1人で考えることではない」ということです。

　退院支援は、患者が抱えるさまざまな問題、しかも入院中から退院後も継続するであろうと予測できる問題をアセスメントし、患者の背景や家族問題・経済問題、患者の住む場所の選択も含めてマネジメントして生活の場に帰すという過程です。これには、やはり"チームでかかわる"ことが絶対に必要なのです。

　看護師間のカンファレンス、医師や多職種も交えてのカンファレンスで、目の前の患者について総合的に考え、話し合いで方向性を検討する

G nurse チェック
急性期のカンファレンスは、効率的に開催することも重要なポイントです！　カンファレンスについては第3章 p.170を参照してください。

場面は皆さんの病棟では保障されていますか？ そして、必要な場面で、患者・家族への適切な病態説明を行い、これからの生活をどのように送っていくかを一緒に考える看護が提供できていますか？

1 患者の思いに軸をおいた支援とは

　患者が入院した当初は、まずは治療のため、病状安定のための医療を提供する時期になります。しかし、看護師として、ここで大切にすべきことは、退院後も継続する医療や看護がある場合に、「患者が自立・自律できる方法での医療管理や看護提供」を考えることです。生命維持を安定させることと同様に、「自宅に帰せる状態」を目標に、医療・看護の提供をしなければなりません。1つ事例をご紹介しましょう。

> **事例1**
>
> **Aさん/80歳代/糖尿病・軽度の認知症**
>
> 　Aさんは肺炎で入院。肺炎の症状は落ち着いたが、血糖値が高く糖尿病であることがわかった。当初、血糖値を良好な状態にすることを目標に、インスリン自己注射の導入が検討された。しかし、軽い認知症で理解力・記銘力に問題があり、同居する家族も高齢の妻だけのため、医師は自宅に戻ったときに安全に継続して自己注射はできないと判断。「これだけインスリンを打たないといけないので、自宅に帰るのは無理です」とAさんと家族に伝えた。
>
> 　Aさんは医師の言葉にとても動揺したのか、無言で落ち込んだ様子だったが、その日の夜、激しいせん妄を起こした。付き添っていた家族も、その様子を見て、「家に連れて帰るのは無理じゃないかと思います」と看護師に話した。

　皆さんはこの事例を読んでどう思われますか？
　患者は医師の言葉に対し、"諦め"や"怒り"の感情をもったとしても、それを言語化しないために、せん妄や夜間の不穏となることも多いのです。患者の変容を見て、家族も「家では無理かな」と思う。そんな結果を生むことはよくあります。
　このようなときは、「患者さんは、どのような生活を、どこで送ることを望むのだろう」と、患者の思いに軸をおいて考えてみましょう。そのためには、患者の身体に起きている病態をきちんと説明しなければなりません。そして、**患者自身に「自分は今、何ができるのか」を考えてもらい、それを見つけ出して「自分でやろう」という気持ちになってもらうことが重要です。そのための看護介入こそが退院支援なのです。**
　「先生、わかってないよ。高齢の患者さんにどこまで医療やるの？」と、

> **G nurse チェック** ✓
>
> 患者の語りを引き出す説明ができていますか？ 患者が主体的に病気と向き合えるようになるためのかかわりが必要です。

医師の後ろ姿に不満を言っているだけなら、看護師として何もしていないことと同じです。病態をアセスメントしたうえで「患者の生活の場で継続できる方法はないだろうか」と、患者・家族とすり合わせをして、「患者にとって適切な医療を提供すること」を医師に提案する必要があります。

例えば、先ほどのAさんにしても、インスリン自己注射を1日1回打つだけなら自宅に帰ることも可能かもしれません。もし、それで血糖値が目標より高くても、糖尿病のシックデイ対策をすれば、住み慣れた自宅や老人ホームなどの生活の場で過ごすことを選択できるのです。

生活場面に移行するために「医療と折り合いをつけること」を、看護師として、医師・患者・家族と一緒に話し合うことが大切なのです。ですから、カンファレンスを開いて、患者の今後について話し合う時間をもちましょう。

治療のリーダーは医師ですが、生活療養のリーダーは看護師です。あなたの病院では、患者入院時から医師と看護師が車の"両輪"となっていますか？

2 情報を整理するための「2つの課題」

では、初回カンファレンスなどの話し合いが、より具体的なものとなるように、どのように必要な情報を得ていくかを整理してみましょう。

退院支援・退院調整においては、患者の抱えるさまざまな問題を「医療管理上の課題」と、ADL/IADLからくる「生活・介護上の課題」に分けて考えることが、問題を整理するコツだと、私は考えています。

つまり、入院した理由や病態から、
「退院後も継続する医療処置や医療管理は何か」
「それは患者・家族だけで対応・管理できるか」
と、医療管理上の課題を考えます。

次に、「入院前の生活との比較」を十分に考えながらADL/IADLに焦点を当て、
「病態や入院生活により、どこが低下したのか」
「リハビリでどこまで回復可能か」
「ADL/IADLが低下したままで生活の場に戻る場合、どのような工夫がいるか」
など、生活・介護上の課題を考えます。

このときに役立つのが、「在宅支援アセスメント表」（**表1**）です。以

表1 在宅支援アセスメントの項目

1. **医療管理上の課題**
   ① 病状確認、治療状況、今後の予測
   ② 本人・家族の理解、告知状況、受け入れ状況
   ③ 退院後の医療管理のポイント、管理能力の有無
   ④ 在宅医療処置内容、セルフケア能力

2. **生活・介護上の課題**
   ❶ ADL/IADL 評価
   ・食事：摂取状況、食事の形態
   ・入浴・洗髪：病棟での支援内容と入院前の状況
   ・洗面・歯磨き：病棟での支援内容
   ・更衣・整容：必要な支援
   ・排泄：排尿；現状（日中・夜間）、退院後どうするか、尿意・排泄動作の自立度、オムツの形態
   　　　　排便；病棟での支援内容、排便コントロールの有無
   ・移動：自立度 J・A ⇒ 転倒の危険性に応じて改修の必要性はないか
   　　　　自立度 B・C ⇒ 起居動作、座位保持、起立、立位保持、移乗の可能性をポイントに必要な環境調整、人的ケアの必要な部分を分析する

   ❷ 家屋評価
   ・浴室：洗い場の広さ、滑りやすさ、手すり設置、浴槽の深さ、浴槽への出入り方法
   ・トイレ：洋式か、手すりはあるか、ウォシュレットはついているか、段差はないか
   ・家屋内移動：玄関段差、患者用の居室の有無（電動ベッドなどの設置場所）、居室からのトイレ・浴室・食堂などへの移動の問題
   ★自立度に合わせて、家屋改修の必要性を検討
   ★退院後、最低必要な箇所を優先して事前改修をする
   注意！　改修をして万が一退院できなかった場合、全額自己負担

   ❸ 介護力評価
   「1．医療管理上の課題」「2．生活・介護上の課題」のアセスメントに基づいて、どの部分で補充が必要か？
   ポイント！　●入院前の介護、管理状況の評価
   　　　　　　●介護力の問題…理解力、身体的、物理的、社会的な問題

3. **患者自身、家族の「どうありたいか」**
   ・どういう生活イメージをもっているか
   ・病気の理解、予後の受容も含めて「どう生きたい」「どこで看たい」と考えているか
   ・本人の QOL をどのように保障するか

（京都大学医学部附属病院地域ネットワーク医療部）

後、このアセスメント表の項目に沿って説明します。

(1) 医療管理上の課題

医療管理上の課題では、**表1**にあるように

> ① 病状確認、治療状況、今後の予測
> ② 本人・家族の理解、告知状況、受け入れ状況
> ③ 退院後の医療管理のポイント、管理能力の有無
> ④ 在宅医療処置内容、セルフケア能力

をアセスメントします。

このうち、③④については、現在病院で提供している医療・看護の方法から、生活の場で患者・家族が自立してできる方法、つまりシンプルな方法への転換が大切です。重装備の在宅医療は患者・家族にとって負担ですし、退院してからも在宅医療スタッフに依存する形では、主体的に病気と向き合う生活の場において適切ではないことも多いのです。

病状・病態から考える医療管理上の課題は、医師からの医療情報をカルテからしっかり読み取り、医師の考える「退院後も継続する医療・看護」を予測することから始まります。

がんや難病など進行する疾患の場合は、今の状態から数歩先の、"緩やかな変化"と、いわゆる急変として起こり得る"急激な症状"について予測します。さらにそのときに、どのような医療提供が可能か、そしてそれは入院して行うのか、在宅でも可能かを一定の範囲で予測することで、「どのような在宅医療が提供可能で、在宅医や訪問看護師に何を依頼するのか」がみえてきます。

病棟は24時間、医療を切れ目なく提供できますが、医療者の少ない施設や在宅では、時間軸で患者の病態予測を行い、緊急時に慌てず、起こり得る病状に対応する必要があります。

ジェネラリストナースであれば、患者の病態から、もっと早い段階で、必要な疾病管理や生活面での工夫（療養指導）がみえてくるはずです。

確かに、病棟や外来の現場はその日の診療補助や安全なケアの提供に精一杯で、患者を包括的に、そして時間軸でとらえて「生活の場への移行」をイメージすることができなくなっています。私が京大病院に着任したときもそうでした。

そこで、まず私が取り組んだのが、強制的な話し合いの場面をつくること、つまり「初回カンファレンス」で集まることだったのです。この経緯については、第3章 p.170を参照してください。

＊

さて、医療管理上の課題で、もう1つ重要なポイントは「**入院している疾患とは別の病気がないか、そのことからくる退院後の生活への影響はないか**」を見落とさないことです。

例えば、転倒骨折で入院したBさんが、実は自宅で転倒を繰り返していた、と家族から話を聞いたとします。看護師は、その話からBさんには慢性的な疾患があり、脳血管障害を起こしているのでは？　あるいは、一過性の脳虚血発作を繰り返しているのでは？　と、ほかの原因が隠れていることに気づきたいものです。

医師が臓器別に患者を診てしまう傾向がある医療現場においては、"総合的に患者を看る"看護師の果たすマネジメント能力が求められています。

(2) 生活・介護上の課題

ADL/IADLから考えられる「生活・介護上の課題」は、まず入院前の患者の生活状況と退院後に予測される生活状況の比較を行い、ADL/IADLが低下した部分、今後、病態予測から低下するであろう部分や状況に対して準備する視点が大切です。日常の家事についても、入院前の様子を聞き取りながら、代行者の有無を確認しましょう。

ADL/IADLは、

> ① 病棟やベッドサイドでの状態
> ② リハビリ室で可能な状態
> ③ 患者自身が「こうありたい」と考えている状態

の、3つのすり合わせを行いながら、今の状態を正確に把握することが重要です。

そして、今の状態から「退院時に目指す状態」になるために、どのような看護介入・リハビリ訓練が必要かを患者・家族と医療チームが一緒に計画して進むことが大切です。

第2段階では、医療チームと患者・家族が退院時に目指す状態を共有し、「その目標に向かってそれぞれが何をするか」を明確にします。そのためには、冒頭でも述べたように、まずは医療チーム内で「治療方針、目指す状態の共有、そのために必要な支援は何か」を検討し、それから患者・家族と話し合う場面をもちましょう。

退院支援は「何かのサービスへつなぐこと」を目的としていません。患者の自立・自律を可能にするための医療のあり方を考えることも、重要な機能の1つです。

患者が"自分のこと"として積極的に病気と向き合うことができたとき、患者はとても強い力を発揮して、自身の人生の再構築に進む力を

もっているのです。

3 ジェネラリストナースだからできる「2つの看護介入」

さて、同じ看護師の中でも、私のような退院調整看護師と、病棟や外来などに所属する、皆さんのようなジェネラリストナースの役割の違いは何でしょうか？

ジェネラリストナースには、現場だからこそできる「2つの看護介入」があります。

(1) 受容支援

その1つ目は「受容支援」です。これは「患者が病気・病態とどう向き合っているかをしっかり理解し、十分に受け止めながら、退院に向けて適応していく患者を支えること」です。

実は「受容支援」という介入は、先の第1段階から始まっています。「入院」というイベントは、患者・家族にとって、とても大きなものです。私たち医療者は、患者が入院してくることが日常的であるために、あまり意識しないで患者と話しています。しかし、「入院になったことをどうとらえているか」を、患者の言葉で聞き取ることで、「患者自身の病気の理解、入院医療に何を期待しているか、医師の考えとのズレはないか」を知ることができるのです。

病棟看護師は、医師が患者・家族に、病状、治療後の結果、今後の治療方針、退院に向けた説明をするときや、インフォームド・コンセント（以下；IC）の場面に、一緒に立ち会うことができます。

入院時に患者が自分自身のことをどうとらえているか、あるいはどう望んでいるかを普段からすり合わせ、生活の場に戻ったときに、必要な医療管理や看護が継続できるか、サポート体制がとれるのかを、患者と一緒に考えていくことが大切です。

この「受容支援」という介入は、退院調整部門にいる看護師やMSWにはできません。日々の病棟の場面で「今日、患者さんと一度話してみよう」とか「先生、きちんとICしてください、私たち同席します」と、必要なときに適時にかかわれるジェネラリストナースにしかできない退院支援なのです。

患者・家族は、医師たちには見せない"思い"を看護師には見せてくれることがあります。看護師がその思いをきちんと把握し、医師に伝え

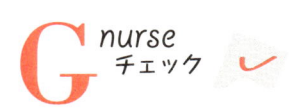

G nurse チェック
バッドニュースを伝えるICの場面は、必ず同席して患者に寄り添っていますか？

ることで、チームとして適切な退院支援を進めることができます。当院では、バッドニュースを伝えるICには看護師に同席を呼びかける病棟が増えてきました。まさにこれが医師との役割分担であり、チーム医療なのです。

(2) 自立・自律のための介入

2つ目の介入は、患者の自立・自律に向けた方法を考え、指導していくことです。医療管理・医療処置も、看護師ができる方法ではなく、患者・家族ができるシンプルな方法を考えます。認定看護師や専門看護師などに相談しながら、在宅で継続可能な方法を模索するのもよいでしょう。

食事・排泄・移動といった生活動作の方法も、入院中、看護師がケアをするときに、患者・家族と「家に帰ったときにやりやすい方法を考えましょう！」と一緒に検討します。

入院前に自宅環境で生活していたときに、患者なりの方法で工夫していることも多いものです。看護師は安全管理上「○○でないと危ない」といった視点で見てしまいがちですが、それは危険です。患者の方法を尊重することも必要です。

一方、ケアマネジャーや訪問看護師に相談すると、病棟看護師では思いもつかないような方法で、患者が自立・自律できる方法を教えてくれることがあります。例えば「オムツ交換」では、「膝が立てられる患者」ならヒップアップをしてもらえば交換もスムース。巻きオムツを毎回交換しなくても、尿パッドだけ交換すればよい場合もあります。

高齢夫婦の場合、尿パッドは妻が交換し、巻きオムツは、定期的にヘルパーや訪問看護師が来たときに交換するという方法をとることもあります。また、夜の排尿量が多い場合はコンビーン®（コロプラスト社）という採尿袋を使うことで、オムツの交換回数を減らす方法もあります。

このように、入院中から病棟看護師が"家族でできる方法"を模索することが、患者・家族の「看護師さんがいろいろ工夫してくれて嬉しかった」という言葉になって返ってきます。

最近は、どこの病院も入院日数が短く、病棟看護師が患者の状態を正確にアセスメントできることは大変重要なスキルとなっています。あなたの病院では、患者に必要な看護をチームで提供できていますか？

＊

第2段階は、ジェネラリストナースの腕の見せどころです。患者が自分の状況を受け止めたうえで「私は家に帰りたい。どうしたらいい？」と看護師に訴えたとき、患者はすでに看護師と同じ方向を向いています。

G nurse チェック

安全な管理のみを追求すると、自立支援との間にギャップが起こります。何を目指すのかを患者・家族と共有して進めましょう。

そして、自立・自律に向けてエンパワーメントされていきます。

ジェネラリストナースだからこそできる「受容支援」と「自立・自律のための介入」は、同時進行で提供されているように思います。この場面に、患者参加があるか、医療者だけの動きになっているかで、その効果に大きな差が出てきます。**「患者さんのことは、患者さんに返す」**という意識をもって、医療・看護の継続方法を考えることが大切です。

医療・看護・ケアがすべて必要な重度の患者の場合、日々、病棟看護師が実施している内容を24時間の時間ごとに書き上げてみるのもよいでしょう。これを「デイリーケア表」と私は言っていますが、医療処置・食事・排泄・保清・移動の項目を曜日ごと・週ごとの予定も含めて書き上げるのです。退院調整看護師は、その表から在宅ケアへの落とし込みを考えていきます。

この在宅ケアへの落とし込み作業が、次の第3段階「地域・社会資源との連携・調整」につながっていきます。　　　　　　　　　　（宇都宮宏子）

G nurse チェック

患者が、今自分に起きていること、病態予測について"自分のこととして向き合うため"の支援が必要です。

病気は治癒できないという「医療の限界」を、まず医師が伝えること。そのうえでどう過ごしたいかを問えば、患者は語り始め、物語を生きる人間として再生する力を患者はもっています。医療者の問題として詰所で話し合っても、患者の語りにはつながらないのです。

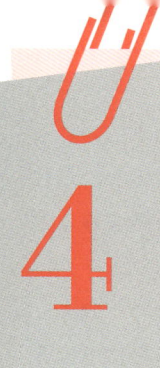

4 第3段階
～地域・社会資源との連携・調整

　第3段階は、「地域・社会資源との連携・調整」を指します。ここでいう「地域・社会資源」には、社会保障制度やインフォーマルサービスも含まれます。目的は「在宅医療の場に移行するための療養環境を整える」こと。そのためには何が必要なのかを考えていきましょう。

　なお、この第3段階は、退院調整部門がすべて対応する医療機関も多いのですが、病棟・外来看護師が調整にもかかわり、地域のケアマネジャーや訪問看護師と直接連絡を取り合うこともあるでしょう。

　病棟や外来の看護師が、この第3段階で行われることを少しでも多く理解していれば、よりスムースな退院支援・退院調整に結びつくのです。ぜひジェネラリストナースの皆さんも意識を向けるようにしてほしいと思います。

＊

　さて、第2段階の解説において、退院後の生活をイメージするときには、病状・病態予測から考えられる「医療管理上の課題」と、ADL/IADLから考えられる「生活・介護上の課題」に分けて問題を整理することが重要と述べました。

　実は第3段階でも、退院後の療養環境を整えるために必要なサポート体制を組み立てるときには、この2つの課題に分けて考えることが大きな意味をもちます。

> **G nurse チェック**
> 制度や資源についての情報は日々変わります。効果的に専門部署に相談するしくみをつくりましょう。

1 医療管理上の課題

　「医療管理上の課題」は、入院目的や病態・治療内容から「退院を考える頃に継続している医療や看護はどのようなものか」をアセスメントすることでみえてきます。その中で最も重要なのは**「患者の入院前の状況と今回入院が必要になった原因・病態を理解し、それが今後も継続する**

G nurse チェック

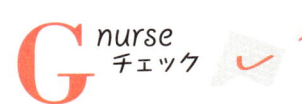

医療情報を読み取り、臨床的な判断をすることが求められます。

病状ならば、その原因・治療法と効果などをつかむ」ことです。

そのうえで「今後の変化は緩やかなのか、急激に変化するのか、退院してからの患者の生活のしづらさはどのような感じか」を予測することが必要となります。

そして、もう1つ大切なことは、上記の内容が患者・家族にどのように説明されているか、どのように受け止められているか、さらにそのうえで患者・家族はどうしたいと考えているのかについて、把握することです。これは退院調整看護師が押さえておくべき重要なポイントです。

この場面では、以下のことを整理していくことになります。

- 医療の管理をどうするか
- 訪問看護が必要か否か
- リハビリテーションの継続は可能か

(1) 医療の管理をどうするか

退院する患者が、在宅での療養において引き続き「医療」を必要とする場合、その管理を誰が、どこで行うのかをマネジメントする必要があります。その目安を4つに分けて考えてみましょう。

① 自院への外来通院で可能な場合
② 元のかかりつけ医が管理する場合
③ 訪問診療が必要な場合
④ 在宅療養指導管理料が発生する場合

① 自院への外来通院で可能な場合

退院後も、自院へ外来通院してもらうことで医療の管理ができる場合は、病棟から担当の外来看護師などに患者情報を引き継ぐことで対処できます。

この場合は、外来看護師が病棟看護師から得た情報をもとに、退院後に患者がどのような生活をしているかを理解することが必要です。その中で症状が悪化していないか、きちんと服薬できているかを確認するなどして、再入院させないためのアプローチを行うことが必要となります。

② 元のかかりつけ医が管理する場合

在宅開業医などの元のかかりつけ医に医療を管理してもらう場合に

は、入院によって患者にどのような変化があったか、管理上のポイントは何かなどを示した「医師診療情報提供書」が必要になります。ここに十分な情報を書き記しておく必要があります。

③ 訪問診療が必要な場合

　退院するときの患者の状態によっては、在宅療養後も医師による「訪問診療」で、定期的に自宅で医療の管理を受ける必要が出てきます。この場合は「どのような医療を依頼するか」で、元のかかりつけ医で管理が可能か、あるいはほかの在宅医を逆紹介する必要があるかを判断しなければなりません。

　例えば、末期がんの患者で、在宅に戻ってからオピオイドによるがん性疼痛管理が必要な場合は、退院後も処方を依頼でき、痛みの評価やコントロールができる医師でなければ安全・安楽な在宅医療はできず、患者のQOLに大きく影響します。また、退院調整看護師から、継続が必要な医療について正確な情報提供をすることも非常に大切なことです。

④ 在宅療養指導管理料が発生する場合

　退院する患者の中でも、特に医療依存度が高い人の場合、「在宅療養指導管理料」が発生します。2018年4月現在の主な指導管理料を**表1**にまとめます。

　例えば、「在宅中心静脈栄養法指導管理科」の場合を考えてみましょう。

　クローン病や腸管の機能障害などで中心静脈栄養が必要な場合、在宅では患者が自立して長期継続することを目標にしなければなりません。しかし、末期がんでカロリー補充や補液目的に管理が必要な場合、その管理のすべてを家族が担うのは無理です。家族は点滴バッグの更新を自

表1　主な在宅療養指導管理料

・退院前在宅療養指導管理料	・在宅人工呼吸指導管理料
・在宅自己注射指導管理料	・在宅持続陽圧呼吸療法指導管理料
・在宅小児低血糖症患者指導管理料	・在宅悪性腫瘍等患者指導管理料
・在宅妊娠糖尿病患者指導管理料	・在宅悪性腫瘍患者共同指導管理料
・在宅自己腹膜灌流指導管理料	・在宅寝たきり患者処置指導管理料
・在宅血液透析指導管理料	・在宅自己疼痛管理指導管理料
・在宅酸素療法指導管理料	・在宅肺高血圧症患者指導管理料
・在宅中心静脈栄養法指導管理料	・在宅気管切開患者指導管理料
・在宅成分栄養経管栄養法指導管理料	・在宅難治性皮膚疾患処置指導管理料
・在宅小児経管栄養法指導管理料	・在宅経腸投薬指導管理料
・在宅半固形栄養経管栄養法指導管理料	・在宅腫瘍治療電場療法指導管理料
・在宅自己導尿指導管理料	・在宅経肛門的自己洗腸指導管理料

立して行う、または入浴時や外出時用にロックすることをマスターし、点滴ルート交換やプライミングは訪問看護師や在宅医に依頼するなどの調整を考えます。この調整は重要な"看護"です。

また、退院に向けて準備するものは何か、在宅に戻ったときには誰が何を準備し、患者・家族が購入するものは何か、購入方法は、など物品調達や薬剤手配についても同時に考えなければなりません。

さらに、在宅療養指導管理料をどこの医療機関で算定していくかなど、在宅医と調整することも退院調整看護師の役割といえます。

(2) 訪問看護が必要か否か

退院する患者が「医療管理上の課題」を抱えている場合、2つ目の大きなポイントとなるのが「訪問看護が必要か、否か」です。

退院後は患者の状態も不安定で、本人も家族も不安を抱えています。たとえ、退院前に医療の管理についてしっかりマネジメントしたとしても、在宅でそれがサポートされていかなければ在宅療養の安定は望めません。そのためにも、訪問看護が必要かどうかを判断することは、退院調整看護師の大切な役割となります。

その判断にあたって考えたいのは、

> ① 医療管理・処置に対して患者・家族でどこまで可能か、どのようなサポートがあれば安心か
> ② がん患者や難病患者のように進行する症状を抱えながら在宅療養をする場合は、そのサポートという目的で早い段階から訪問看護を利用することで、今後、病状が悪化したときや、これからの療養方法を患者が選択するときに"在宅療養継続の可能性""在宅看取りの可能性"につながる

以上の2点です。

訪問看護を利用する場合は、医療保険と介護保険の2つから給付があるため（p.40 コラム参照）、退院する前にサポートしてほしい点がどこなのかを明確に示して、訪問看護師に相談するとよいでしょう。

(3) リハビリテーションの継続は可能か

医療技術の進歩で、手術後に適切なリハビリテーションを行うことによって、ADLが改善する患者が増えてきました。そのため、退院調整において「リハビリの継続」も重要なマネジメントの1つとなってきています。ここも3つのポイントで整理してみます。

> ① 退院後もリハビリ継続が必要か
> ② 自宅での自立につなげるリハビリとは
> ③ 自宅での経口摂取を目指すときには

① 退院後もリハビリ継続が必要か

　まず、退院後にもリハビリが必要であるかどうかをマネジメントします。そして、必要であるならば、通院リハビリで可能か、訪問リハビリを導入するかを判断しなければなりません。

② 自宅での自立につなげるリハビリとは

　よりよい在宅療養のためには、自宅という環境における入浴などの生活動作をまず評価することです。そのうえで、自宅において訓練を行うことで患者の自立につながることが推測されたら、訪問リハビリの導入を進めます。なお、循環器や呼吸器の問題で動作制限のある患者の場合は、理学療法士（PT）による訪問リハビリよりも、訪問看護師による支援を検討しましょう。

③ 自宅での経口摂取を目指すときには

　経口摂取を目指すために嚥下機能・口腔ケアを継続したい場合、訪問リハビリで言語聴覚士（ST）によるサポートを受けることが適切です。しかし、STを配置している事業所はまだ少ないので、一般的には訪問看護師による訪問看護を継続依頼し、必要に応じて歯科衛生士による支援介入をお願いするのがよいでしょう。

＊

　退院する患者の「医療管理上の課題」は、医師・訪問看護師・リハビリスタッフ・歯科衛生士・薬剤師など地域の医療職への連携・調整を行うことで解決していく必要があります。また、退院支援にあたっては「現在の医療提供・介護提供を在宅用に調整する」ことが大切です。

　この"シンプルケアへの調整"は、点滴・注射・ドレーンなどの必要性や頻度について「患者の生活場面で継続可能な方法に切り換える」という視点で、常に考えておきたいことです。退院調整における「医療管理上の課題」の解決は、病院側の大切な役割といえるでしょう。

2　生活・介護上の課題

退院調整において「生活・介護上の課題」を考えるときにも、重要な視点は「入院前の生活状況との比較」です。入院中の現在の患者は、入院する前と比べて、ADL/IADLはどう変化したのか、低下している場合には回復の見込みはあるのか、そのときにリハビリを継続する必要性は、などを考えたうえで、どのようなケア提供が必要なのかを考えます。

(1)「食事」「排泄」「移動」のアセスメント

まず、「食事」「排泄」「移動」などのケアが、退院後にどのようになるかを検討しなければいけません（p.25 **表1** 参照）。

「食事」では、摂取動作や嚥下の評価、食事形態の検討や調理・配膳は誰がするのか？　「排泄」では、排尿や排便における動作の評価やオムツの利用状況の把握などは誰がするのか？　また排便コントロールが必要か、必要ならば服薬管理ができるのは誰か？　などを決めておく必要があります。**退院後に最も重要な問題は、この排泄の管理です。**

さらに、自立度を評価したうえで、自立度JやAならば歩行状態、自立度BやCならば起居動作の評価を行い、それらが環境的な工夫で自立できるのか、人的サポートが必要なのか「移動」について判断します。

これらを判断するときの重要なポイントとしては、病院で看護師が提供していたケアを、安全管理上の視点に着目して、患者が自分でできそうなことはPTなどと調整して検討することです。

同時に、退院に向けて必要な最低限の自宅改修工事だけを、入院中に実施しておきます。介護保険で認められる改修には**表2**のものがあります。病院での様子によっては、退院後にADLが上がることもあるので、自宅に帰ってからの状況をみながら工事をしたほうがよい場合もあります。

表2　介護保険で認められる住宅改修

① 開き戸から引き戸などへの扉の取り換え
② 段差解消
③ 和式トイレから洋式トイレへの変更
④ 手すりの取り付け
⑤ 滑りの防止および移動の円滑化のための床材変更
⑥ その他、付帯して必要な工事

退院後の環境調整として、よく利用するのは、電動ベッド・車椅子・歩行補助用具等のレンタルや、ポータブルトイレの購入です。ちょっとしたベッドの高さの調整や介助バーによって自立できることも多いですから、自立度 B や C でも、細かく起居動作をアセスメントすることが重要です。

人的サポートなしで、物をそろえることで自立できるかどうかがポイントです。

(2) 社会保障制度の活用

生活・介護上の課題を解決するうえで重要なのが、地域でのさまざまなサービスを的確に利用することです。それらのサービスは社会保障制度上のものとして用意されており、

> ① 介護保険制度
> ② 障害者自立支援システム
> ③ 難病対策事業（市町村で格差あり）

の 3 つについて知っておく必要があります。

患者の年齢や介護が必要になった疾患により、優先的に使える制度が何かを考えます。それぞれの根拠法により「地域側のマネジメント窓口」が決まっているため、病院の退院調整部門は、患者の同意をとったうえで、この窓口とサービス調整のための連携を行います。

このときに力を発揮してくれるのが MSW です。MSW は社会保障制度の知識があるので、患者の経済的な問題も合わせて検討し、そのサービスに継続性があるかを評価します。MSW の専門性を活かせる協働の方法を、病院の退院調整部門内で検討し、退院調整看護師と MSW で役割分担をしましょう。

(3) ケアマネジャーとの協働と役割分担

入院する前からすでに要介護状態で介護保険のサービスを受けている患者の場合、担当するケアマネジャーがいるはずです。そのときは入院時に「ケアマネジャーさんと一緒に退院の準備を考えましょう」という話を患者・家族にします。

「入院してすぐに退院の話は抵抗がある」という声をよく聞きますが、「"医療が必要なときに適時" "病床を公平に活用するために"、入院して

すぐに退院調整にとりかかることは必要である」と啓発することは大変重要です。これは一般の方に理解してもらうのはもちろん、医療者側も意識することが大切です。

　そのため、外来で入院申し込みをしたとき、あるいは緊急入院の場合は入院後のインフォームド・コンセント時に、入院目的や治療方針の説明の後に「退院に向けて準備をすること」を医師から患者・家族に説明するように、退院調整看護師はもちろん、病棟・外来のジェネラリストナースからもアプローチしていただきたいと思います。

　退院調整とともに、在宅療養を後方支援する施設の準備もしておきましょう。自院がバックアップできるのか、地域の医療機関やホスピスの申し込みをするのか、あるいはケアマネジャーとの連携で介護施設などの申し込みを同時進行で行うのかを調整します。

　長期的な視点で、デイサービスやショートステイなどの利用をケアマネジャーとも連携して準備し、介護者の休息（レスパイト）に対応することも大切でしょう。

　退院する患者が介護保険の要介護認定を受けて、退院後に介護保険のサービスを導入することになった場合、サービスを調整し、どのサービスを導入するかを決定し、ケアプランを立て、サービス提供事業所に依頼するのはケアマネジャーの仕事です。病院側は、ケアマネジャーがケアプランを立てるために必要な情報、アセスメント内容、患者・家族の意向を伝えることで連携します。

　ただ、在宅医や訪問看護といった医療管理をサポートする事業所の情報を患者・家族に伝えることは、医療機関側が役割分担するほうが効果的です。このときに力を発揮するのが退院調整看護師です。退院を迎えるまでに、誰が、何を、いつまでに準備・調整するのかを明確にし、タイムキーパー役をすることは退院調整看護師の大切な役割です。

○ 3　退院前カンファレンスを開く意味

＊カンファレンスを含む「システムづくり」については、第3章p.168を参照してください。

　退院に向けてのさまざまな準備が整い、いよいよ、患者・家族・在宅サービス事業者・院内スタッフが集まって開催するのが「退院前カンファレンス」＊です。ここは、まさにスムースな在宅医療へのバトンタッチの場面です。

　このカンファレンスを効果的に開催するために、

> ① 病状経過、介護情報、患者・家族の意向
> ② どのような部分にサポートが必要と判断しているか
> ③ 在宅での検討課題（病院スタッフが心配な点）

を事前に伝えましょう。

　というのは、退院前カンファレンスが"情報提供のためだけのカンファレンス"になってしまってはいけないからです。**すでに情報は共有しているうえで、確認・検討するのがカンファレンスです。急性期病院でカンファレンスを成功させるコツは「効果的・短時間」が重要です。**

　そして、退院前カンファレンス終了時には、必ず「退院までの準備」を確認します。医療処置の材料や衛生材料の調達はどうするのか、訪問看護指示書やサービス利用のためのさまざまな書類は準備できているかといった確認はとても大切です。

　さらに、予定でもいいので次回の外来日や訪問看護などの初回訪問日を決めておきましょう。それが決まっていれば、そこから逆算して、退院するときには何日分の薬が必要か、点滴の薬剤がいくつ要るかという細かい打ち合わせができるのです。

　特に、医療器具を着けて自宅に帰る患者の場合、1カ月間で医療材料をどれくらい使用するかを書き出し、物品によって在宅療養指導管理料で医療機関から準備するか、あるいは患者自己負担で準備するのか、その場合の購入方法も決めておきましょう。

　院内で、医療処置の患者教育ツールに、このような物品管理や購入方法も一緒に手順化してしまうと、病棟でもスムースに退院前カンファレンスが導入できるでしょう。

　退院時に大変重要となるこの「退院前カンファレンス」ですが、実は必ず開催しなければいけないものではありません。

　というのは、ケアマネジャーが病院に出向いて情報をとったり、看護情報提供書（当院では、訪問看護の導入やケアマネジャーへの情報提供は看護サマリーではなく、看護情報提供書で行っています）を渡すことでかなりの情報が得られ、退院後に地域での「サービス担当者会議」を自宅で開催することで連携がスムースになるケースも多いからです。ただし、「退院前カンファレンス」と「サービス担当者会議」は同じ内容にはならないと私は考えています。

　退院前カンファレンスは「開催目的」を明確にすることが重要です。やはり、がん患者、特に末期がんや難病など医療依存度の高い患者の場合は、退院前カンファレンスを開催することが患者・家族にとって安心

につながりますし、末期がんの場合は在宅での看取りが実現する可能性が高くなると思います。

*

退院支援・退院調整を効率的に実現するために、病棟の医療チームが主にかかわる第1段階と第2段階、そして退院調整部門がかかわる第3段階と整理して説明してきました。

しかし、最も大切なことは「**外来も含めて"チームで行う退院支援・退院調整"をシステム的に進めること**」です。そして、それを実現するためには、すべてのプロセスにおいて、看護師が中心となって、患者がどう生きたいかを軸にマネジメントしていく必要があります。

私たち看護師は、病気や障害をもっていても、その人が最期の瞬間まで自分らしく生きていけるように寄り添い、支えることができる専門職です。

「看護師さんのおかげで家に帰れるよ」と、退院していく患者に言われたときの看護師の笑顔に、私は"看護の力"を感じる毎日です。皆さんの病棟・外来でも、退院支援にかかわることで、きっとこの"笑顔"がたくさんみられるはず。まずは、できることから始めてみましょう。

（宇都宮宏子）

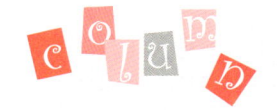

column 訪問看護の2つの"財布"―介護保険と医療保険

在宅ケア移行支援研究所宇都宮宏子オフィス/元京都大学医学部附属病院　宇都宮宏子

訪問看護が受け取る報酬は、介護保険（介護報酬）と医療保険（診療報酬）の主に2つであり、多くの訪問看護ステーションでは介護保険の割合のほうが多くなっています。

介護保険の場合、年齢65歳以上、もしくは40歳以上65歳未満で厚生労働省が定めた16の特定疾病にある人という制限があり、要介護認定を受けていることが必須です。

一方、医療保険による訪問看護は、介護保険による訪問看護の対象とならない人が対象です。ただし、介護保険の対象者でも、がん末期や神経難病、急性増悪時などの訪問看護については医療保険からの給付となります。

支払いについても、介護保険では「30分未満」「30分以上1時間未満」「1時間以上1時間30分未満」という訪問時間による3区分が主ですが（早朝・夜間・深夜のみ20分未満の訪問もあり）、医療保険の場合は時間による区分はありません。

また、医療保険もしくは介護保険と、結核患者・精神障害者・特定疾患治療研究事業など「公費負担医療制度」との併用も可能です。

このように、訪問看護ステーションが得られる報酬のしくみは非常に複雑なので、"相談できる訪問看護ステーション"をもつことを私はおすすめしています。日本訪問看護財団のホームページ（http://www.jvnf.or.jp/）なども参考になります。

第2章

退院支援に関する先駆的な取り組み

1
外来・病棟の一元化で推進する退院支援
（京都大学医学部附属病院）

2
退院支援を振り返る在宅医療移行検討会
（淀川キリスト教病院）

3
緩和ケア認定看護師がサポートする退院支援
（十和田市立中央病院）

4
病棟看護師による退院前・退院後訪問
（札幌南病院〔現・北海道医療センター〕）

5
医療依存度の高い小児の退院支援
（聖隷浜松病院）

1 外来・病棟の一元化で推進する退院支援

京都大学医学部附属病院

1 病棟看護師主導で行う「3つのカンファレンス」

京都大学医学部附属病院神経内科病棟は、神経内科・放射線治療科・麻酔科の混合病棟です。病床数は64床、その半数以上を占める34床が神経内科の病床となっています。

神経内科には脳血管障害のほか、徐々に進行していく難病患者が多く入院します。ADLに介助を必要とする方が多いため、**私たち看護師は、患者が退院後に自宅へ帰ったとき、入院前と同じか、うまくいけばさらによい状態で日々を過ごすことができるように目標を設定し、入院中のADL介助に関して細かく看護計画を立てる必要があります。**

そのためには、入院時に「入院前の状態」を詳しく情報収集することが不可欠です。

> **G nurse チェック** ✓
> 入院前の生活を"患者・家族の言葉"で聞くことが、カギになります。

(1) 神経内科病棟での退院支援への取り組み経過

① スクリーニングシートの工夫

当病棟では2004年頃より、院内の「退院支援レベルアップ研修」を受けた者が中心となって「入院時スクリーニングシート」(以下、スクリーニングシート;表1)を作成し、入院時に患者の状態を把握することに取り組んできました。

しかし、作成当初はスクリーニングシートを使用することが単なる入院業務の1つになってしまい、その後のフォローが抜けてしまったり、看護師の経験年数によって評価に違いが出てしまうなど、スクリーニングが正しく行えているとは言い難い状態が続いていました。

それでも、シートの改訂・工夫を繰り返したり、電子カルテをうまく活用したりして看護記録が充実してきたことで、フォローが抜けること

表1　北4階　入院時スクリーニングシート（神経内科）

氏名　　　　　　　　（　　歳）（男・女） 疾患名：	入院時 ／	介入開始日 ／	コメント記載 退院日や介入した内容 を記載している日付等
1．栄養管理（経管栄養、CVカテーテル導入）・気管切開・人工呼吸器導入などの医療処置開始			
2．食事に介助が必要			
3．排泄に介助が必要			
4．内服管理に問題があった			
5．キーパーソン（誰か記入）			
6．独居・高齢夫婦（介護者が75歳以上）世帯			
7．同居家族はいるが介護力が低い、または介護の意志がない			
8．現在なんらかの公的サポートを受けている			
サイン			

Ⅰ食事	①食べる…自立・部分介助・全介助　②作る…自立・介助（調理者　　　　） ③治療食…あり（形態：　　　　）・なし　④栄養指導の必要…あり・なし ⑤経管栄養…あり〔指導の必要：あり（誰に：本人・家族）・なし〕・なし
Ⅱ排泄	自立　　部分介助　　全介助 ①オムツの使用…あり・なし　②尿器の使用…あり・なし ③ポータブルトイレの使用…あり（自宅にある・ない）・なし ④導尿・持続カテーテルの留置…あり（指導の必要：あり・なし）・なし
Ⅲ移動	自立　　部分介助　　全介助 ①車椅子の使用…あり（自宅にある・ない）・なし　②在宅改修の必要…あり・なし ③杖の使用…あり（自宅にある・ない）・なし ④歩行器（スターウォーカー）の使用…あり（自宅にある・なし）・なし
Ⅳ内服	自立　　部分介助　　全介助 ①薬カレンダーや内服BOXの必要…あり・なし②自立以外の場合…誰が管理するか（　　　　） ③本人や家族への服薬指導の必要…あり・なし
Ⅴ保清	自立　　部分介助　　全介助 ①在宅での介助者（　　　　）　②サービス導入の必要…あり・なし
Ⅵ家屋	①在宅形態…一戸建て（生活の中心の場：1階　2階） 　　　　　　マンションまたはアパート（　　階）エレベーター…あり・なし ②屋内の段差…あり・なし　③玄関の段差…あり・なし　手すり…あり・なし ④トイレの段差…あり・なし　手すり…あり・なし　トイレの形態…洋式・和式 ⑤浴室の段差…あり・なし　手すり…あり・なし ⑥寝室…ベッド・布団を使用　トイレとの距離…遠い・近い
Ⅶ公的サポート	①特定疾患の申請（有・未）　②介護保険申請（有・未）、要介護度（　　　　） ③身障者（　　　　）級　④ケアマネジャー連絡先（　　　　）

は少なくなりました。

診療科や疾患に関係なくスクリーニングを行うのではなく、**「神経内科独自のスクリーニングシート」を作成したことで、どのスタッフでも一定レベルの評価が行えるようになったと感じています。**

このスクリーニングシートも、作成当初は電子カルテの活用が定着しておらず紙面での活用でしたが、試行錯誤を繰り返し、現在では入院時に収集すべき「情報チェックリスト」のようになっています。得た情報は多職種で共有できるように必ず電子カルテに入力します。

退院支援が必要かどうかをスクリーニングするためのシートですから、多くの情報を収集しなければならず、最初はスクリーニングシートの項目に沿って情報をとることだけで精一杯でした。しかし、これを行うことで「この患者は退院へ向けて何か介入する必要がありそうだ」などの判断が入院時にできるようになりました。そして、そこが"退院支援の第1段階"であると考えています。

> **G nurse チェック**
> 表1の上半分は、全科共通の項目が多いのですが、下半分の状態像が診療科により大きく異なります。ここに気づけるのがジェネラリストナースです。

② 退院支援は「外来」から始まっている

スクリーニングシートを活用し、退院支援に日々取り組んでいても、時折、患者の退院間近になってから大慌てで退院準備を行わなくてはいけないときがあります。

そこで、**退院支援は「少しでも早い時期から行うことが大切だ」と感じ、1年半ほど前から病棟看護師が「外来病棟連携看護師」と称して1名ずつ外来へ行き、外来で患者が入院予約をする際、「スクリーニングシートを用いて情報を収集する取り組み」を始めました。**

これにより、病棟では入院前にどのような患者が来て、どのような看護介入が必要になるかなど、だいたいの予測を立てることができ、さらに早い段階での介入が可能となりつつあります。

また、入院予約をした患者にとっては病棟看護師と面識をもつことができ、外来病棟連携看護師にとっては生活者としての患者の一面をみることができるため、双方にとってよい機会になっていると感じます。今後は外来での看護介入によって、外来通院を行う患者の在宅環境を整えられるように取り組んでいこうと考えています。

> **G nurse チェック**
> 病棟看護師だからこそ、各科の疾患看護の専門家として、外来患者の自宅での生活の様子を病態と連動してイメージすることができるのです。

(2) 3つのカンファレンスの進め方

当病棟は、固定チームナーシングでの看護体制をとっています。私がこの部署に配属になった当時から申し送りはなく、その代わりにカンファレンス（**図1**）の時間をとても大切にしていました。

図1 京大病院神経内科病棟の"3つのカンファレンス"の特徴と開催スケジュール

①日々カンファレンス

- 司会：デイリーダー
- 書記：患者の日々の担当看護師
- 参加者（議題提供者）：チームメンバー全員
- 議題：患者のことなら何でも

↓

②神経内科前カンファレンス

- 司会：デイリーダー
- 書記：メンバー（デイリーダーが任命）
- 参加者（議題提供者）：チームメンバー全員
- 議題：翌週の神経内科カンファレンスの議題となる患者についての話し合い

↓

③神経内科カンファレンス

- 司会：デイリーダー
- 書記：メンバー（記録力アップのため経験年数の少ないメンバーが任命されることもあり）
- 参加者：病棟医長・師長・主治医・看護師・PT・退院調整看護師・MSWなど
- 議題：①病状説明（医師）
  ②実際の様子（看護師）
  ③リハビリ状況（PT）
  ④社会資源活用の可能性（MSW）　など

通常ケース → **病棟看護師が退院調整**

困難ケース → **地域ネットワーク医療部へ依頼**

1週間のカンファレンススケジュール

土曜日	日曜日	月曜日	火曜日	水曜日	木曜日	金曜日
14時頃〜＆空いた時間 日々カンファレンス			11時〜 神経内科カンファレンス	14時頃〜＆空いた時間 日々カンファレンス		14時頃〜＆空いた時間 神経内科前カンファレンス
			14時頃〜＆空いた時間 日々カンファレンス			14時頃〜＆空いた時間 日々カンファレンス

G nurse チェック ✓

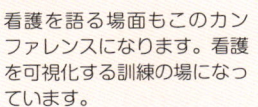

看護を語る場面もこのカンファレンスになります。看護を可視化する訓練の場になっています。

カンファレンスを習慣化させることから始まり、電子カルテにその内容を記録として残すようになってから、交替勤務の中で24時間継続した看護を提供するためには、**「チーム内での情報共有と問題解決のためにカンファレンスを行うことがとても有効である」**と実感しています。

①"日々カンファレンス"の内容を記録に残す

現在では、毎日14時頃から病棟チームで"日々カンファレンス"を行っています。「ちょっと相談しようよ」程度の看護師2人だけの会話であっても、その内容が患者のことであればカンファレンスと同様に、その内容と結果を電子カルテに記録します。

電子カルテに入力したさまざまな記録は、その患者にかかわる多職種が目を通すため、チーム医療としての情報共有ができることと、記録を残した看護師が責任をもって看護に取り組むことにもつながっていると思います。

「記録を残す」ことは、慣れないうちは時間もかかり大変です。しかし、困ったときこそカンファレンスで話し合い、記録を残すことが、医療チームを1つにし、患者を次のステップへつなぐ手段となることを、今、スタッフ一人ひとりが実感しています。そのためカンファレンスは、なくてはならない業務の1つとなりました。

②「何かが必要」と気づくことが大切

スクリーニングシートで得た情報から「何が必要か」がわからなくても、「退院へ向けて"何かが必要"」と思えばチーム内で適宜、"日々カンファレンス"が行われます。そして、患者に介護力があり、ケアマネジャーもいるなど、病棟看護師だけで退院支援が行える場合は、今後どのように支援していくか話し合い、看護計画を立てることができます。

しかし、今後のイメージがつきにくい患者の場合には"神経内科カンファレンス"（後述）を活用しています。

③ "神経内科前カンファレンス"で問題点を整理

当病棟は、日々のチーム業務分担を仕切るデイリーダーが月〜金曜日まで同じという「週間リーダー制」をとっています。1週間の患者の状態をよく知るデイリーダーが司会となり、その週の金曜日に神経内科前カンファレンスを開き、「チーム内に次回の"神経内科カンファレンス"で対象となる患者はいない？」と話し合います。その際、対象患者を決定するのは、ほとんどの場合が看護師です。

その場で、「なぜその患者を神経内科カンファレンスにかける必要があるのか？」「何について話し合いたいか？」を検討し、電子カルテ上の記録（表2）に残して、翌週の神経内科カンファレンスに向けて準備します。

④ "神経内科カンファレンス"の実施

毎週火曜日の11時から神経内科カンファレンスを実施しています。ここでもデイリーダーが司会を務め、比較的業務量の少ないチームメンバーを書記に任命しますが、記録力向上のために経験年数の少ないメンバーが任命されることもあります。

神経内科カンファレンスには、地域ネットワーク医療部の退院調整看

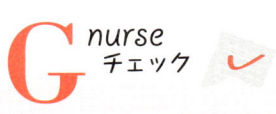

> **G nurse チェック**
> カンファレンスの前に、看護チームとしての問題点の整理と、チームで何を検討するかを明確にしておくことが大事です。

*MMT：manual muscle testing

> **表2　神経内科前カンファレンスの記録例**
>
> 201X/02/06　16：22　入院　看護師 A. O 記入
> 参加者：スタッフ4名　時間：10分
> ●2/19頃発症の脳梗塞：左上下肢 MMT* 4/5／リハビリを開始し、安静度拡大中／現在は車椅子移動までできる／発症前は ADL 自立
> ●2/26：介護保険申請手続きを家人に説明／近日中に申請予定
> 確認事項：病状／今後の治療方針（急性期治療のめど、安静度拡大の予定）／転院のめど

> **表3　神経内科カンファレンスの記録例**
>
> 201X/03/02　11：02　入院　看護師 Y. O 記入
> 参加者：医師2名、師長、副師長、スタッフ3名、退院調整看護師、MSW
> ●病状確認：右内頸動脈の完全閉塞／右脳に血流が行っていない／左顔面は、目をつむる、口を閉じることはできるが力が入らない／上下肢 MMT4/5／嚥下は今日から軟食・軟菜にて ST が評価中
> ●今の問題：端坐位になると血圧が80～90台に低下／ギャッチアップすると血圧低下／昨日から3食摂取しているので循環内血流増加して血圧が上がるか？／収縮期 100 mmHg/dL 以上目標／現在、梗塞巣拡大の危険性があるため血圧維持できなければ臥位にする／上がらなければ昇圧剤考慮
> ●介護力・自宅状況：長女（60歳代）が毎日見舞いに来ている。介護力に問題はない／浴室やトイレに手すりあり／布団のため、ベッドは借りるか？
> ●転院目標：2週間以内／転院の方向

護師・MSW・病棟医長・師長・主治医・看護師・理学療法士・作業療法士・言語聴覚士が参加します。ときには、在宅のかかりつけ医・訪問看護師・ケアマネジャーなど、対象患者にかかわる関係者すべてが参加します。

　まず主治医が病状説明を行い、看護師が実際に行っているケア内容、本人・家族の思いなどを説明します。理学療法士からはリハビリテーション状況、退院調整看護師・MSW からは在宅でのサービス導入・転院先に関する意見をもらいます。

　このような話し合いで、今後の治療方針・退院の方向性などをスタッフ間で共有しています（**表3**）。

(3) 患者に寄り添える看護師主導のカンファレンス

　こうして書いてみると、すごくうまくいっているようですが、ここまで定着するには数々の苦労がありました。一番の難関は、やはり「カン

ファレンスの定着」でした。日々の業務をこなすだけでも大変なのに、緊急入院を受け入れながらカンファレンスの時間を確保するのは大変なことです。

　神経内科の疾患は慢性的な経過をたどるものが多く、患者の著しい回復はあまりありません。そのため、患者が元気になることで生まれる"看護の喜び"を感じる機会はほとんどないのです。

　それでも時折、入院当初はこちらが「この患者さん、本当に家で生活できるの？」と心配になるくらいの方が、チームの助けを借りて、笑顔で自宅へ帰られると、その患者にかかわったチームメンバー一人ひとりがそれぞれ成長したように感じます。そこには満足だけでなく、反省も多い様子ですが、それらがモチベーションとなり、新たな看護の力につながっているのだと思います。

　このようなチーム医療を円滑に進めるためには、医師の協力が不可欠です。当病棟も医師の協力が得られず苦労した時期があったようですが、現在では、医師が私たちの看護を信頼してくれているという実感があり、お互いを評価し合っているため、関係は良好です。やはり、看護の力がなくてはよい退院支援は行えません。医師もそれを理解してくれているので「この患者さん、退院の話はどうなっている？」と看護師に質問してくることも度々あります。

　最も大切なことは「**ケア提供者である看護師が日々のケアに満足感をもつこと**」です。よいケアを提供するためには、それが不可欠だと思います。

　スタッフ全員が満足感をもって業務に取り組めるように、そして何よりそれを患者へ還元できるように、今後も努力していきたいと思います。

（小泉亜紀子）

2　SOAP記録の共有で進める退院支援・退院調整

　看護師として就職し、経験年数を重ねるにつれて、「私やスタッフが日々行っている看護は何なのか？」と感じることが多くなりました。

　私は配属4年目のとき、看護部の「院内研修レベルアップコース：退院支援」に参加しました。その中で事例を振り返り、病棟で行っている看護について、改めて考える機会を得ました。

　そして、「**病棟看護師の役割は、退院支援における第2段階でのかかわりであり、自立に向けた支援や患者・家族の意思決定支援が要となるのではないか**」と考えるようになりました。

本稿では、実際に病棟でかかわったパーキンソン病の患者 N さんの事例に沿って、当病棟での退院支援の流れと、病棟における看護師の役割を紹介したいと思います。

> **事例1**
>
> **N さん/60 歳代/女性**
>
> 〈現病歴〉1993 年にパーキンソン病と診断され、内服加療開始となる。徐々に OFF 時間（薬物治療が効かず、パーキンソン病の症状が表れている時間）が延長され、2003 年より転倒が頻発になる。2006 年頃には車椅子が必要な生活となり、体幹や四肢のジスキネジアも出現し、ADL 低下を来す。薬剤調整と深部脳刺激療法（DBS）の適応判断を目的に 200X 年 11 月、当院神経内科に入院した。
> 〈治療経過〉内服調整により、ジスキネジアが減少し、ADL 拡大が得られる。DBS の適応については「1 年後に再評価」と判断され、入院より 28 日後に自宅退院となる。
> 〈家族構成〉夫（キーパーソン）/長男一家（長男、長男の嫁、孫 3 人）と同居
> 〈要介護認定〉要介護 3
> 〈公的サービス〉介護保険の車椅子レンタルのみ

(1) 外来受診時から看護介入を試みて確実に記録を残す

① 外来受診と入院決定時

　当病棟では、病棟看護師が交替で神経内科の外来に出向き、診察の待ち時間などに、患者に話を聞く「外来病棟連携看護師」（p.44 参照）に取り組んでいます。

　N さんのケースでも、入院前の 9 月に外来を受診されたとき、この外来病棟連携看護師がお話をうかがい、入院時スクリーニングシートを基に、本人とご家族からさまざまな情報を収集しました。その際、キーパーソンとなる夫と長男の嫁が「介護負担を感じている」との情報を得ました。外来病棟連携看護師は、今回の入院目的である内服調整での ADL 変化を観察しつつ、それに応じて公的サービスを導入して家族の介護負担軽減を図る必要性について、電子カルテ上の「SOAP 記録」に残しました（**表 4**）。

② 入院 1 日目

　11 月の入院当日、担当の病棟看護師は、外来病棟連携看護師が入力した SOAP 記録（**表 4**）をカルテより参照しました。さらに、具体的な患者本人の現状や家族の介護負担、今後に対する思いを傾聴しました。そして、N さんや家族が引き続き在宅療養を希望していること、深部脳刺激

表4　外来受診時のSOAP記録

200X/9/24　17:39　外来　看護師 M.F 記入
〈S：主観的データ〉
　周りに迷惑だ。DBS でよくなりたい（本人）
　自分で動けるのに何でも頼るんや（夫）
〈O：客観的データ〉
　移動：何度も転倒を繰り返している。
　食事：調理は嫁、摂取は自力。
　トイレ：ベッド横にポータブルトイレ設置。調子がいいときはトイレまで自力で歩く。
　在宅状況：夫・息子・嫁・孫3人で同居。一戸建てで段差あり。手すりは風呂のみ。
　サービス状況：要介護3。車椅子レンタル中。本人が希望していないので、訪問・通所サービスはない。
〈A：アセスメント〉
　嫁は介護に積極的。家族の支援を受けながら在宅生活ができているようだ。DBS への期待も高いが、進行性疾患なので、今後の病状によっては ADL 低下が考えられる。転倒を繰り返しているため、入院時に注意を促す必要あり。
〈P：看護計画〉
　適宜、家族・本人より情報収集すること。
　入院時、ケアマネジャーの連絡先を確認すること。

療法（DBS）に大きな期待を寄せていることを確認しました。

しかし、N さんの入院時の ADL では内服管理や排泄時の移動に不安があり、特に夫と長男の嫁に介護負担が集中していること、本人に家族以外の人間が家に入ることへの抵抗があり、車椅子レンタル以外のサービスを拒否しているため、在宅サービスの導入ができていないという情報を得ました。

担当看護師は家族の介護負担軽減を目指し、今後の精査、内服調整の状況と ADL の変化に合わせて、サービス利用の受け入れを本人に促していくことと、内服管理については内服調整がつき次第、患者・家族が自宅でも継続して行える方法について検討していく必要があるとアセスメントしました（**表5**）。

また、N さんの看護計画では、看護問題として「♯家族介護者役割緊張」を立案し、以下のような実際の介入内容をプランに組み込みました。
　OP）社会資源に対する知識
　TP）家族に情報提供し、思いを傾聴
　TP）医師に病状説明を依頼
　TP）在宅イメージづくりができるよう話し合う

> **表5　入院当日のSOAP記録**
>
> 200X/11/12　16:30　入院　看護師A.O記入
> 〈S〉家族にはつい甘えちゃうんです。いけませんよね（本人）
> 　　希望としては1人でトイレに行けて、夜、起こされない生活がしたいです。でも、放り出したいとは思いません。なるべく家でしたいことをさせてあげたい（嫁）
> 　　わしらはサービス使うことには抵抗ないんやけど、本人が嫌がるから、レンタルぐらいしかできません（夫）
> 〈O〉パーキンソン病のDBS適応評価目的で本日入院。
> 〈A〉本人も在宅療養を希望しており、家族も在宅でみていく意思があるが、夫・嫁の介護負担が大きい状況。介護負担軽減のためには、本人にサービス利用の必要性について理解を促したほうがいいだろう。
> 〈P〉精査の進行状況を見ながら、本人のサービス受け入れを促していく。必要時、主治医からの説明を求める。

EP）家族に「不安や心配事があれば何でも話すことができる」ことを説明

③ 入院8日目

Nさんの入院8日目には、病棟看護師6人が集まり、治療経過と入院後のADLを踏まえ、退院に向けての"日々カンファレンス"を開催しました。

話し合いの中で、NさんはOFF時にやや依存的な傾向があるが、徐々に「できること」が増えていることが確認できました。

それを踏まえ、「OFF時のADLを見極めて、Nさんができることは、できるだけ自分でできるような方法を検討し、自立に向けた働きかけを行っていく」という方針を決めました（**表6**）。

特に、**介助のために家族の負担が大きかった「移動方法」と「内服管理方法」を重点的に検討していく必要があることを確認し合いました。**

また、この"日々カンファレンス"の中で、病棟看護チームのみでNさんの自宅退院を実現させることができるという方向性を確認したので、"神経内科前カンファレンス"と"神経内科カンファレンス"の検討事案にはしないことを決定しました。

（2）退院に向けた患者へのアプローチ

① ADLの拡大を目指した支援

Nさんは、自宅では家族に頼り切りの生活を送っていたため、「自分

G nurse チェック
入院前の患者の生活を家族から聞き取ることで、退院後の課題を見つけていくことができます。

> **表6 入院8日目、"日々カンファレンス"後のSOAP記録**
>
> 200X/11/19　18：46　入院　看護師 M. H 記入
> （18：00〜18：20 日々カンファ　スタッフ6名参加）
> 〈O〉ON、OFF があり、OFF 時にはやや依存的だが、自分でできることがあるのではないか。自宅療養で一番の問題は排泄。排尿間隔がまちまちで、頻尿に関しては内服治療中だが、もう少し改善できないか、医師に相談する余地はあるか。OFF 時のパンツ上げ下げ動作が困難。排泄行動がもう少し自立できるよう援助していく必要あり。
> 〈A〉入院中に ON、OFF 時の ADL を見極め、自分でできることはできるだけするように働きかける必要あり。
> 〈P〉"神経内科カンファレンス"の場には出さず、退院までに看護師により ADL を上げる働きかけを行い、家族・地域包括支援センター担当者と退院後の生活について調整を図っていく。

にはできない」という思いが強く、そのような発言が続いていました。そこで、初めは見守りや軽介助から行い、「内服調整により徐々に ADL 拡大につながっていること」「N さんが1人でできていること」を客観的に言葉で表現しました。そうすることで、N さんが自信をもって日常生活を過ごせるようチームでかかわりました。

具体的な「移動方法」については、排泄時の行動を中心に考えました。「自宅では夜間にポータブルトイレを使用したい」と本人・家族の希望があったため、入院中より夜間はベッドサイドにポータブルトイレを置き、そこへの移動方法を確立していきました（**表7**）。

また、「内服管理」については、入院当初は看護師による1回ごとの配薬で管理していましたが、内服調整が整い、徐々に N さん主体で内服する方法へと移行しました。家族へは内服確認の協力を依頼しました（**表8**）。

② 在宅療養評価目的での試験外泊

自宅での生活を評価する目的で、1泊2日の試験外泊を行いました。家族には入院中の様子を伝え、「自宅での生活で困ったことがあれば帰院時に具体的に教えてほしい」と説明しましたが、外泊から戻られたときの N さんと家族からは「自宅で生活していく自信がついた」との発言が聞かれました。

排泄時の移動方法や内服管理も問題なく行うことができ、家族の介護負担も入院前より減少していました。

表7　入院 14 日目と 22 日目、排泄に関する SOAP 記録

200X/11/25　13：30　入院　看護師 C. K 記入
〈S〉①今までね、リハビリパンツ使ってたんだけど、昨日、家族が下着買ってくれて。どうしようかしら？
②そうねぇ、使ってみようかな。
③これは、ちょっと大きすぎるかな？
〈O〉本人よりトイレ時に上記①の訴えあり。下着を使用してみようという気持ちがあるかと尋ねると②と答えた。下着の中に入れる尿とりパッドを病棟のもので試しに用意してみると③と言う。家族来院時に生理用などの小さめのパッドを買ってもらうように説明する必要あり。
〈A〉今まではリハビリパンツを使用していたが、失禁はほとんどなく経過しており、パッドへの切り替えは可能と思われる。本人からも下着使用の意思がうかがえたため、切り替えを試していき、評価していく。
〈P〉家族来院時に声かけを行う。

200X/12/3　15：00　入院　看護師 M. H 記入
〈S〉夜もトイレに行くので、もうポータブルトイレは置いてもらわなくていいかな。家ではこれを常に横に置いていましたからね。
〈O〉上記発言あり。日中はトイレ歩行、もしくは移送しているが、自宅での生活を考え、夜はポータブルトイレを使用することを提案すると納得される。
〈A〉夜間のポータブルトイレ使用時は、見守りし、排泄行動が1人でできるかを確認していく必要あり。
〈P〉常時ポータブルトイレ設置→夜間のみに変更。

表8　入院 6 日目、内服に関する SOAP 記録

200X/11/17　19：57　入院　看護師 C. K 記入
〈S〉いろいろ注文してすみません。私は甘えてしまう性格なんです。家でもできるやろと放っておかれると意外とできたりするんです。
〈O〉薬剤の影響で著明に ON/OFF あり。ON 時には車椅子を手押しにて自力走行可。ただし、ジスキネジアが強く、転倒のリスクが高い。一方、OFF 時には自力歩行不能のため、車椅子移送。手すりを持っての立位は保持可。ズボンの上げ下げは不可。薬剤は殻むき介助で内服可。食事摂取不可。ただし、動作緩慢であり、時間がかかるが、必要なケアは ON 時とさほど変わらない。
〈A〉OFF 時でも、ON 時に比べて、全くできなくなることは少ない。できることは自分でするように促していく。プランは継続して実施するが、追加・修正プランあり。
〈P〉追加・修正プラン。
　　TP：食事セッティング（床頭台の前にオーバーテーブルを固定し、車椅子乗車での食事時に、テーブルとのゆとりをもたせる）
　　TP：1回配薬（錠剤は殻から出し、テーブルの上に置き、内服見守り・適宜介助。散剤はあけて置いておき、食事終了後に殻確認。

③ IC に同席した看護師が〝第 3 段階〟も担当

　内服調整終了に伴い、N さんの自宅退院が決まりました。退院前のインフォームド・コンセント（以下：IC）では、N さんや家族が期待を寄せていた DBS について「適応はあるが現段階ではすすめられない」と医師から説明を受け、引き続き、内服加療とリハビリテーションを継続することになりました。

　IC に同席した看護師は、IC 後の N さんや家族の思いを再度傾聴し、「リハビリテーションと入院前に利用していた車椅子のレンタル利用を、退院後も継続したい」との意思を確認しました。

　その後、看護師は、N さん担当のケアマネジャー宛のサマリーを作成し、内服調整により ADL 拡大が得られたことと、実際に行っている排泄時の移動方法を詳細に記載しました。さらに、退院後もリハビリテーションを継続できるように、その旨をケアマネジャーへ依頼しました。

(3) 病棟看護師の役割と今後の課題

　この事例は内服調整により ADL 拡大が得られ、自宅退院が実現した事例です。神経内科の患者は、その多くが「進行性」という特性を有していることから、入院するすべての患者が、今回の事例のような結果になるわけではありません。

　しかし、私たちが外来受診時や入院時から行う「看護介入」や、退院に向けての「退院支援・退院調整」のかかわりを、今後もチームで検討していく姿勢は変わることはありません。

① 早期のアセスメントが退院支援を円滑にする

G nurse チェック
外来通院中は、患者は地域での生活者でもあります。その時期に患者の意向を聞き取り、患者・家族と目標を共有することが重要なのです。

　入院決定時から、「患者と患者を支える家族が、どこで、どのように過ごしていきたいと考えているか」を確認し、その生活を実現できるように、患者が自分でできる日常生活の方法を患者と一緒に見出すこと、そのうえで必要な介入を行い、医療的処置が必要となることに対して、どのような公的サービスを利用するか考えながら在宅スタッフと連携していくことが、病棟看護師の重要な役割なのではないかと考えます。これらは、患者の意思決定と自立に向けた支援であり、宇都宮宏子氏が強調する「3 段階プロセスによる退院支援・退院調整システム」の〝第 2 段階〟にあたる介入です。

　病棟看護師が第 2 段階でのかかわりを円滑に進めていくには、入院時、もしくは患者がまだ生活者として来院している外来受診時より、〝第 1 段階〟のかかわりとしての「入院時スクリーニングシート」を用いた情

表9　退院支援プロセスシート（表面；入院時スクリーニング）

氏名（　　　　　　　　　　　　　） 　　　　　　　（　歳）（男・女） 疾患名： 入院目的：精査　治療　手術　その他（　　）	入院日（　/　） スクリーニング聴取日（　/　）

I 家族構成	・キーパーソン（　　　　　　　　　） ・その他の協力者（　　　　　　　　　　　　　　　）
II 食事	自立　部分介助　全介助 ・調理者（　　　）　　・嚥下障害の有無：有　無 ・食事形態：常食　その他（　　　） ・食事制限の有無：有　無
III 排泄	自立　　部分介助　　全介助 ・オムツ・パットの使用：有　無　・夜間の排泄状況（　　　　） ・尿器・ポータブルトイレの使用：有　無
IV 移動	自立　　部分介助　　全介助（杖・歩行器　　車椅子使用） 　　　　　　　　・起き上がり介助：要　不要　・移乗：自立　部分介助　全介助
V 内服	自立　　部分介助　　全介助 ・自宅での管理方法（　　　　　　　　　　　　　　　　） ・のみ忘れ：有　無　　・怠薬歴：有　無　　　・殻だし：できる　できない
VI 保清	自立　　部分介助　　全介助 ・介助者（　　　）　サービス利用時（　　回/週）
VII 家屋	自宅形態：一戸建て（　階建て）生活の中心の場（　階） 　マンション・アパート（　階）　エレベーター：有　無 ①玄関の段差：有　無（　）　・玄関の手すり：有　無 ②屋内の段差：有　無（　）　③廊下の幅（　　　　　　　　） ④トイレの段差：有　無（　）・トイレの手すり：有　無・トイレの形態：洋式　和式 ⑤浴室の段差：有　無（　）　・浴室の手すり：有　無 ⑥寝室：ベッド　　布団　・寝室からトイレの距離（　　　）
VIII 公的サポート	・特定疾患申請：申請中　未　取得済（　　　　　　） ・身体障害者手帳：申請中　未　取得済（　　級：　　　） ・介護保険申請：申請中　未　申請済（介護度：　　） 　ケアマネジャー連絡先（　　　　　　　　　　） 　利用中のサービスについて（　　　　　　　　　　） 　病棟からケアマネジャーへの連絡承諾について：許可　拒否

　　　　　　　　　　退院支援の必要性：　　無　　　可能性あり　有
　　　　　　　　　　　　　　　　　　　（可能性あり or 有　の場合はカテゴリーへ）

1　外来・病棟の一元化で推進する退院支援

表10 退院支援プロセスシート（裏面；退院支援カテゴリー）

患者名			退院予定日（ / ） 退院先（自宅・転院 ・ その他 ）					
			実施 介入日付	評価				
				/	/	/	/	/
第1段階	退院支援の必要性評価	入院時スクリーニング						
		ケアマネジャーへの連絡						
		神内前カンファ						
		神経内科カンファレンス						
第2段階	意志決定支援	IC日程確認						
		IC同席						
		本人・家族へ疾患の受容確認						
		本人・家族へ療養生活のイメージがついているかを確認						
		各種手続き説明						
	自立へ向けた支援	食事・栄養に関する支援・指導						
		排泄に関する支援・指導						
		移動に関する支援・指導						
		内服薬に関する支援・指導						
		保清に関する支援・指導						
		創処置に関する支援・指導						
		医療機器の取り扱いに関する支援・指導						
第3段階	サービス調整	地域ネットへ依頼						
		地域ネット初回カンファレンス						
		ケアマネジャーへの連絡						
		訪問調査の同席						
		退院前カンファレンス開催の調整						
		サマリーの作成						
		その他						

報収集を行うことが前提となります。そして、その時点で「退院支援の必要性」を評価します。こうした、より早期のアセスメントが患者の速やかな退院支援につながっています。

また当病棟では担当看護師を中心に、3つのカンファレンスを利用しながら、チーム全体で患者・家族について介入を検討していくことで、

より充実した看護が実現できていると考えています。

② "看護の可視化" が課題

　現在、当病棟では、すべての患者に対して、入院時または入院決定がなされた外来受診時にスクリーニングを実施しています。

　「入院時スクリーニングシート」を活用することで、看護師の経験年数に関係なく必要とされる情報を漏れなく得られている状況ではあります。しかし、その"情報の必要性"を感じ得ないまま無意識に行ってしまうこともあり、業務の一部と化していることも否めません。

　「今、自分たちが行っている看護は"3段階プロセスの退院支援"のどの段階でのかかわりか」を意識づけることがとても大切です。その目的を含め、「自分たちの看護を"可視化"していくこと」が課題の1つと考えています。

　その第一歩として、当病棟における"退院支援の3段階プロセス"を具体的に記した「退院支援カテゴリーシート」を作成、使用しています。段階ごとの看護介入内容を細かく記した横に介入日が記入できるようになっており、いつその介入をしたのか、次はどんな介入が必要かを確認できるようにしたものです。これまで長期にわたり使用を続けてきた「入院時スクリーニングシート」の内容をさらに見直し「退院支援カテゴリーシート」と組み合わせ、新しく「退院支援プロセスシート」として作成し、より効果的な退院支援の看護実践につなげられるよう活用を始めたところです。

　「スクリーニングシート」（p.55 **表9**）を使用し入院時に患者情報を収集することで、退院支援の必要性をほぼ予測することができます。そこで退院支援の必要性が「有」もしくは「可能性あり」の場合は、裏面の「カテゴリーシート」（p.56 **表10**）へ進みます（表が「スクリーニング」裏が「カテゴリー」と両面式になっています）。

　「スクリーニングシート」から得た患者情報はカルテに残し、もちろんその後の退院支援に関する看護介入も情報共有のためカルテに残します。「カテゴリーシート」で退院支援の段階とその目的を確認しながら、看護介入を進めていけたらと考えています。

（林　麻衣）

2 退院支援を振り返る 在宅医療移行検討会

淀川キリスト教病院

1 「在宅医療移行検討会」とは

(1) 病院と地域の関係者が一堂に会する場

「あの人は今……！？」ではありませんが、頑張って退院支援をした患者がその後、どのように過ごしているだろう……？　と思いをはせる病棟看護師は多いのではないでしょうか。

地域との窓口である退院調整看護師や MSW は、折に触れ在宅医や訪問看護師から退院した患者の情報を得る機会がありますが、当事者である主治医や病棟看護師の耳にはなかなか届きません。

「入院されていた M さん、このあいだ亡くなったけど、とってもいい看取りだったよ！」

「在宅に戻ってからの病状の変化の予測など、入院中にもう少し説明しておいてほしかったな〜」

というような在宅チームからのメッセージを直接届けてもらう機会があれば……、と私は常々考えていました。そこで、始めたのが「在宅医療移行検討会」です。

病院の主治医・病棟看護師・MSW などの院内のスタッフと、在宅療養を支えている在宅医・訪問看護師・ケアマネジャーが車座になり、入院中の退院支援を振り返り、退院後の経過はこうなっている、などを共有しながらディスカッションします。参加するのは、実際にかかわったメンバーを中心にした 20〜30 名なので活発な意見交換が可能です。

(2) 在宅医の話から得られた多くの"気づき"

在宅医の桜井隆先生に参加していただいた「第 4 回在宅医療移行検討

＊p.60 のコラムをご参照ください。

会」では、先生のお話に病院側スタッフがさまざまな"気づき"を得たようです＊。

　検討会後のアンケートで、病院の医師たちは、

「在宅医療を行っている医師やスタッフと直接カンファレンスを行うことで、在宅医療の考え方・方針が見えてくるので、そういう機会を増やしてほしい」

「訪問診療が楽しく明るく行われていることが印象に残った。今まで、退院した患者さんが亡くなったという報告を受けて、"夜中でも毎日、看取りに訪問している"という、大変で暗いイメージがあった。反対に、病院がどのような場かもわかり、勉強になった」

「この在宅医療移行検討会は、もっと宣伝して、より多くの人数で行ってもよいと思います」

「いろいろな選択があって、それをきちんと行うことが必ずしも必要というわけではないことが印象に残りました」

などの感想を述べていました。

　一方、病棟看護師たちも、

「病院と在宅のイメージの違いがすっきりしたと思います。治療の場である病院と生活の場である家での、患者さんと家族の精神的な面での違いはとても明確なんですね。早めに介入して在宅へつなぐことでスムースに移行でき、結果的に不安を軽減することも可能だと思いました」

「桜井先生が話されたように、病院での医療処置をそのまま家へもって帰るイメージをもっていた自分は間違っていると気づかされました」

「在宅でドクターと家族がつづられていたノートを見せていただき、家での様子がじわじわと伝わってきました」

と検討会での体験をつづってくれました。

(3) 病棟での看護が在宅につながっていく

　2010年2月に行った「第5回在宅医療移行検討会」は、肺がんターミナルの70歳代男性の事例。「家で過ごさせてあげたい」という娘さんのやや楽観的な構えに、「ほんとに大丈夫？」と不安でいっぱいだった病棟看護師は、「一族郎党が集まって、民謡が盛大に流れる中でのにぎやかな看取りだったよ」という在宅医の先生からの報告と「入院中にちゃんと指導してもらっていて助かりましたよ」という訪問看護師さんからの優しい言葉にホッとしていました。

　でも、「患者さんと家族が"病院から見捨てられた"と感じないように、十分な説明をしてほしい」という在宅側からの苦言も……。ただ、嬉し

いことでも耳の痛いことでも、在宅チームからの言葉は心に響きます。

検討会後のアンケートでは、「病棟での看護が在宅につながっていると感じた」という感想も。こんな病棟看護師の思いにつながる"病院と地域との顔のみえる関係づくり"を今後も地道に続けていきたいと思います。

（三輪恭子）

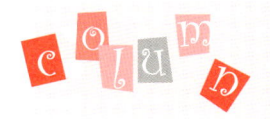

第4回在宅医療移行検討会に参加して

さくらいクリニック　桜井　隆

退院し、在宅ケアに移行した後、住み慣れた家で、地域で患者や家族がどのように暮らし、どのような経過をたどって最期を迎えたのか、送り出した病院スタッフはほとんど知ることはない。退院後の在宅ケアの様子、特に終末期の状態を病院スタッフにイメージしてもらうには在宅ケアの現場に直接足を運んでもらうのが一番なのだが……。

病院から家へ、"医療"から"生活"へと舞台背景が変わるだけではなく、主役が医師・看護師から患者・家族へと変わることで全く違ったストーリーが展開されるというイメージを病院スタッフに伝えるにはどうしたらよいだろうか？

●在宅医療検討会で浮かび上がった課題

淀川キリスト教病院から紹介された在宅患者の死亡報告をした際にそんなことを伝えると、すでに同病院では在宅ケアスタッフを交えて"退院後カンファレンス"を始めているという。早速、その「第4回在宅医療移行検討会」に呼んでいただいた。

20名以上が集まった検討会では、病院スタッフが退院までの、そして在宅ケアスタッフが在宅ケアの開始から看取りまでの経過を報告。その後、相互に質問する形でのディスカッションとなった。そこで出た「本人とご家族はどの時点で"最期まで家で過ごそう"と決心されたんですか？」という病院スタッフの質問に、在宅医の私と訪問看護師、ケアマネジャーは顔を見合わせてしまった。「どの時点で決心」と言われても、ただ本人は今日と同じように明日もそのまま家に居たかっただけ、家族は毎日それを支えた――その延長線上の看取りだったから。

在宅ケアの現場では「決定しないでそのまま待つ」という選択でさえ当たり前に許される。一方、病院という環境ゆえにさまざまな局面で決定・決断、そして結果を迫られること、患者・家族がスタッフに求めるさらなる治療やケアに悩む病院スタッフの苦悩、そして退院支援において、つい病院での処置や管理をそのまま家に持って帰らそうとしてしまうために家族に負担をかけてしまう現状など、検討会では退院時の引き継ぎだけでは決して見えてこないさまざまな問題点が浮かび上がってきた。

我々は在宅ケアの現場で用いている連絡帳を紹介した。出入りするスタッフや家族がさまざまなことを書き込むこのノートの臨場感あふれるコメントは、在宅ケアの情景を病院スタッフに伝えてくれた。「家族が看取った後、医師が死亡確認に訪問するまでの間のあいまいな時間も、大切なお別れのときとなる」といった在宅死ならではの雰囲気も。

●利用者にとっての病診連携を目指して

双方のカルチャーショックを体験できるこの検討会に味をしめて、私も近くの病院と積極的に「退院後カンファレンス」を実施している。ただ、「退院後カンファレンス」や「看取り後カンファレンス」の開催を提案すると、どうも"在宅サイドからクレームをつけられるのでは？"と病院スタッフが警戒してしまうことがある、という声には驚いてしまったが……。

病院での「退院前カンファレンス」、自宅での「退院後カンファレンス」、そして振り返りとしての「看取り後カンファレンス」が、病院-在宅、医療-介護、キュア-ケアへのスムースな連携の"のりしろ"となるに違いない。それぞれの地域でこれらが繰り返されることで、本当の意味で利用者にとっての病診連携が形成されていくだろう。

2 検討会への提出事例における3段階プロセス

　第3回在宅医療移行検討会で振り返りを行ったAさんのケースでは、入院当初は、医療処置が多く介護者が娘さん1人という状況もあり、「とても在宅療養は無理だろう」と、多くの病院スタッフは思っていました。しかし、在宅に戻ったAさんは、自立歩行が可能なほどに回復したのです。

　本稿では、検討会で示された事例の経過を、「3段階プロセスによる退院支援・退院調整」*に沿って紹介します。

＊「3段階プロセス」については、第1章 p.10〜を参照してください。

> **事例1**
>
> **Aさん／70歳代／女性**
>
> 〈診断名〉クモ膜下出血後遺症（左半身麻痺・嚥下障害）、誤嚥性肺炎、褥瘡（仙骨部・左肩部・両踵部）
>
> 〈入院までの経過〉Aさんは他県で一人暮らしをしていたが、200X年夏にクモ膜下出血を起こし、後遺症として左半身麻痺と嚥下困難が残った。その後、リハビリテーション病院に転院。四点杖で10mくらいの歩行が可能になり、キザミ食を摂取できるようになった。
> 　ところが、発症から半年後に娘の住む大阪府内の療養型病院に転院すると、入院中に肺炎を発症。長期間のベッド上臥床や低栄養状態に伴い、褥瘡が発生した。家族は栄養状態改善のために胃瘻造設を希望したが、入院中の病院では対応できず、娘の居住地にほど近い当院に転院してきた。
>
> 〈家族構成〉夫とは死別。当院の退院後は娘家族と同居予定。主な介護者・キーパーソンは娘。娘の夫は自営業をしており、娘も午前中の3時間は店を手伝っている。

(1) 第1段階〜退院支援が必要な患者の把握

　入院時、Aさんは右上肢に自動運動がある程度で、日常生活は全面的に介助が必要な状態でした。目線は合い、簡単なあいさつは可能でしたが、自発的な発語はほとんどありませんでした。

　栄養状態は非常に悪く（総タンパク4.3/アルブミン1.6/ヘモグロビン5.9）、仙骨部に13.5×8.5cmの大きさで、深さは骨に達する巨大な褥瘡と、左肩部には黄色壊死組織に覆われた褥瘡がありました。

　胃瘻造設後、栄養状態改善や褥瘡治癒を目指した治療と看護、リハビリテーションを行う中で、徐々に簡単なコミュニケーションがとれるようになりました。しかし、依然として痰の吸引・褥瘡処置・栄養剤の注入・オムツ交換など、多くの医療処置や介護が必要な状態でした。

入院当初から、娘は自宅退院を希望していましたが、不安も強く、涙ぐむこともしばしばありました。娘が仕事で不在となる時間があることや、家族内でも意見が調整できていない状況から、療養型病院への転院も視野に入れながら、本格的な退院調整を行うため、亜急性期的入院加療を担当する当院の分院に転院しました。

(2) 第2段階〜生活の場に帰るためのチームアプローチ

① 家族の思い

分院に転院した当初、娘は「前の療養型病院のようなところではなく、ここと同様の処置をしてくれる療養型病院を探すか、できれば家に連れて帰りたい。処置は練習すれば私でもできるのではないか」と話していました。同時に、在宅での療養継続が困難になった場合を考えて、いくつかの療養型病院にも見学に行っていましたが、娘の思いに沿う病院は見つからなかったようです。

在宅介護について、娘は自宅と職場が5分程度の距離であるため「仕事の合間に自宅へ戻って介護するつもりでいる」と話しました。ただ、同居家族の協力は期待できず、介護者は娘のみであるうえ、介護サービスの利用も考えていない様子でした。一方、娘の夫や息子は「自宅介護は難しい」と考えており、自宅退院よりも転院が望ましいと思っているようでした。

② 療養場所の意思決定への支援

娘に対して「医療処置」や「介護方法」の指導を進める中で、主治医と病棟看護師が今後の方向性について娘と面談しました。主治医は「家族の希望があれば自宅退院できる身体状態ではあるが、肺炎などを併発するリスクや、在宅での急変の可能性はある」と説明しました。また、「ほかの家族員とも話し合って同意のもとで進めたほうがよい」こと、「当院では介護上の問題で在宅療養継続が難しくなった場合の再入院はできないため、長期的な計画も考えておく必要がある」ことも伝えました。

それに対し娘は「在宅介護を1カ月は頑張ってみようと思っていました。1人では不安ですが訪問看護を利用したら大丈夫だと思います」と話しました。しかし、具体的な介護のイメージができていない様子だったので、退院後に必要な介護の実際を"院内外泊"で体験することを提案しました。

面談後、娘は「ずっと自宅で看ていく覚悟はできていないが、納得してから転院先の病院を探したい」と話し、院内外泊については「そんな

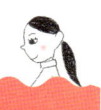

G nurseの視点

私たちは本院からのサマリーを読む限りでは、在宅は難しいのでは、と思っていました。でも、娘さんは「1泊でもいいから家に帰らせたい」と話されるのです。本院に来る前に入院していた療養型病院では大きな褥瘡ができてしまったので、そのときのつらい思い出が残っているようでした。そこで、転院・在宅の両方の可能性を考えて進めていくことになりました。

G nurseの視点

Aさんの病状・ADL・さまざまな処置を考えると、娘さん1人での介護は現実的ではないように思えました。そこで、在宅への熱い思いに少しでも沿えるよう、処置を覚えてもらうと同時に、1人だけで頑張らず誰かに手助けしてもらってもよいことを実感してもらうような処置の指導を組み込んでいくことにしました。また、家族間でも意向が違っており、調整が必要だなと感じました。

G nurseの視点

在宅でも急変するリスクがあることを伝えたうえで療養場所の選択をしなければ、もし自宅で急変したときに娘さんの後悔につながるのではないかと考えたのです。

表1　入院中にAさんに行ったケア

- 褥瘡処置（2回/日）
- 胃瘻より栄養剤と薬剤の注入（4回/日）
- 胃瘻周囲の洗浄（1回/日）
- 口腔ケア（3回/日）
- 吸引（適宜だが、ほぼ2時間おき）
- 体位交換とオムツ交換（2時間おき）
- 陰部洗浄（1回/日）
- 便秘時にレシカルボン®座薬の挿入と摘便
- 入浴介助（特殊浴槽で2回/週）
- PTによるリハビリテーション（四肢ROMex、車椅子座位訓練）

に私って、できないですか？」とけげんな様子だったので、病棟看護師が「退院後の療養生活をイメージしてもらうこと、できることとできないことを明らかにすることが目的です」と説明すると納得されました。

③ 医療処置・介護方法の指導

入院中は、褥瘡の治癒と栄養状態の改善を目指しつつ、Aさんの状態に合わせながら表1のようなケアを行っていました。

病棟看護師は、娘が基本的な手技を一通り習得することを目標に指導を行いました。習得しやすいと思われる栄養剤の注入や体位交換といったケアの見学から開始し、褥瘡処置、吸引実施へと進めていきました。また、Aさんの身体状態をみながら、ケア内容を在宅バージョンに変更していきました（褥瘡ケアについてはp.65参照）。

娘は、栄養剤注入や体位交換などの手技はすんなりと習得しましたが、口腔ケアや口腔の奥まで吸引チューブを挿入することは躊躇していました。

指導に際しては、「必要性やポイントをその都度説明する」「在宅用の器具（吸引器など）で練習する」「1人でできる方法を工夫する」など看護チーム全体で考えながらかかわりました。

また、**娘の介護負担軽減のため、皮膚・排泄ケア認定看護師・NST（栄養サポートチーム）・PTなどの助言を得ながら、ケア内容や回数をできるだけ減らすように、適切な栄養剤やオムツの種類・当て方などを検討し、そのケアがAさんにとって安全・安楽かを実際に行い、評価しました。**

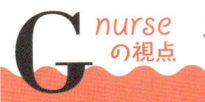

G nurseの視点

「在宅は無理ではないか」と思っていましたが、胃瘻造設などで、Aさんの栄養状態が改善し褥瘡もよくなっていき、一方、体位交換や褥瘡のケアなどで娘さんが手技を覚えていく過程で「これは家に帰れるかも」と思うようになりました。
娘さんが手技を学びやすいように、私たちは簡単な処置からお教えし、これができたら、では次の手技を、と段階を追って支えていけたのがよかったと思います。

G nurseの視点

病棟看護師だけではなく、さまざまな職種・チームの人たちが協力してくれたことにより、本人・家族だけでなく私たちもより具体的に在宅のイメージがつき、病院のケアから自宅でもできるケアに移行できたのがよかったと思います。

④ "院内外泊"の実施

Aさんのように医療・介護ニーズの高い患者が退院前に自宅外泊する場合、退院後には使えるサービスでも外泊時には使えないため、患者の負担や家族の不安が増大して「家でみるのは無理！」ということになりかねません。そこで、在宅介護のシミュレーションとして、24時間、病院の個室でAさんと娘だけで過ごす院内外泊を提案しました。

入院中のスケジュールをもとに、娘の生活パターンに合わせて、処置の時間を娘に決めてもらいました。在宅では娘が1人で介護しなければならない時間があるため、基本的には看護師は介入せず、娘のSOSにのみ対応することにしました。

痰が詰まりかけてSpO₂が低下したり、薬剤の注入がうまくいかなかったり、いくつかのトラブルはありましたが、娘は「夜が一番しんどかった。でも、いい体験ができてよかった。自分1人ではできないけれど、夜は夫も手伝ってくれるみたい」と話し、無事に院内外泊を終えました。

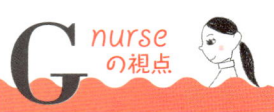

> **G nurseの視点**
> 医療処置やケアが多い患者の場合、生活に合わせて24時間の介護を経験してみる院内外泊がとても有効だと思います。
> 院内外泊では、病棟看護師主体ではなく、あくまでも娘さん主体で動いていただくことを心がけました。

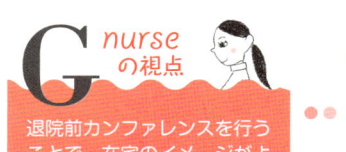

(3) 第3段階〜地域・社会資源との連携・調整

院内外泊の後、娘・在宅医・訪問看護師・ケアマネジャー・ヘルパー・病棟看護師・退院調整看護師・MSWが集まって"退院前カンファレンス"を実施。「栄養剤の注入回数や時間」「内服薬の減量」「レンタルするエアマットの種類」「緊急時の対応」など、在宅に向けた調整を行いました。後日、胃瘻の交換手技を主治医が在宅医に指導。また、褥瘡処置を訪問看護師に見学してもらい、病棟看護師と皮膚・排泄ケア認定看護師が方法やポイントを伝達しました。

退院時、Aさんの仙骨部の褥瘡は10.0×5.5cmまで縮小し、栄養状態も改善傾向にありました（総タンパク5.8／アルブミン2.6／ヘモグロビン9.5）。また、リクライニング車椅子に2人介助の平行移動で移乗すると20分ほど座れるようになり、声かけに対する反応もよくなってきていました。

> **G nurseの視点**
> 退院前カンファレンスを行うことで、在宅のイメージがより現実的になり、無理せず本人・家族のライフスタイルに沿うケアに変わっていくことが感じられました。

(4) 在宅医療移行検討会での振り返り

Aさんの退院から約2カ月半後、在宅医・訪問看護師・ケアマネジャーを当院に迎えて、「振り返り」の"在宅医療移行検討会"を行いました。

病棟看護師たちは、Aさんと娘を応援しつつ送り出したものの、「娘さんはしんどくないかな？」と不安があり、一方、「娘さんの熱い思いに応える形だけで退院支援を進めて本当によかったのか、入院中の指導は

適切だったか」とジレンマを感じていました。

　検討会では、病棟看護師が入院中の退院支援を振り返った後、在宅チームの報告で「退院前に娘がケアマネジャーを訪ねて、不安な気持ちを訴え、号泣していた」ことや、「退院後は訪問看護師が中心となってケアやリハビリを行い、Aさんがとても元気になって、娘もいきいきと介護している」ことを聞きました。また、訪問看護師からは「もっと早い時期から訪問看護師も退院支援にかかわることでスムースに移行できる」とアドバイスをもらいました。

　検討会後のアンケートでは、
「医療者の思い込みは捨てて、家族の力を信じることが必要だと思った」
「在宅の力、家族の力、生命の力に驚いた」
「在宅でのとても素敵な日々が目に見えるようで、地域との連携の大切さもよくわかった」
とあり、有意義な振り返りができたと思います。

（三輪恭子）

> **G nurse の視点**
> この検討会でAさんの在宅での様子をうかがって、「車椅子で移動？　そんなによくなられたんだ、よかったなあ」と、正直嬉しかったですね。Aさんのときは本人・家族をサポートしていければいいなというのが一番だったんです。当事者が納得できなければ在宅に向けて動けないですよね。家族の思いに沿いながら支援を進めていくことが大切だと痛感しています。

3　皮膚・排泄ケア認定看護師のかかわり

　入院時、Aさんの仙骨部の褥瘡はポケットを有する巨大なもので、大きさは13.5×8.5cm、褥瘡評価スケールのDESIGN-Rは、$D_4\text{-}E_6S_{15}I_3G_4N_6p_0$：34点（**写真1**）でした。そこで、壊死組織のデブリードメントを行い、褥瘡の状態に合わせて褥瘡治療を行いました。その結果、退院時には、褥瘡の大きさは10.0×5.5cmまで縮小、DESIGN-Rは$D_3\text{-}E_6s_9i_0g_3n_0P_6$：24点（**写真2**）になりました。

　退院2カ月後には、褥瘡の大きさは4.5×3.3cm、DESIGN-R：$D_3\text{-}e_3s_6i_0g_1n_0P_9$：19点となり、退院6カ月後には、大きさ2.5×1.4cm、DESIGN-R：$D_3\text{-}e_3s_3i_0g_1n_0P_9$：16点と改善傾向にあります（**写真3、4**）。

　ところで、Aさんのような患者が自宅に戻る際、私たち病院の看護師は、どのようなケアを行わなければならないでしょうか？

　通常、病院では、褥瘡を保有する患者に対して「局所ケア」「体圧分散ケア」「排泄ケア」「栄養管理」などを実施しています。しかし、**在宅移行期にはこれらのケアを「どのように在宅向けにアレンジしていくか」を考える必要があります。**

> **G nurse の視点**
> 在宅での褥瘡ケアを考えるときには、患者さんの全身状態の把握と、多岐にわたるアセスメントが必要なのですね。

Aさんの褥瘡状態の経過（入院時～退院6カ月後）

写真1　入院時

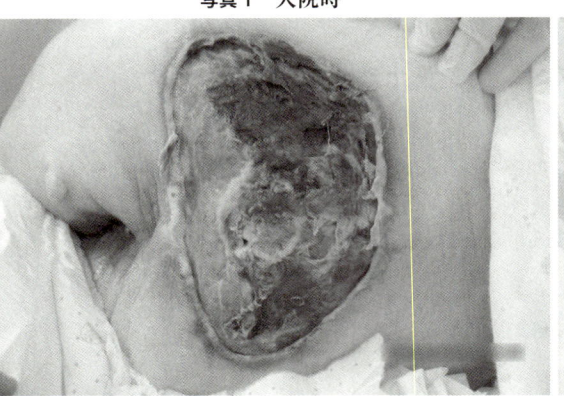

サイズ：13.5×8.5 cm　DESIGN-R：D_4-$E_6S_{15}I_3G_4N_6p_0$
合計 34 点

写真2　退院前

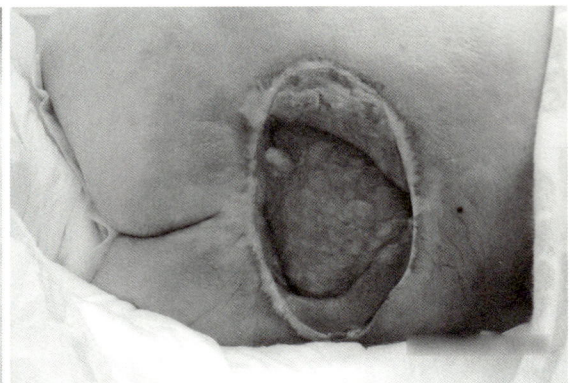

サイズ：10.0×5.5 cm　DESIGN-R：D_3-$E_6s_9i_0g_3n_0P_6$
合計 24 点

写真3　退院2カ月後

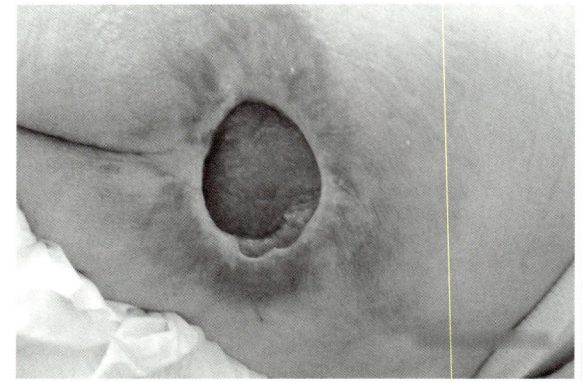

サイズ：4.5×3.3 cm　DESIGN-R：D_3-$e_3s_6i_0g_1n_0P_9$
合計 19 点

写真4　退院6カ月後

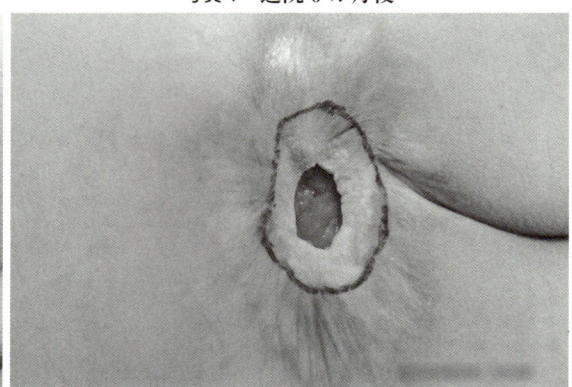

サイズ：2.5×1.4 cm　DESIGN-R：D_3-$e_3s_3i_0g_1n_0P_9$
合計 16 点

(1)「局所ケア」を1日1回に

「局所ケア」についてですが、退院前には壊死組織はほとんど除去されて、良性の肉芽が形成されていたので、肉芽形成を促進する目的でフィブラストスプレー®を使用しました。また、多量の滲出液があったため、滲出液を吸収する目的でユーパスタ®を併用しました。

入院中は、滲出液による周囲皮膚の浸軟を防止するために、1日2回の洗浄とガーゼ交換を行っていました。しかし、**Aさんは褥瘡以外にも行わなければならない医療処置が多いため、家族の介護負担を考慮すると、「自宅で1日2回の局所ケアを行うことは困難である」と判断**しました。そこで、退院後は吸収性のある尿とりパッドを併用して、1日1回の

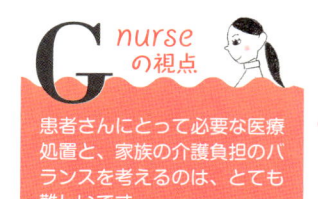

> **G nurse の視点**
> 患者さんにとって必要な医療処置と、家族の介護負担のバランスを考えるのは、とても難しいです。

ケアに変更しました。

(2) 工夫を重ねた「体圧分散ケア」

「体圧分散ケア」についてですが、Aさんには仙骨部に重度の褥瘡があり、入院時には踵部にも褥瘡を有していたため、入院中は体圧分散寝具として、高機能タイプのエアマットレス（ビッグセルEX®）を使用しました。そして、30度側臥位では褥瘡部分にズレが生じやすいため、長めのクッションを抱きかかえるようにして90度側臥位の姿勢を保持しました。

しかし、全身状態が改善して意識が清明になるにつれて、体位を保持してもAさんは自力で仰臥位に戻ろうとして姿勢が崩れることがあり、創底の肉芽の一部が圧迫されることによって暗紫色や黒色に変化するD-in-Dが認められました。

① 優先すべきものは、褥瘡改善？ 患者の安楽？

褥瘡部分の圧迫を回避し、ポケットの拡大を防止するためには、90度側臥位による姿勢の保持が必要です。しかし、「90度側臥位はAさんにとっては安楽な体位ではないため、姿勢が崩れてしまうのではないか」と推測しました。

このような状況の中、病棟看護師は「褥瘡改善とAさん本人の安楽のどちらを優先すべきなのか」というジレンマを感じ、皮膚・排泄ケア認定看護師に相談がありました。

私は病棟看護師とともに患者の状態を再度評価し、「自ら動こうとする力が出てきたことは、患者が元気になってきている証であり、喜ぶべきこと。今後は、患者と家族の双方にとってベストなケアを考えよう」ということになりました。

② 在宅療養を現実的に見据えたケアを目指す

本来であれば褥瘡の早期改善を目指したいところですが、「**今後、在宅でケアを行うためには、褥瘡の改善や治癒に時間がかかったとしても、Aさんの安楽と家族の介護負担の軽減を優先させるべきではないか**」と考えました。

そして、在宅において、「Aさんに体位を強制することや、90度側臥位をするために何度も家族が体位を整えることは現実的ではない」と考え、褥瘡部分が圧迫されないように背部にクッションを入れて体位を工夫しました。

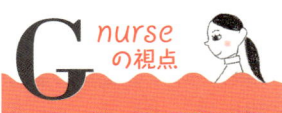

G nurseの視点

Aさんにとって、安楽に過ごせることと、褥瘡がよくなることは、どちらが大切なんだろう？ というのが悩みどころでした。

G nurseの視点

自宅へ帰り、本人・家族が少しでも無理なくその人らしく過ごせることを1番に考えサポートしていくのが、私たち病棟看護師の役割だということを改めて見つめ直すことができました。

また、体位変換の時間についても、本来は2時間ごとが望ましいのですが、在宅では家族の睡眠時間を確保することも考えなければなりません。そこで、高機能タイプのエアマットレスを使用すれば、3～4時間の間隔で体位変換を行っても圧迫部位に発赤を認めないことを確認して、夜間はオムツ交換や吸引などのケア時に、体位変換を一緒に行うこととしました。

なお、自宅でも体圧分散寝具にビッグセルEX®を導入してもらい、体位変換やポジショニングの方法を家族に指導しました。さらに、これらの体圧分散ケアについて訪問看護師に伝達しました。

(3) 仙骨部の褥瘡で注意したい「排泄ケア」

Aさんは、仙骨部に褥瘡があるため、排泄物で汚染されると、頻繁な褥瘡ケアが必要になります。そこで、尿漏れによる皮膚の湿潤や排便による局所汚染を防止する「在宅での排泄ケア」を考える必要がありました。

① 排尿ケア

排尿管理としては、尿とりパッドを尿道口にしっかりと当て、テープつきのオムツを併用することで、褥瘡部分の尿汚染を防ぐことができました。また、3～4時間に1回の尿とりパッドの交換で、オムツまで尿が漏れることはなく、皮膚の湿潤も予防することができました。そして、**夜間の尿とりパッドの交換頻度と漏れの有無などを評価し、退院後は家族の睡眠時間に合わせて、夜中は1～2回の尿とりパッドの交換をすることにしました。**

> **G nurse の視点**
> 在宅でのやり方を入院中に試してみて、評価することが大事なんですね！

② 排便ケア

Aさんは、半固形化栄養剤を使用していたため、排便コントロールが可能でした。さらに、定期的な摘便を行うことで便失禁による褥瘡汚染を防止しました。そして、退院後はこの定期的な摘便の継続を訪問看護師に依頼しました。

(4) 院内の方法を継続した「栄養管理」

栄養管理は、院内では、長時間のギャッチアップによる褥瘡部への圧迫とズレを防止するために、胃瘻造設後から半固形化栄養剤のハイネゼリー®を1日4パック（1200 kcal/日）注入していました。

> **G nurse の視点**
> 栄養剤の種類や注入方法の選択には、診療報酬や費用の知識が必要ですよね。当院ではNSTや退院調整ナースに相談しながら進めています。

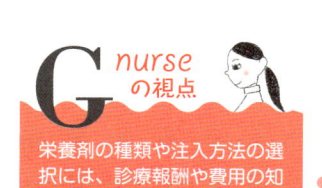

退院後も「褥瘡部への圧迫・ズレの回避」「短時間注入が可能」「下痢対策」などを考慮して、「半固形化栄養剤での栄養管理が妥当である」と考えました。また、経済的負担なども考慮して医薬品として処方可能な高エネルギーのエンシュア H®を 1 日 4 本（1500 kcal/日）と、寒天による半固形化栄養を選択しました。

＊

　A さんのように医療依存度の高い患者が在宅に移行するときには、家族の介護負担は非常に大きくなることが予測されます。そのため、患者だけではなく、家族の QOL の向上も目指したケアを選択することが重要であり、入院中のケアを的確にアセスメントしたうえで、在宅に向けてケアをアレンジしていく必要があります。

　患者・家族が療養場所として選択した在宅で、病院と全く同じケアを求めることはできません。褥瘡に関しても、治癒するまでに時間がかかったり、順調な経過をたどることが難しくなったりすること、もしくは"治癒"を目指すのではなく、"現状維持"が目標になることがあるかもしれません。しかし、**その中で、ケアや医療に折り合いをつけて、患者・家族が快適に過ごすことができる方法を考えていくことが大切だと思います。**

（藤原恵美子）

4 ケアマネジャーのかかわり

　A さんのケースでは、医師・看護師など病院のスタッフは「医療的な施設に入ることが最適では」とすすめていましたが、娘さんの「母を家に帰したい」という強い思いを尊重した結果、在宅に戻られ、その後、劇的に ADL が改善していかれました。

　本稿では、その A さんの事例を振り返り、ケアマネジャーとしてどのようにかかわってきたかをご報告したいと思います。

(1) 介護者の揺れる思いをサポート

　A さんは 70 歳代の女性で要介護 5。淀川キリスト教病院分院に入院していましたが、退院が決まり、"退院前カンファレンス"が開かれました。そして、カンファレンスの翌日、私は A さんのご自宅を訪問し、主介護者の娘さんと面談を行いました。

　A さんは以前に入院した療養型病院で褥瘡が発生し、悪化していました。そのため娘さんは、「どうしても、家に帰したい。少しずつでもよく

なってきているので、家に帰ればきっともっとよくなるはず。病院に入れば、今より悪くなるかもしれない」と、強い不安感をもっていらっしゃいました。しかし、同時に、在宅生活についても同じくらいの不安を感じていました。

　私はケアプランを立てるために娘さんと相談していく中で、娘さんのさまざまな不安に対して、「住民票を移さなくても介護サービスは問題なく利用できること」「すでに要介護5の認定済みで、認定期間も有効期限もまだ1年半もあること」「褥瘡が真皮まで達しているので、医療保険の特別訪問看護指示書の2回交付によって、月のうち28日は訪問看護が利用でき、介護保険での利用限度額を気にしないでよいこと」などをお話ししました。

　さらに、特殊寝台や褥瘡用マットなど介護保険の福祉用具貸与を受けること、入浴や清拭は訪問入浴と訪問介護での全身清拭のサービスを利用することなど、具体的に検討していきました。

　その後、病院のMSWを通じて院内での褥瘡ケアについて説明を受けたとき、退院後に使用するベッドマットの選定を助言していただき、福祉用具貸与の調整も済みました。

　娘さんは自営業で、夫も協力的でしたが、Aさんの身の周りの世話や家事はできる限り自分でやっていきたい、と強い意向をもたれていました。

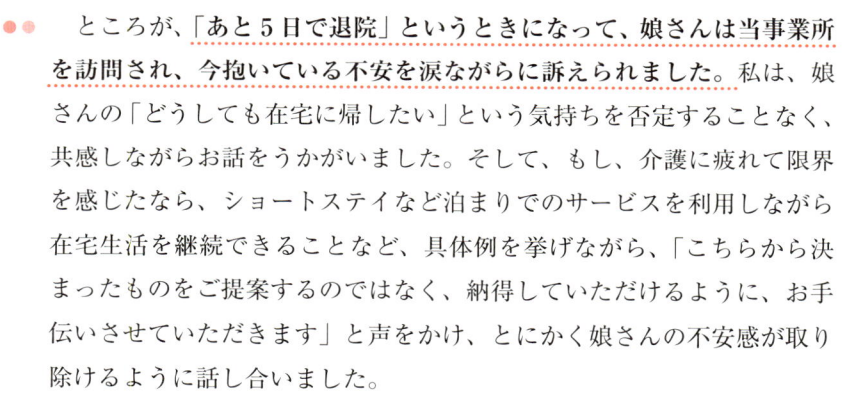

　ところが、「あと5日で退院」というときになって、娘さんは当事業所を訪問され、今抱いている不安を涙ながらに訴えられました。私は、娘さんの「どうしても在宅に帰したい」という気持ちを否定することなく、共感しながらお話をうかがいました。そして、もし、介護に疲れて限界を感じたなら、ショートステイなど泊まりでのサービスを利用しながら在宅生活を継続できることなど、具体例を挙げながら、「こちらから決まったものをご提案するのではなく、納得していただけるように、お手伝いさせていただきます」と声をかけ、とにかく娘さんの不安感が取り除けるように話し合いました。

　その後、一緒にケアプランや利用票を確認したとき、そこに主治医・訪問看護・訪問介護・訪問入浴・福祉用具等の事業所名が記載されているのを見て、娘さんは「これだけ多くの人が私たちにかかわってくれて、在宅生活が支えられるのだ」と実感し、安心されたようでした。

(2) ケアマネジャーは橋渡し役

　在宅生活となって1カ月が経つ頃には、Aさんの不明瞭だった発語も

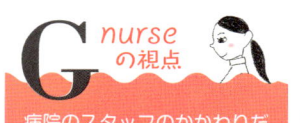

> **G nurse の視点**
> 病院のスタッフのかかわりだけでは、娘さんの不安を十分に取り除けていなかったのだなあと反省しました。でも、実際に在宅を支えるスタッフのかかわりが安心感をもたらすのだとわかりました。

> **G nurse の視点**
> 訪問看護での効果的なリハビリが、ADL向上につながっているんですね。

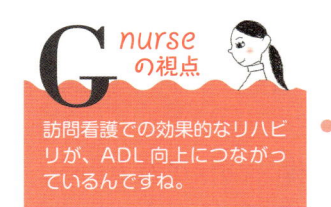

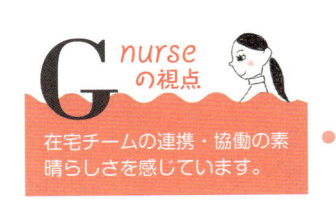

しっかりしてきて、ヘルパーの清拭時に「おしりの部分をもう少し拭いて」など、自分の意思をはっきりと伝えることができるようになりました。その一方で、娘さんは「最近は母の要望が多くなって大変。私も休息したい」と訴えられるようになりました。

退院後2カ月半が経つと、座位保持訓練により車椅子での座位が可能になりました。そして、3カ月後には週に1回4時間のデイケア利用が開始されました。Aさんは他者との交流でますます意欲的になり、<u>4カ月後にはつかまっての立位が可能になり、訪問看護でのリハビリテーションでは貸与された四点杖を利用しての歩行練習が開始されました</u>。

5カ月が経った頃にはデイケアが6時間利用可能となり、Aさんは「カラオケをもっと楽しみたいから、デイケアを週1回から週2回に増やしてほしい」と希望されました。一方、娘さんの介護疲れも強くなり、「まとまった休みがとりたい」と希望され、ショートステイを利用されることになりました。

現在、Aさんは2カ所のデイケアを週1回ずつ利用されています。そして、毎月うかがうモニタリング時には、それぞれの施設の長所・短所を詳しく報告してくださっています。

＊

Aさんの在宅生活を支えることができたのは、事業所にケアマネジャーが3人いて常に相談できたこと、そして、併設した訪問介護事業所のヘルパーからの細やかな報告や相談があったためだと思っています。また、<u>「在宅でできること／できないこと」について、主治医や訪問看護師、各サービス事業所の責任者などから意見をいただいて、利用者・ご家族が納得したうえで選択できるように、そのときどきの思いを十分に聞き取り、寄り添いながら一緒に向き合って考えました</u>。このとき大切にしたのは、ケアマネジャーとして「判断」するというより、"橋渡し役"として「コーディネート」するように心がけたことです。

> **G nurse の視点**
> 在宅チームの連携・協働の素晴らしさを感じています。

このように、私たち在宅のケアマネジャーは、利用者・ご家族の意向を尊重して在宅生活を支援しますが、在宅に戻って来られても医療を切り離すことはできません。医療と介護のバランスがよくなければ、よいケアプランはできないと思います。ご本人はもちろんですが、介護者であるご家族にも在宅生活でのリスクや病態のみにとらわれることのないようにお話しするとともに、不安な思いを理解し、元気になっていただけるようなねぎらいの言葉を忘れないようにしたいと思います。

そして、何よりも利用者・ご家族から元気をいただいているのは私のほうですので、これからもケアマネジャーとして"橋渡し役"ができるように頑張っていきたいと思います。

（渡辺三千恵）

5 訪問看護師のかかわり

　訪問看護は「病気や障害をもった人が住み慣れた地域や家庭で、その人らしく療養生活を送れるように、看護師等が生活の場へ訪問し、看護ケアを提供し、自立への援助を促し、生活を支援するサービス」といわれています。

　「訪問看護ステーション和心」は、365日無休、早朝から夜半（6～23時）と長時間の定期訪問をすることで、毎日の訪問が必要な利用者（患者）への対応を可能としています。そして7人の看護職のほか、PT・OT・STなどの各種セラピストを雇用することで、看護・リハビリテーション両面からのケアを展開できることが特徴です。

(1) 在宅へのスムースな移行を支援

　利用者が退院するうえで、まず最初に訪問看護師が考えることは「その利用者がどのような保険に該当し、どれだけの訪問回数が可能なのか」です。その方の疾患・状況、利用できる制度等によって実際に訪問が可能な回数が「週1回～毎日」と大きく差があるからです。

　そのうえで、退院時に在宅療養上で問題となる点を見つけ出し、それらの課題にどの在宅サービス事業者が、どれだけ必要になるのかを考えます。

　課題としては、吸引や褥瘡などの"医療的課題"、それらを除いた排泄や食事などの"介護・生活上の課題"があり、それらを把握する視点をもって訪問看護が行うべきケアを選択し、ある程度の訪問計画を考えます。そして、当面の必要なケアを整理するとともに、本人・家族の要望も含み、今後につながる看護計画を立案します。

　それら、一定の方向性ができたうえで、改めて退院後に起こり得るトラブルを予測し、入院中にその改善を図るように病院スタッフに働きかけ、また在宅での環境整備を整えておきます。

　<u>退院支援・退院調整での訪問看護師の役割としては、「在宅移行において、上記の視点をもってカンファレンスに参加して、スムースな移行を促進すること」</u>と考えます。

> **G nurse の視点**
> 退院支援には、実際の在宅の場を熟知している訪問看護師の視点が必要ですね。

(2) 効果的だった院内外泊

　今回のケース、Aさんは寝たきりで難治性の褥瘡があり、呼吸器感染

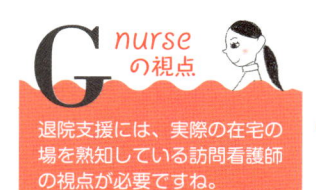

> **表2　Aさんの在宅療養での課題**
>
> 〈医療的課題〉
> 　各種病態管理／褥瘡処置／痰貯留に対する吸引フォロー／PEG管理／廃用症候群の予防・改善
> 〈生命活動上必須の課題〉
> 　PEG注入／排便管理（摘便・浣腸）／オムツ交換
> 〈生活上の課題〉
> 　保清／体位交換
> 〈生活の質の課題〉
> 　家族の介護負担／生きがいの欠落

のリスクも高いままでの退院で、急性増悪状態が続いている患者であったため、実質、毎日の訪問看護が必要でした。

退院時に表出していた課題は**表2**のとおりです。しかし、褥瘡処置・吸引・PEG注入・オムツ交換・体位交換などの手技は、淀川キリスト教病院分院において主介護者である娘さんにしっかり指導されており、1泊の"院内外泊"まで実施されていました。

そのため、手技的には娘さんがすべて行えるようになっており、在宅への移行においても、主介護者になる娘さんの「不安なこと」「苦手な手技」などが明確でした。訪問看護としては「とても介入しやすかった」といえます。

これはとても大切なことです。訪問看護の現場では、本人・家族ともに介護・医療ケアにおいて知識のないまま退院してこられるケースも多く、このような場合、無理な介護方法による負担の増大が介護放棄につながることもあるからです。

今回は、ほとんどの手技をマスターしていた娘さんから、各在宅サービス事業者が役割に応じてケアを引き受けるという形になったため、それぞれの役割が明確になり、スムーズな在宅への移行につながりました。

訪問看護としては、娘さんの不安が大きかった医療処置の面を極力引き受け、心理面の負担を減らすよう心がけました。また、看護師の訪問とは別にPTを介入させて、Aさんの起立性低血圧・拘縮・眩暈の改善を図りました。

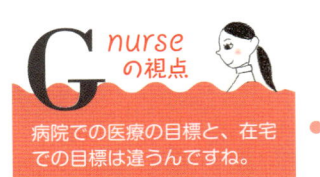

(3) 生活の場での療養がもたらす力

退院後、Aさんに導入されたサービスは**表3**のとおりです。**短期的な目標は、娘さんの介護負担を最小限に抑え、病院でのケアを継続・安定**

> **G nurse の視点**
> 病院での医療の目標と、在宅での目標は違うんですね。

> **表3　Aさんの退院後のサービス**
>
> 〈訪問看護〉毎日18時半から1時間
> 　バイタルサイン測定／状態確認／定期吸引（希望）／体位交換／排便管理（摘便・浣腸）／褥瘡処置／爪切り／陰部洗浄／オムツ交換／軟膏塗布／PEG管理／口腔ケア（途中より言語・嚥下訓練追加）
> 〈訪問リハビリ〉月・金・土

<u>させることとし、長期的な目標は、褥瘡の治癒とともに離床を図っていき、施設への日帰りでの外出へとつなげていくこととしました。</u>

　在宅生活に移行後、早期より全身状態だけでなく、各機能の改善が著しく、褥瘡部は退院時に10.0×5.5cmあったものが、7カ月で2.1×0.8cmにまで収縮しています。また入院中は、発語不明瞭・経口摂取不可・ベッド上寝たきりで体位交換時に眼球振盪・眩暈が出現していましたが、現在は発語明瞭で、通常形状の食事摂取が可能、そして手引き歩行も確立されました。訪問リハビリ時においては1.5mほどの独歩も可能になったのです。

　一方、Aさんの離床が急速に促進されたことから、娘さんの介護負担が寝たきり時よりも増大してしまいました。したがって、今後の方向性はデイサービスやショートステイの有効利用となっています。Aさん本人も意欲的で、セルフケア確立のため衣服の脱着などに取り組まれています。

＊

　私は今回の事例で、在宅という"生活の場"における療養が利用者の生命力に与える大きな影響を再認識しました。そして、病院内での本人の在宅療養を見据えた退院支援・退院調整が、Aさんのスムースな在宅への移行を実現し、さらにAさんの自然治癒能力を大きく引き出したように感じます。

　訪問看護ステーションに、退院に関するご相談をいただくのに"早すぎる"ということはありません。たとえ超急性期の患者であっても、その方が退院後に「ひと月に何回訪問看護を受けることができ、在宅ではどのようなケアを受けることができるのか」を、早期に病棟の方々が知ることは非常に有益であると思います。

（吉田幸生）

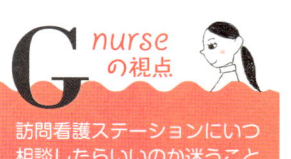

G nurseの視点

訪問看護ステーションにいつ相談したらいいのか迷うことがあります。"できるだけ早く"を肝に命じたいと思います。

3 緩和ケア認定看護師がサポートする退院支援

十和田市立中央病院

1 「緩和ケア」を基本理念とした病院と地域の結びつき

　ここに日本における年間死亡者数の年次推移を予測したグラフがあります。年間死亡者数は、2017年では約134万人ですが、今後急増し、2038年には約170万人に達すると予測されています。このうち、がんで亡くなる人が特に増え、現在の年間死亡者数の約3分の1が、約2分の1になると予測されています。したがって、今後、超高齢社会と多死の時代に対応できる地域社会のあり方を早急に考える必要があります。

　これを医療の視点でみると、今後、大幅に増えるがんや生活習慣病などの慢性的な疾患をもった人、加齢に伴う身体的な機能障害をもった人、そして、自然の経過としての死を迎える人に対する医療のあり方を見直す必要があることがわかります。

　これまで、どのような病状であっても、治療や処置が必要な病気や障害があり、あるいは死が予測される場合には病院に入院させることが当然と考えられていました。しかし、病院ではなく、自宅や居宅などの生活の場で医療支援を行う体制の構築が平成26年度より「地域包括ケアシステム」として始まり、地域全体で治療とケアを行うため、地域の医療機関の連携だけでなく介護や福祉との連携を図ることが求められています。

(1) 緩和ケアを基本理念とした医療の普及

　十和田市立中央病院は十和田市の中核的な急性期病院として、現在、地域完結型医療体制の確立を目指し、退院支援部門の充実と地域での看取りの普及を含めた医療介護福祉の連携を模索しています。

　私は2005年に当院に赴任したとき、緩和ケアの基本理念に沿った医

療を広めようと決意しました。その決意の背景には、それまでの約24年間の病院および在宅でのがんの緩和ケアの現場における多くの学びがありました。

この学びは一言でいうと、「私たちが目指すべき医療は"治すための医療"ではなく、"生活を支える医療"であること」です。そして、その医療体制に必要な理念が次の緩和ケアの4つの基本理念です。

> ① 一人ひとりの人間の生き方を支えること
> ② どのような病状であっても楽に生きることを支援すること
> ③ ケアの対象に介護者や家族をも含めること
> ④ 支援に際してはチームアプローチをとること

緩和ケアの基本理念は、がんに限定せず、これからの超高齢社会、多死の時代に必要な医療の理念であると私は考え、緩和ケアを基本理念に据えた地域医療再生を目指すことにしました。

最初に取り組んだのが、病院内での緩和ケアの普及です。赴任後3カ月で緩和ケアチームを立ち上げ（2006年2月）、総合内科に緩和ケアを担当する部門をつくりました。同時に、毎月、緩和ケアに関する講演会やセミナーを開催しました。同年8月には病院内の訪問看護部門および薬局の協力を得て訪問診療（在宅ホスピスケア）を開始しました。そして、2007年10月に地域での緩和ケア提供体制の確立に向け、地域の訪問看護ステーション、保険薬局および居宅介護支援事業所と連携し、「地域緩和ケア支援ネットワーク」*のシステム構築を始めました。

*p.82の図1参照

結果的に、十和田市におけるがん患者の在宅死亡率は2005年までは5%以下であったものが、2008年には25%となりました。

地域緩和ケア支援ネットワークと急性期病院

「地域緩和ケア支援ネットワーク」とは、病院・緩和ケア病棟・診療所・訪問看護ステーション・保険薬局・居宅介護支援事業所・地域住民等が連携し、がんなどの終末期疾患の人や家族に医療支援と生活支援を提供する多職種協働の支援システムです。

このネットワークにおける急性期病院の役割は、「患者を在宅（自宅あるいは居宅）に戻すこと」、そして「後方支援」です。理想的には、訪問診療を行っているかかりつけ医が調整役となり、地域の医療機関や介護福祉機関が連携しながら在宅支援を行い、病院はベッドの提供を主体とする後方支援を行う形が望ましいのですが、十和田市内において訪問診療を行う診療所がないため、私を含む総合診療科医師が担当医となり、

常時約10～15名の在宅患者を支えていました。

(2) 十和田市立中央病院における退院支援

　がん終末期で総合診療科がん総合診療部門に入院した方は、すべて入院時より在宅移行の可能性を考慮した形で症状緩和治療が計画されます。

　具体的には、できるだけ短期間で症状を緩和し、症状緩和治療はできるだけ簡略化し、自宅でも簡便に利用できる薬剤や機器を使い、また、同時に家族関係や介護者の生活状況についての情報を聴取します。そして症状が緩和された時点で、患者および家族に今後の「療養の場」についての希望を聞き、予測される予後を考慮しながら、医療的な環境下ではなく、できるだけ日常的な環境下で家族も一緒に過ごすことが提案されます。

　患者や家族に対する補足説明は、専従の緩和ケア認定看護師や、がん相談支援センター相談員なども対応し、在宅ホスピスケアを希望された場合、この時点で緩和ケア認定看護師による本格的な"退院支援"が始まります。退院支援は、在宅ホスピスケアのシステムの説明、在宅看護および介護の指導、在宅での治療や処置の指導、介護保険の申請、ケアマネジャーや訪問看護ステーションの紹介、保険薬局の紹介など多岐にわたります。最終的に体制が整った時点で、関係する職種によるケアカンファレンスが開かれ、退院日が決まります。

退院支援における緩和ケア認定看護師の役割

　現時点では、緩和ケアチームにおける緩和ケア認定看護師の役割は、多くの施設で「患者や家族に対する緩和ケアの直接および間接支援」と「病院内スタッフに対する緩和ケアの啓発と教育」が主な業務になっていると思います。しかし、当院の現状のように、今後は退院支援が重要な業務の1つとなるでしょう。

　緩和ケアに精通した専従の看護師が病院内での調整役になることで、患者や家族の「療養の場」に関する不安に対応できており、一方、地域内の多職種の調整役になることで、地域緩和ケア支援ネットワークが円滑に機能しています。

*

　がん終末期患者の退院支援においては、一時的な退院にせよ、悪化する病状を抱える患者本人だけでなく、患者を支える家族や介護者の不安（病状・看取り・介護・経済的な不安など）への対応、家族関係の調整が

求められます。最も困難なのが「家族関係の調整」で、特に絆の切れた家族への対応はとても大変です。大変困難な仕事ですが、その半面、医療の本質、看護の本質、家族の絆のあり方、人の生き方についての多くの学びがあることを付け加えたいと思います。　　　　　　（蘆野吉和）

2　がん患者の退院支援における緩和ケア認定看護師のかかわり

(1) 緩和ケアチームの取り組み

当院には、早い時期から地域医療連携室と訪問看護部門があり、脳卒中の患者を中心とした在宅医療が行われていました。

2006年に当時の蘆野院長の指示で「緩和ケアチーム」が設立され、各病棟からリンクナースを選出して、チーム活動が開始されました。この頃から当時の蘆野院長が訪問診療を行い、緩和ケアチームと当院の訪問看護師が協力して在宅緩和ケアを開始しています。

私は緩和ケア認定看護師教育課程の研修のため、半年間病院を離れていましたが、2006年12月から「緩和ケアチームの専従看護師」として地域医療連携室に配置されました。2007年1月に緩和ケア外来（現在；総合診療科）が開設され、病院は緩和ケア診療加算届出受理施設となりました。

① 緩和ケア認定看護師の役割

2007年7月に緩和ケア認定看護師として認定された私の活動は、当初は緩和ケアチーム専従看護師として症状コントロールへの介入、病棟看護師への支援が中心でした。専従看護師として、医師と毎日のようにミーティングやカンファレンスを行い、患者・家族への病状説明にも同席していました。そのため、病状や治療方針を早く知ることができたので、その情報を病棟看護師にも提供していました。

また、毎日のラウンドを通して患者の苦痛や思いを聞きながら、「**自分の病気や病状をどう思っているのか**」「**今後どうなりたいのか**」「**どこで、どんな生活がしたいのか**」などを聞く機会もあったため、自然に「今後の治療や"退院"についての話」をしていました。そして、それをチームで共有するということを繰り返してきました。

その頃はチーム介入で患者を支えることに必死でしたので、そのかかわりを「退院支援」だと意識するようになったのは最近のことです。

現在は、緩和ケアチームの専従看護師としての業務（**表1**）や実際の活

Ｇnurse チェック

緩和ケアは病気だけでなく、病気とともに生きること（生活）、その人らしさを支えるケアを重視しています。患者の思い（意志・意向）を聞くことは大事なケアであり、意思決定を支えながら退院支援につないでいく際の重要なポイントです。

表1　十和田市立中央病院における緩和ケア認定看護師の業務内容

- 緩和ケア早朝カンファレンス参加
- 緩和ケアチームミーティングや病棟ラウンド参加
- 緩和ケアチーム介入患者を訪問、症状の評価
- 病棟看護師に対しての助言（緩和ケアのレベルアップを図るための実践・指導・相談）
- がん患者の個人表・エコマップ・STAS-J*評価の推進と管理
- がん入院患者と在宅緩和ケア患者のリスト管理
- がん入院患者の症状コントロール現状調査票の評価と管理
- 症状コントロールが困難な患者の場合は専門医師へ相談、介入依頼の調整
- 患者家族へのケア（実践・指導・相談）
- 退院調整・退院前カンファレンス
- 医療介護福祉関係者への助言（実践・指導・相談）
- 在宅緩和ケアに使用する医療機器の提供
- 在宅緩和ケア患者の処方対応
- 患者家族、院外医療介護福祉関係者との連絡調整
- 院内教育（緩和ケア・家族支援）
- 医療介護福祉関係者対象の研修会、セミナーの企画・運営

＊STAS-J：Support Team Assessment Schedule 日本語版

表2　在宅緩和ケアに関する緩和ケア認定看護師の活動状況

項目	2007年	2008年	2009年
緩和ケア認定看護師介入延べ件数	1312件	2205件	2349件
緩和ケアチーム依頼件数	114件	194件	261件
チーム介入した在宅移行件数	49件	75件	40件
退院前カンファレンス件数	35件	30件	31件
医療介護福祉関係者、患者・家族との連絡調整件数	470件	2257件	1697件
処方対応件数	217件	453件	379件
医療機器対応件数	38件	91件	28件
相談件数（訪問看護師）	36件	262件	232件
相談件数（患者家族）	16件	48件	235件
相談件数（ケアマネジャー）	28件	12件	45件
相談件数（保険調剤薬局薬剤師）	0件	6件	14件
相談件数（院外の医師）	1件	4件	3件
指導件数（訪問看護師）	4件	40件	61件
指導件数（患者家族）	1件	13件	33件
指導件数（保険調剤薬局薬剤師）	0件	3件	2件

G nurse チェック

患者のケアを考えるとき、身体面や精神面の問題に着目しがちですが、全人的ケアの視点が必要です。病気は患者の人生や生活の一部です。特に退院後の生活においては医療面より生活面のサポートが重要です。退院後の生活をイメージして、自立が可能か、何らかのサポート体制が必要かを見極め、家族だけでなく地域全体の資源を利用したサポート体制を考えましょう。

▶▶動（表2）を通して、**入院患者の症状緩和だけでなく、自宅に帰る患者の医療面の調整と生活面でのサポート体制への連携、地域の受け皿づくり**をすることが、地域医療連携室に配置された緩和ケア認定看護師の役割

だと考えています。

② 在宅で必要なのは"シンプルなケア"

在宅緩和ケアにおいては、医療支援より"生活支援"が重要です。しかし、すべてのがん患者が症状をコントロールして、自宅に帰れるわけではありません。患者・家族の不安を考えれば、症状コントロールができていることは重要ですが、**もっと必要なことは、入院中から症状に対して患者・家族が対処できる方法を指導することです。また、どんなに医療上の管理が必要でも、自宅に帰る際は"シンプルなケア"に調整することも大切です。**院内では簡単に入手できる医療機器や診療材料も、院外では入手が難しいため、在宅輸液ポンプは病院から貸し出し、医療材料の入手においても患者が困らないように窓口を一本化するなどの調整や情報提供も行っています。

在宅療養では、患者・家族の生活スタイルを支援する体制が十分整っていることが成功の鍵となります。入院中から地域の医療介護福祉関係者と連絡をとり、連携するようにしています。

③ 緩和ケアは"生きることを支えるケア"

緩和ケアは"看取りのケア"ではありません。全人的苦痛を緩和して"生きることを支えるケア"です。そのため、「患者自身の住み慣れた場所（地域）で、その人らしく生きることを支援し、それを支える家族の思いを聴き、地域の医療介護福祉関係者と連携していくこと」は当然と考えています。**大切なのは、退院調整だけで終わらせることなく、"つなぎ続けること"だと思います。**

私の行う退院調整は、患者が退院した後も定期的に患者・家族や地域の医療介護福祉関係者から状況を聞き、相談を受け、連絡調整を図り、地域でケアする専門職と連携すること、つながり続けること、サポートをすることです。この「病院と地域をつなぐ退院調整（ケア）」は、緩和ケアの知識と技術を活かすことができる緩和ケア認定看護師の重要な役割だと思っています。

(2) 在宅緩和ケアの展開と「地域緩和ケア支援ネットワーク」の設立

① 在宅緩和ケアを継続するための地域へのアプローチ

前述したように、2007年当初の私の役割は、がんの患者・家族が在宅医療を希望したときに当院の訪問診療の説明を行い、家族の負担軽減や

G nurse チェック ✓

病院でしかできないケアを行っていると、家に帰ることができません。「〇〇がないから自宅に帰れない＝転院」の構図をつくってしまいます。入院中から、退院することを考えシンプルな医療・ケアを心がけましょう。

G nurse チェック ✓

退院して終わりではなく、そこからが患者にとっての生活、在宅療養の始まりです。病院が地域の医療介護福祉関係者とともにサポートしてくれると感じられることが、患者・家族の安心感になります。在宅緩和ケアを受ける患者の場合、退院後も患者や家族、ケアマネジャー、訪問看護師、調剤薬局薬剤師の相談を受け、患者宅に定期的に電話をすることで、情報収集や再アセスメント、支援の見直しも行っています。

療養環境を考慮して、介護サービスが必要なときに介護保険の申請方法を説明することでした。また、家族からケアマネジャーの選択に関する相談を受けるとともに、患者の医療やケアに関しては院内訪問看護師へ情報を提供していました。

当時は、地域全体ががん患者の在宅医療に慣れていなかったため、在宅に移行するがん患者の訪問診療・訪問看護はすべて当院で行っていました。院内訪問看護師は地域医療連携室の所属であったため、私が緩和ケアチームで介入した患者を在宅に移行する際に、患者・家族の状況や希望を伝達しやすく、迅速な情報共有が可能でした。

訪問看護師が不在のときや夜間・休日は、私自身も訪問看護を行っていました。退院調整をするというよりは、「入院中から退院後まで継続した看護」をしていたように思います。

そのような中、次第に自宅に帰るがん患者が増え、市外への退院患者も増えて、院内の訪問看護だけでは対応が困難になることや、私自身の業務量オーバーが予想されました。

そこで、在宅緩和ケアを継続していくためには、院内外の医療介護福祉関係者に緩和ケアの知識と技術をもっていただくことが必要不可欠となり、2007年から院内外で研修会や講演会・セミナーを企画・開催し、関係者に知識を得ていただく機会を増やしました。同時に、**地域の訪問看護ステーションに「十和田市立中央病院がケアのバックアップをすること」を約束して、がん患者への訪問依頼を開始しました。**

当初は、ステーションの訪問看護師と一緒に訪問し、直接、退院した患者のケアや技術指導も行っていました。症状のコントロール方法、鎮痛薬の使用方法、医療機器の使用方法、患者・家族のケア、看取りのケアなど、さまざまなことを指導し、夜間休日の電話相談にも応じていました。

緩和ケアに関する技術指導については、私の実践するところをみていただき、次回からは訪問看護師自身が実施することで習得していただきました。指導するというよりは少し強引ですが、実践を通して慣れていただいたというところです。

また、**がん患者は介護上の課題を抱えていることも多く、自宅に帰るには、介護保険を使用することが患者・家族の生活を支えるために不可欠でした。**したがって、ほとんどの症例で地域の医療介護福祉関係者との連携が必要でした。費用に関する相談も多く、MSWに介入してもらい、院内では退院前カンファレンス、地域では担当者会議をもち、「顔のみえる連携」「話しやすい関係づくり」を心がけることで、退院支援の件数を重ねていきました。

G nurse チェック ✓

地域との関係づくりは、困ったときに相談に乗ること、顔のみえる関係であること、サポート体制（ネットワークづくり）があることが重要です。それがお互いの信頼関係につながります。

G nurse チェック ✓

独居、高齢化による老老介護、介護の長期化・重度化、家族と同居していても患者以外全員就労しているため、日中は独居と同様になる人など、さまざまな理由で家族の介護力が低下していることが多く、ほとんどの患者は介護保険の利用が必要です。がんは他の疾患と違い、病気の進行や身体機能の低下が急速に進むことがあるため注意しましょう。短時間でタイムリーに調整する必要があります。また、家族には家族の生活があることも理解しましょう。

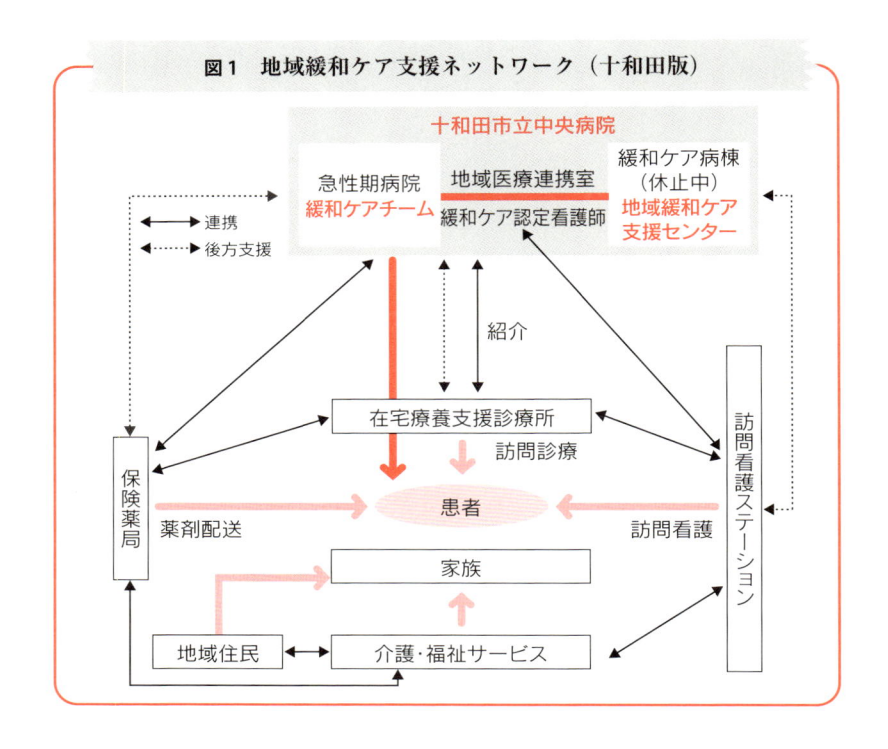

図1 地域緩和ケア支援ネットワーク（十和田版）

②「地域緩和ケア支援ネットワーク」の展開

2008年からは、在宅緩和ケアが必要な患者は、当院からの訪問看護ではなく、なるべく地域の訪問看護ステーション（24時間体制がとれるところ）・ケアマネジャー・保険調剤薬局にお願いし、連携をとっています。同年9月には「十和田・上北地域緩和ケア支援ネットワーク協議会準備会」を発足、定期的に医師会やかかわりの多い訪問看護師・ケアマネジャー・保険調剤薬局・施設関係者が集まり、「地域チーム」としての協議会を開催しました。

この協議会は同年12月に正式発足し、以来、今までの振り返り調査での問題点や今後の課題などを話し合っています（**図1**）。ただ、訪問診療に関しては、地域に在宅緩和ケアを行う開業医が少ないため、蘆野院長時代にはご本人がほとんど行っていました。

2009年9月には当院の訪問看護が廃止となり、在宅緩和ケア患者をすべて院外の訪問看護ステーションに依頼してケアをお願いしています。緩和ケア認定看護師が訪問看護師からの電話相談を継続して受け、ケアに必要な予測指示や処方を医師に出してもらい、訪問看護師が困ったときにはアドバイスができる体制をとっています。なお、電話相談による対応は訪問看護師だけでなく、ケアマネジャーや保険調剤薬局の薬剤師、患者・家族にも行っています。

このような経過を経て、在宅療養に移行したがん患者を支える環境は

整ってきました。現在は退院調整時に自信をもって地域の仲間を紹介できます。患者・家族が安心して、地域や在宅で過ごしていただけると思っています。

(3) 退院支援における「病棟看護師」の役割

退院支援・退院調整においては、入院中の患者・家族の一番近くにいる「病棟看護師の役割」が最も重要です。患者の状況把握と患者・家族の思いを一番把握できるのは病棟看護師だからです。

患者は症状があると不安で在宅に帰ることができません。そのため**病棟看護師は患者の症状を把握し、コントロールするための情報提供を医師にすること、患者・家族の思いを聞き、意思決定への支援をすることが必要です。**

緩和ケアは一個人や看護師だけで行うことができないため、さまざまな専門職がチームを組んで協力し、活動しています。その中で、緩和ケア認定看護師は院内を横断的に活動し、病棟ラウンドや緩和ケアチームミーティング、カンファレンスで得た情報を、リンクナースを通して病棟看護師や担当医師に伝えたり、ときには認定看護師から直接伝えることで症状緩和への支援をしています。

以前は緩和ケア認定看護師やリンクナースに任せきりだった病棟看護師も、カンファレンスで得た治療方針などの情報から、患者・家族の話を聞き、チームやリンクナースに相談し、緩和ケア認定看護師や地域医療連携室に連絡することで、早めの退院調整を行うようになりました。

今、当院では、患者の一番身近にいる病棟看護師が、介護保険の認定調査にかかわり、地域のサポートチームには入院中に行った症状コントロールやケアなどの細かな情報提供を行い、また退院前カンファレンスに参加し、看護サマリーを提供することで、"継ぎ目のないケア"を提供できるようになっています。

2010年4月の診療報酬改定で「介護支援連携指導料」が新設されたことで、今後、ますます病棟看護師の役割は重要になっていくと考えます。

(4) がん患者の退院支援の実際

ここで、症状コントロールが難しかったがん患者の退院支援について紹介します。

G nurse チェック ✓

患者の情報収集・アセスメント・他職種間の調整・生活支援・意思決定支援、これらすべてができるのは、チーム医療の中でも看護師だけです。なかでも入院中一番そばにいる病棟看護師のかかわりが重要です。

事例1

K氏／50歳代／男性

〈診断名〉左肺上葉肺腺がん（左胸水・無気肺）、仙骨部骨転移（入院後に下半身麻痺となる）

〈家族背景〉患者は、妻と80歳代の両親、20歳代の息子と娘の6人暮らし。一家の大黒柱であった。

〈入院、退院、再入院、そして転科〉

　200X年11月より咳嗽があったが、受診をしていなかった。200X＋1年1月からは腰痛があったため、2月に開業医を受診。上記の診断で、当院の呼吸器内科に紹介され、入院となる。3月から化学療法開始。4月に退院し、外来化学療法に切り替え、一時は腫瘍も縮小した。同年10月に肺炎で入院し、10日後退院。同年12月よりK氏本人の希望で化学療法を中断している。

　200X年＋2年6月右下肢痛が出現し、歩行困難となったため再度入院。医師より「がん自体が進行しているために治すことはできない。歩くと骨折の危険もある」と説明された。痛みとしびれが強いため、医療用麻薬でも痛みが取りきれなくなり、「総合診療科」（がん総合診療部門）に紹介され、同年7月転科となった。

〈がん総合診療部門でのK氏〉

　がん総合診療部門では、痛みで体動が困難なだけでなく、徐々に下半身麻痺が進行した。それに伴い便秘や排尿障害が出現し、眠気は強く、薬を増強することに本人が苦痛を感じるようになり、症状コントロールに難渋した。

　病気が治癒しないことや下半身の麻痺が進んでいったことで、K氏の精神的苦痛も増していった。ラウンド時、「一番つらいのは痛みとしびれだ。それがなければ車椅子にも乗れると思うから、痛みとしびれをとってほしい」と訴えられた。

　チームで検討して、疼痛緩和目的で放射線治療（トモセラピー）を行うことが考えられた。そして、同治療の説明時に医師から「治療終了後にどうするかも考えておく必要がある。Kさんの場合、痛みがとれて車椅子に座れるようになればいいが、寝たきりで過ごさなければならなくなることもある」と伝えられた。

　医師の説明後に、緩和ケア認定看護師がK氏と家族に面談を行った。K氏と家族は医師からの説明に期待と不安を感じながらも、放射線治療をすることを決め、家族からは金銭面の質問もあった。

　治療終了後については、「家に帰る」とK氏も家族も考えていたが、漠然とした感じで"帰ることのイメージ"がついていないようであった。

　そこで緩和ケア認定看護師は、再度家族と面談して、ケアマネジャーや訪問看護ステーションを決めながら、"在宅緩和ケアシステム"の情報提供を行い、どのような状況でも、患者・家族を支える準備ができること、そして、退院しても院長が訪問診療に行き、病院は支援を続けることも説明した。そのとき、患者・家族の表情が少し穏やかになったように感じた。

〈K氏の気持ちに寄り添い、退院へ導く〉

　一方、地域のケアマネジャーや訪問看護ステーションにも連絡をとり、情報提供を行い、退院後のサポート体制は準備できた。

　その後、K氏の放射線治療は始まったが、思うように症状は改善されなかった。K氏から「もう頭がついていかない、一度家に帰りたい」という言葉も聞

G nurseの視点

Kさんは体動による激痛やしびれの出現により、動くことへの恐怖感があり、ベッド上でのローリングも困難な状況で、膀胱直腸障害もありました。精神面でも「これから自分はどうなるのか」という不安を抱えていました。
そこで、「痛みがとれて動けるようになりたい」という本人の希望を叶えることにチームで取り組みました。

G nurseの視点

Kさんの退院についての考えや本音を聞き出せずにいたため、家族とのコミュニケーションが重要と考え、家族と話す時間を多くつくりました。こちらの情報を正確にお伝えし、家族からの情報も得ることでKさんの本当の気持ちを探り、そこから「今、何ができるか」を家族と一緒に考えました。

> かれた。しかし、帰りたいと思いながらも「家族に迷惑をかけるから」と遠慮をしていた。
> あるとき、K氏が病棟看護師に「家に帰ったら、晩酌してもいいかな？」と聞いていたという情報がチームに伝わった。そこで、緩和ケア認定看護師はラウンド時に「在宅ではお酒を飲んでもいいし、好きなことをして過ごしていいんですよ」とK氏に伝えた。
> K氏の"家に帰りたい"という気持ちは病棟看護師から家族に伝わり、息子さんが後押しする形で自宅に帰ることが決まった。放射線治療が終わったら在宅緩和ケアに移行することになったのである。
> そして、退院前カンファレンスを行い、当初の予定どおり8月中頃、自宅退院となった。退院後、訪問看護師から「Kさん、病院にいるときよりいい表情で過ごしていますよ」と聞いたので、電話をしてみると、K氏は「家に帰ってきてよかったよ」と話してくれた。

(5) 自分らしく生きることを支えたい

　地域医療連携室には、当時、私のほかに看護師長、看護師、MSWの3名がいて、お互いの持ち味を活かし、協力して退院調整を担っていました。

　私が病院に提出している「緩和ケア認定看護師職務記述書」には、
○がんの病期にかかわらず、外来・入院患者はもちろん、在宅や地域の療養者にも広い視野に立った視点から質の高い看護を提供すること
○その人らしく生きるための「生」を支え、死が訪れるまで積極的に生きるための支援を実践していくこと
を載せています。

　そこには私自身が緩和ケアを志したときからの思いがあります。「がんになっても自分らしく生きることを支える看護がしたい」。この思いが私の看護の原点です。退院支援も退院調整もそこにつながるケアと考えています。

　「緩和医療」を病院理念に掲げ、先頭に立って在宅医療を実践し、道を示してくれた当時の院長、認定看護師の育成活動に理解のある看護局、温かく見守ってくれる上司、一緒に頑張ってくれる同僚、頼りになる地域の仲間に支えられて、私の"今"があります。これからも患者の思いや願いを形にするためのケアを提供し続けていきたいと思っています。

（太田　緑）

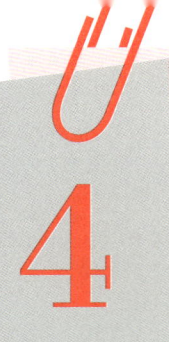

4 病棟看護師による退院前・退院後訪問

札幌南病院（現・北海道医療センター）

1 看護管理者が支えた在宅訪問のシステムづくり

（1）助産師の経験から自然に生まれた地域へのかかわり

　私はもともと助産師で、道立衛生学院助産婦科を出た後、斗南病院産科で産前産後に自宅訪問を行っていました。障害をもつ児が生まれたときなど、成長が気がかりで、ごく自然に訪問していたため、「ナースが自宅を訪問することは当たり前」という思いが基礎にありました。

　その後、国立札幌病院・国立函館病院・国立療養所美幌病院など、道内の病院を回りました。神経難病などで医療的ケアが必要な方が退院されたとき、地域に訪問看護ステーションがなかったり、あってもケアの内容によっては訪問していただけないこともあったので、外来看護師にバルーン交換に行かせたりしていました。

　そして、国立療養所札幌南病院に赴任したとき、難病で15年も入院し続けている方がいて驚きました。その方は病気になる前、美術館で学芸員をされていて、道立美術館で、ある企画展が開かれたとき、「"行きたい"とおっしゃった」と病棟看護師が言うのです。ですから、私は「行ったら？」と言いました。そのナースは「えっ、いいんですか？」と驚くので、「介護タクシーもあるでしょう。お1人では無理だし、ご家族も連れていけないのなら、ナースがついていってあげればいいじゃない」と言ったのです。

　結局、病棟看護師が"外勤"扱いで患者に付き添い、美術館のスタッフは喜んで迎えてくれました。ちなみに、このことは新聞にも記事が載りました。

　これがきっかけになって、病棟看護師が年に1度、長期入院している患者の「外に行きたい」という希望を、いろいろな形で実現するように

なってきました。病棟看護師の意識が「外にお連れすることも可能なんだ」と変わってきたのです。

　今までは、患者が「どこかに行きたい」と言っても、その病棟だけで相談して「無理よね」と言っていたのではないでしょうか？　最初の、美術館に外出された方のときも、私は「患者さんをお連れするのに、どこかで反対があるの？」と聞いたら、どこにも聞いていなかった。反対されるほどの"働きかけ"もしていなかったのです。

　ただ、札幌南病院では1998年から、主に神経内科病棟を退院した患者への「医師による往診」は行われていて、そのとき病棟看護師もついていきました。でも、ナース自身、「診療の補助」の意識が強かったのです。

　私は「ただ訪問するだけでなく、"看護の視点"を意識して在宅でかかわってくることが大切」と思い、「再入院する可能性が高い患者さんが多いのだから、そのようなときに備えて、"自分なりの看護計画"を立てるべきでしょう」とよくナースたちに言っていました。その視点が徐々に浸透してきたのでしょう。

　さらに、退院前に病棟看護師が自宅訪問するときには、診療報酬の「退院前訪問指導」で報酬がつくようになりました。退院前訪問は患者の利益にもなるし、赤字が出ない程度に病院にも報酬がつくということで、自然に病棟看護師だけで退院前訪問に出るようになっていきました。

　次に、私は「退院調整は入院しているうちに行うこと」と指示しました。すると、病棟看護師は「介護保険の知識があまりないので」と自信なさげなので、北海道厚生局の介護保険担当者に講師になってもらい研修を開きました。そのうち「ケアマネジャーの試験を受けたい」という者がポツポツ出始め、「では、病院としても応援するから」とみんなでケアマネジャーの資格をとることを後押ししたところ、病棟看護師が毎年10人程受験するようになりました。北海道医療センターに統合される前には、すべての病棟にケアマネ資格をもったナースがいたと思います。全病棟に介護保険のわかるナースがいるのは、退院調整において大きな力になります。

　私は札幌南病院に2005年3月までの約2年間しかいませんでしたが、退院前・退院後訪問の取り組みは、その後もずっと継続しています。「退院調整は患者が入院したときから病棟で進めていくこと」が定着したわけで、この底力はすごいと思いました。

　看護部長や師長など"上の立場"の人間がリードしていくのではなく、病棟看護師一人ひとりが介護保険を勉強し続けていることも、継続の大きな要因でしょう。

　スタッフ自身も「このシステムはいい」と思っているようです。病棟

が忙しいと、外に出ていくのはなかなか大変なことですが、毎日必要なわけではありません。各病棟で月に5～6件くらい、1回の訪問時間は長くて半日くらいです。余裕はつくり出さないとできない中、みんな頑張ってくれています。

　北海道医療センターのある札幌市西区は在宅ケアに熱心な地域なので、この退院前・退院後訪問の取り組みは、今後もきっと続いていくと思います。

(2) 在宅訪問は病棟看護師のモチベーション向上につながる

　難病や終末期の患者を看ている病棟看護師は、燃え尽きることがあります。ところが、自宅に帰ってからの患者の生き生きとした笑顔を退院後訪問で見ると、その方へのケアは終わっていても、また別の患者にケアをするモチベーションが高まってくるのです。そして、そのような一つひとつの経験を積み重ねていくことで、"看護していく力"がついてきます。

　私は看護部長という管理者の立場で、スタッフナースたちのこのような変化を見て、「**在宅訪問は、患者さんへのケアとしてももちろん大切だけれど、難病や終末期など難しい看護を続けていくナースのモチベーションの維持としても重要だな**」と思いました。

　ナースは、患者が"喜ぶ"と、非常に満足するものです。「患者さんは家にいるときは顔が違う」とよく言われますが、これは誰かが言っていたのを聞くだけではなかなか伝わりません。札幌南病院の病棟看護師たちは、それぞれ受け持ちだった患者のところに退院後訪問することで、「本当に違うんだね」と実感していました。このような体験をして、「患者さんやご家族が本当に喜んでくれることをしよう」と思えるだけでなく、自分たちのやりがいや満足感も達成できる。そして、"看護の視点"も広がっていきます。

　また、毎日の病棟での看護業務の中で、在宅訪問のような「トピックス的な仕事」があると、気持ちの切り替えもできてよいのではないでしょうか？　なかには、病院近くにお住まいの退院患者のところに、お昼休みに様子を見に行っていたナースもいました。やはり、在宅での患者の顔を見たいのでしょう。

　それから、こんなメリットもありました。将来は訪問看護をやってみたいという学生が、「札幌南病院に就職したい」と言ってきたり、すでに在宅訪問していた先輩病棟看護師から「楽しいよ！」と話を聞いたから来た、という学生もいました。

(3) 継続のためのポイントと北海道看護協会のバックアップ

　病棟看護師の退院前・退院後訪問という取り組みを継続させるポイントは、やはりスタッフレベルで取り組んでいくことでしょう。特に、国立の病院はトップが2～3年で替わるため、副師長・主任レベルのスタッフが核となり、訪問だけでなく、いろいろなことを企画・運営していかないと継続は難しい。札幌南病院でもそこは考えていましたし、実際、スタッフに力のある人が多かったといえます。

　スタッフたちが地域住民への公開講座を企画したことがあり、院長に「講座であいさつしてください！」と押しかけたりもしていました。お年寄りが多い地域なので、病院で開催した講座はとても喜ばれました。この件で、スタッフレベルで力がつけば、いろいろなことができることを実感しました。

　在宅訪問については、退院調整と密接に結びついています。私は北海道看護協会に移ってから、「退院調整」の研修を行うなかで、**退院調整の役割が誰か1人に集中していると、院内での継続が難しい**」と、退院調整看護師1人に任せている病院からよく聞いたので、「病棟看護師一人ひとりが知識をもつこと」を押し進めた自分の判断は間違っていなかったと思いました。

　病棟看護師が退院調整の知識を身につけるにあたって、在宅訪問を行うことは大きな学びになります。ただ、それぞれの病院で「では、在宅訪問を！」といっても、さまざまな事情があって、そう簡単にはいかないでしょう。一方、地域の訪問看護の現場からも「病院の人たちとどう連携していけばいいかわからない」という声も上がっています。

　そこで北海道看護協会では、2007年から「病院と訪問看護ステーションで集まって話をしよう」と、退院調整・在宅療養支援のための交流会事業を開始しました。最初の年には7～10月にかけて、帯広・旭川・北見・札幌で開催しました。今後もこのような取り組みで、病院と地域のネットワークづくりを協会としてバックアップできればと思っています。

　また、看護管理者対象の研修会では、「看護師が退院調整にかかわることで病院の収益が上がることを認識してください」と話しています。額は高くなくても、看護師が外に出て行き報酬がとれることの意義は大きいのです。

　北海道看護協会では、病院で退院調整にかかわる立場、訪問看護ステーションに勤務している立場、行政の保健師等で、在宅ケア推進委員会を構成しています。

委員会が中心となって、退院調整看護師と在宅にかかわる看護職との交流会を平成19年度から始めました。22年度の交流会には、地域包括支援センターに勤務する看護職や病院のMSWなど、さまざまな職種の人が参加してくれるようになり、具体的な退院調整の話し合いがされるようになりました。

　しかし、病院内の看護職の在宅に対する知識はまだまだ十分ではありません。

　院内に退院調整の部門があると、そこに依頼して終わってしまうという人がまだ多い状況です。急性期の病棟からは、短期間で退院をさせなければならない現状に葛藤している看護職も多いようです。

　この交流会では、事例を持ち寄ってもらいグループワークで検討しています。その中で、具体的にどのように連携すればよかったのか、それぞれの立場でできることを考えています。

　はっきりとした解決策は見出せなくても、この交流会で地域にいる看護職が顔見知りになることが、1つの前進になると思います。

　1996年のカリキュラム改正により、看護教育に「在宅看護論」が取り入れられてからずいぶん経っていますが、訪問看護や在宅部門で勤務する看護職が増えないことも課題でしょう。看護職のキャリアとして、臨床、在宅、教育などいくつかの分野を経験させるなどの取り組みもなされる時期ではないでしょうか。

　高齢者の問題だけではなく、小児や精神の分野など在宅における看護の領域は拡大する一方です。看護職が人々の健康問題にかかわっていくためには、広くジェネラリストナースが連携して活動することが大事になるでしょう。これからの年代に期待したいと思っています。

（高橋慶子）

2　病棟看護師が積極的にかかわる退院支援

　独立行政法人国立病院機構北海道医療センターは、2010年3月に札幌南病院と西札幌病院が合併して生まれました。そして、札幌南病院では「患者本位の退院支援」に力を入れていました。

　本稿では、札幌南病院時代に取り組んでいた退院支援についてご紹介したいと思います。

(1) 1980年代から患者の自宅を訪問していた、独自の背景

　私が札幌南病院神経内科病棟に就職した1989年には、すでに神経難病の患者が自宅に退院するときに、神経内科医師と理学療法士がボランティアで患者の自宅を訪問して住環境の整備を行っていました。

　さらに1991年には、在宅で療養する神経難病患者のADLの確認や住環境の整備を目的として、神経内科医師・看護師・理学療法士・作業療法士が訪問チームをつくり、在宅訪問を開始しました。

　活動は徐々にその範囲を広げ、1998年10月には病院の正式認可を受けて医事課も参入し、退院前訪問や訪問診療を実施できるようになりました。そして、その訪問を終えてから訪問チームのメンバーが集まり、訪問した患者の今後の在宅療養の方向性や残された課題などを検討するカンファレンスも実施していました。

　札幌南病院は、結核・慢性呼吸不全・神経筋疾患など政策医療の対象となる患者が多く入院していました。MSWの配置はなかったので、病棟看護師が中心となって転院や在宅療養への退院調整を行っていました。2000年4月の介護保険制度の開始後はケアマネジャーとともに介護保険制度、身体障害者手帳制度、特定疾患事業などフォーマルな資源を調整するだけでなく、ボランティアなどインフォーマルな社会資源に関する支援も行っていました。

> **G nurse の視点**
>
> 忙しい業務の中でも退院調整ができていたのは、受け持ち看護師（プライマリナース）の役割として、入院時から退院を見越したかかわりを実践することが身についていたためです。

(2) 退院支援に取り組むきっかけとなったALS患者Aさんのケース

① 人工呼吸器を着けた患者は、家に帰れない？

　私が「もっと退院支援に取り組みたい」と思ったきっかけは、人工呼吸器を装着した筋萎縮性側索硬化症（以下；ALS）患者Aさんの退院調整でした。

　Aさんは「人工呼吸器を着けても自分の家で暮らしたい」と話し、家族も「何とか本人の願いをかなえてあげたい」と言います。そこで、私は「人工呼吸器を着けても自分の家で暮らしたい」と願うAさんと家族への支援を始めました。

　しかしAさんの住む地域は社会資源も少なく、過去に人工呼吸器を着けて在宅生活を送る患者がいなかったこともあり、地域の理解を得るのは大変でした。Aさんの退院前カンファレンスには、主治医・看護師・地元の医療関係者・市の福祉サービス課・保健所・訪問看護師が集まり、その場で「人工呼吸器を着けている患者がなぜ在宅に帰らなければなら

ないのか」という疑問が出されました。人工呼吸器装着での在宅の受け入れには、まだまだ大きな壁があると痛感しました。

Aさんは毎日の訪問看護を希望していましたが、訪問看護ステーションはAさんの自宅まで距離的に遠く、訪問のための移動時間がかかります。訪問看護師からは「市内であれば2件訪問できるところを1件しか訪問できない」「Aさんは入退院を頻繁に繰り返すために、毎日、訪問看護に行くことにしていても、入院してしまうと、その期間の他の利用者確保が難しい」などを問題点として挙げていました。

② 患者の思いを訪問看護に粘り強く伝えて在宅療養が実現

私たちは訪問看護師にAさんのイメージをもってもらえるように、病院での生活をビデオや写真に撮り、訪問看護側に伝えていきました。ケアマネジャーとも何度も打ち合わせをし、自宅に戻りたいというAさんの強い希望、そして"看護ならその思いを支えることができる"ことを粘り強く訪問看護ステーションに訴えました。その甲斐もあって、訪問看護ステーションの協力が得られ、何とかAさんの在宅療養を開始することができました。

Aさんのケースを通して「退院調整には、病院内で直接患者にかかわる職種だけでなく、患者・家族の住む地域の事情や、そこにある社会資源を知って、広い視点で取り組むことが重要である」ということを痛感しました。

このケースを基に、私たち病棟看護師は、退院調整を始める時期やカンファレンスの時期などを振り返り、各病棟で「退院調整プログラム」の作成に取り組み始めたのです。

(3)「在宅プロジェクトチーム」の結成

① 膝の痛みで入退院を繰り返す患者にかかわって

札幌南病院で病棟看護師が退院支援にさらに深くかかわるようになった要因に、看護部内で「在宅プロジェクトチーム」が結成されたことが挙げられます。これも80歳代前半の女性患者Bさんのケースがきっかけとなりました。

Bさんは慢性呼吸不全で入退院を繰り返していましたが、ここ数回の入院は呼吸器症状の悪化ではなく、「膝の痛み」が原因でした。私たちは「なぜ膝の痛みを繰り返すのだろう？ 住環境に問題があるのでは？」と予想しました。

そこで、Bさんに自宅の状況を聞くと、「寝室から台所に行くところで

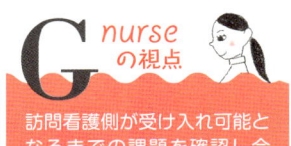

G nurseの視点

訪問看護側が受け入れ可能となるまでの課題を確認し合い、解決策をともに考えることで、最終的に協力を得ることができました。

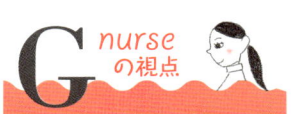

G nurseの視点

病棟での取り組みポイントは以下のとおり。
①病棟内に活動の中心となる「在宅チーム」をつくった
②退院支援に関するアンケートから、問題点（退院調整がわからない、社会資源がわからない、情報収集・アセスメントができない等）を明らかにし、学習会やアセスメントシートの作成を行った

いつも膝を痛める」とのこと。さらに近所に住んでいる家族に状況を聞くと「寝室から台所に行くとき、30cm以上の段差があるんです。通らないように話しているんですが、そのほうが近いので通ってしまうのでしょう」と言います。

早速、院内でカンファレンスを行いました。段差解消や手すりの設置など住宅改修を行うことはもちろん、Bさんに段差の上手な下り方を指導する必要があるのではないか、などの意見が出ました。そして、自宅訪問をして住環境を整える必要があるとの結論に達し、主治医と理学療法士に相談してアドバイスをもらったうえで、病棟看護師だけでBさんの自宅訪問をすることになりました。

訪問当日は、ケアマネジャーも同行。**Bさんの自宅を確認すると、寝室から台所へ行くときだけでなく、居間続きの和室へ行くときの段差も大きく、上り下りの際に膝への負担が大きいことがわかりました。**そこで、台所への段差は階段状にして、一段の高さを低くし、手すりをつけることにしました。また、和室への段差部分にも踏み台を置いて、段の高さを低くすることにしました。その後、Bさんの膝の痛みによる入院はなくなりました。

> **G nurse の視点**
> 「患者のできるADL」「患者のしているADL」を把握して訪問することがポイントです。

② 看護部内から"院内の組織"へと拡大

このBさんのケースを経験した病棟看護師は、「神経難病だけでなく、在宅調整の必要な患者の退院前訪問や退院後訪問をしたい」と思うようになりました。

そんな看護師の声が病院に届き、2004年1月、看護部が継続看護・在宅ケアの実践のために必要な課題を検討し、看護部内のシステムを構築するための「在宅プロジェクトチーム」が結成されたのです。そして、まず病棟看護師による退院前と退院後の訪問看護を開始しました。

さらに、同年4月、旧国立療養所が独立行政法人化するにあたり、札幌南病院でも「地域医療連携室」が立ち上げられました。札幌南病院では、患者が地域社会に戻ったとき、そこでの生活を支援するコーディネーターの役割は病棟看護師が中心となっていたため、地域医療連携室内に各病棟の看護師から"室員"が選出されました。

室員となった看護師たちはミーティングを定期的に行うなど、活発に取り組みました。その結果、看護部内の在宅プロジェクトチームから「院内の一組織」へと発展することができ、より退院支援に関する活動が活発になっていきました。

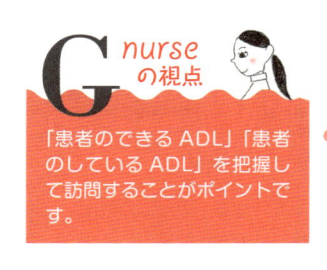

表1　在宅調整用記録用紙の記入例

	年　　　月　　　日現在				【退院前・退院後】
氏名 M.M 訪問者　医師 　　　　看護師 　　　　他部門（職種など）	どちらか丸をつける	日付を記入	作業療法士	理学療法士	訪問日 200X年 11月 12日
	退院時・前回訪問時の状況（10月25日）	訪問時に観察すること（訪問目的）	訪問時の状況・指導内容		残された課題（今後について）
支援体制・社会資源の利用状況	入院前より、訪問看護ステーション★★を利用していた	訪問看護ステーション★★を利用。同ステーションの訪問看護師と打ち合わせをする	訪問看護ステーション★★の訪問看護師とは、時間がすれ違い、会うことができなかった		他機関のスタッフとの時間調整をしっかり確認して訪問する必要がある
介護用品 　1 起居・寝具・褥瘡予防用具 　2 移動用具　3 排泄用具 　4 入浴用具　5 食事用具 　6 緊急用具　7 看護・ケア用具 　8 その他	1．退院後、自宅ではエアーマットと電動ベッドを使用（褥瘡なし） 4．退院時、簡易浴槽を利用	1．褥瘡の有無 4．入浴状況はどうか	1．褥瘡はなし 4．入浴ヘルパーを利用していた		1．褥瘡の発生予防に役立つ介護用品の検討 4．入浴状態の経過を観察。悪化したときに必要な入浴用具の検討
観察項目 　a．疾病・治療の状態 　b．バイタルサイン 　c．体重などの変化 　d．食事 　e．排泄 　f．清潔 　g．移動・活動 　h．睡眠 　i．環境 　j．歯・口腔および嚥下の状態 　k．皮膚の状態 　l．介護者の状況・家族関係 　m．精神面・認知症の状態 　n．コミュニケーション能力 　o．その他	b．体温調整がうまくできないため、入院時に微熱があったが、掛け物調節で自然に解熱 e．長期の尿道カテーテル留置により陰のう部裏側に瘻孔があったが、退院時には治癒 k．左肘拘縮による皮膚の密着があり、入院中は皮膚剝離と治癒を繰り返していたが、退院時は治癒	b．発熱の有無を確認 e．瘻孔の有無の確認 k．皮膚の状態の確認	b．体温 37.2℃、SpO$_2$ は 96、脈拍 84、血圧 122/70。喘鳴あり e．瘻孔は治癒したまま変化なし k．左肘関節付近の皮膚剝離はないが、右第3指がひょうそになっていた。ゲンタシン塗布の指示をした		b．11/20 に訪問看護師に採血を依頼する指示をした e．瘻孔の変化観察 k．左肘関節の腱を伸ばすか検討。右第3指の要観察を訪問看護師に依頼 l．Mさんは9月上旬にレスパイト入院を希望されている

(4) 退院調整看護師が取り組んだシステムづくり

前述したように、札幌南病院には慢性呼吸不全・神経筋疾患など慢性進行性疾患の患者が多く、在宅に戻るためには院内での退院調整は不可欠でした。当初は、その役目を各病棟の看護師が担っていましたが、地域医療連携室が立ち上がり、かつそこに看護師が室員として配置されたことで、地域医療連携室の看護師が"退院調整に関する病棟のリーダー的存在"になることが目標として掲げられました。

そこで、まず取り組んだのが、「退院前訪問・退院後訪問の訪問看護記録」の流れを整理することでした。そして、

① 「在宅調整用記録用紙」の整備と「記入の仕方」の作成（**表1**）
② 結核患者の訪問DOTS（直接監視下短期治療）*、電話DOTS、外来DOTSの方法と記録の整備
③ 退院調整プログラムの作成（**表2**）
④ 退院調整用アセスメント表の作成

などを行い、これらの使用方法について、病棟看護師を中心に研修を行いました。

さらに、年に1度、退院調整した「事例報告会」も開催しました。

また、介護保険だけでなく身体障害者手帳制度、特定疾患制度など、さまざまな社会資源を利用する患者が多く、「患者が退院するにあたっ

＊DOTS：患者が結核の薬を飲まなかったり、飲み忘れたりするのを防ぐために、医療従事者が直接確認し飲んでもらうこと

G nurse の視点

事例報告会のテーマ
・訪問看護を実施して入院間隔が伸びた事例（外来より）
・訪問DOTS、電話DOTS、外来DOTSの取り組み（結核病棟より）
・退院前訪問で住環境を確認し、多職種カンファレンス後に退院した事例
・人工呼吸器装着のALS患者の事例（神経内科病棟より）

表2 退院調整プログラム

患者名＿＿＿＿＿＿＿＿様　　　　　受け持ち看護師＿＿＿＿＿＿

退院調整プログラム	実施日・要約
入院 ・入院時スクリーニングシートの記入 ・入院診療計画書の入院期間、治療方針にもとづいて入院退院調整の必要性を説明 ・初回カンファレンス日の設定 ・（下記①〜⑤の目途がたつ頃に設定する）	入院月日（　　月　　日） 　入院予定期間（　　　　）
初回カンファレンス　（予定日）　　月　　日 ［医師、受け持ち看護師、師長、患者・家族］ ①アセスメントシートに沿ったアセスメント ②身体的状況 ③医師の治療方針 ④リハビリテーションの方針 ⑤把握できている範囲内での患者、家族の考えている今後の方向性 ⑥患者・家族と面談	（　　月　　日）
初回カンファレンスに基づいた **看護計画の立案（入院目的の解決）** ・在宅療養に向けた指導 ・関係機関の調整 　（在宅介護支援センター、訪問看護ステーション、保健福祉サービス課、医事課など） ・入院目的が解決される時期を参考にして中間カンファレンス日を設定する	
中間カンファレンス　（予定日）　　月　　日 ［医師、受け持ち看護師、他の看護師、看護師長、理学療法士、患者・家族など］ ・退院先の確認・決定、在宅訪問の必要性の有無 ・看護計画の修正 ・合同カンファレンスの必要性の有無を確認し設定	（　　月　　日）
合同カンファレンス　（予定日）　　月　　日 ［医師、受け持ち看護師、看護師長、患者家族、地域の関係機関（保健師、訪問看護師）など］ ・支援体制の確認 ・情報交換、看護添書	（　　月　　日）
退院	（　　月　　日）

　て、何らかの援助が必要なことはわかるが、どのような社会資源があるのかわからない」という声が多かったため、社会資源に関する学習会も開催しました。同時に、地域にある介護施設・身体障害者施設・グループホーム・ナーシングホームなどの施設見学も院内研修の一環として実施してきました。

　これらの活動を継続していく中で、病棟看護師をはじめ、札幌南病院のスタッフに「入院時から退院を見据えたかかわりが必要である」という考え方が定着していったのではないかと思います。

(5)「退院前訪問」の実際とその効果

① 退院前から地域の関係者と連携

　それでは、患者が退院する前に、病棟看護師が「退院前訪問」で何を行ったかを振り返ってみます。まず第一に、「患者・家族が、できるだけ安心して在宅療養ができるように、住環境を確認・整備し支援体制を整備すること」が目的でした。

　具体的には、例えば、人工呼吸器を装着しているALS患者Cさんの場合、まず退院前訪問をする前に、ケアマネジャーに依頼して、訪問看護師、地域の保健師、福祉機器や住宅改修の関係者などを決定してもらいます。そして、病棟看護師の訪問時に同席できるように調整していきます。

　ALS患者の場合、人工呼吸器・吸引器・電動ベッド・意思伝達装置など電源が必要な医療機器を使用するので、退院前訪問では、コンセントの数・位置、アンペア数の確認を行い、増設場所など住宅改修の関係者とその場で打ち合わせをします。

　また、生活の中での動線や介護スペース、処置のしやすさなどを考え、ベッド・人工呼吸器・吸引器の位置を決めていきます。Cさんは訪問入浴もケアプランに入っていたので、自宅内のどのスペースで入浴するのか、その場合、人工呼吸器はどこに置くのかなどを細かく決めていきます。

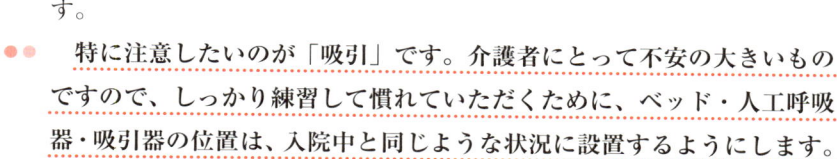

　特に注意したいのが「吸引」です。介護者にとって不安の大きいものですので、しっかり練習して慣れていただくために、ベッド・人工呼吸器・吸引器の位置は、入院中と同じような状況に設置するようにします。

　住環境によっては「通路が狭い」「ストレッチャーがエレベーターに入らない」などで、一度、車椅子に乗り換えなければ移動が困難な場合があります。Cさんの場合も自宅の玄関までに狭い急な階段がありました。このような場合、移動に要する時間と患者が車椅子に座っていられる時間などを踏まえ、車椅子の乗車訓練をしたり、ストレッチャーが通路や階段を曲がれるかなどをシミュレーションしたりと、退院前訪問によって、患者が安全に移動できる方法を考えることができます。

② 車椅子に人工呼吸器を設置して患者の希望を実現

　もう一例、人工呼吸器を装着したALS患者Dさんの退院前訪問を振り返ってみます。

　Dさんが自宅に退院することになり、家族より「階段がある」との情報を得ていたので、搬送方法を検討するため、病棟看護師が退院前訪問

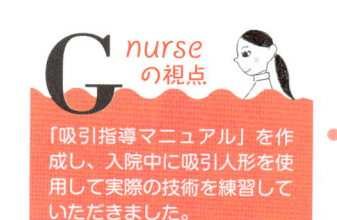

G nurseの視点

「吸引指導マニュアル」を作成し、入院中に吸引人形を使用して実際の技術を練習していただきました。

を行いました。移送サービスの関係者も同行訪問してくれて、一緒に搬送方法を考えました。その結果、ハンモックタイプの用具を使用して前後で2名が支え、さらに人工呼吸器の業者の方に同行してもらい、安全に自宅に戻っていただくことになりました。

Dさんと家族には、「退院後は毎日車椅子に乗車して居間で過ごし、庭を散歩したい」という希望がありました。退院前訪問で、ベッドのある居室のスペースが広いことがわかったため、看護師は「もし、車椅子へ移動する機会が多いのであれば、人工呼吸器を車椅子に設置したまま置いておくのはいかがでしょうか」と提案しました。そして、人工呼吸器を設置できる車椅子を介護保険にてレンタルし、Dさんは望みどおり、自宅の庭を散歩することができています。

③「退院前訪問」の効果その1～共通理解

退院前に、患者が「在宅で療養したい」と希望した場合、家族とともに「どのように支援していくのか」を、病棟看護師がリードして、支援する関係者全体で考え、"同じ方向性"で調整していく必要があると思います。そのためには、まず「患者さんがどのような在宅療養を送りたいと望んでいるのか」を明確にすることです。そのうえで、患者・家族・在宅療養支援者の考え方の統一を図ります。これは、患者が退院してから在宅で支援していくヘルパー・訪問看護師・ケアマネジャーと、患者・家族との信頼関係を構築していくために、退院前に必ず行わなければいけないことだと思います。

この考え方の統一ができていれば、病棟看護師・訪問看護師・ヘルパー、それぞれの役割を確認し合ったうえで、患者・家族の望んでいることと支援者が行おうとしていることにズレがないかどうかをすり合わせしやすいのです。

実際にこんなこともありました。退院前、患者Eさんは「ヘルパーはいらない」と言い、一方、家族は「来てもらいたい」と思っていました。結局、在宅に戻ったEさんにヘルパーは入ったのですが、ヘルパーはEさんから「ヘルパーは吸引ができないからいてもしょうがない」と言われ、「どうしていいかわからないんです」とケアマネジャーに訴えたのです。このケースの場合、退院前に「ヘルパーの存在は、Eさんを見守り、介護する家族をサポートすることにつながるんですよ」と、Eさんに理解していただくように病棟看護師から説明しておく必要があったと思います。

④「退院前訪問」の効果その2～退院後のイメージ獲得

　入院期間が長い患者が在宅に戻るときによくあることですが、病棟看護師が「何らかの支援が必要だ」とアセスメントしていても、患者自身が退院後の家での生活のイメージができていないため、「何とかなる」と思われてしまう場合が少なくありません。

　しかし、そのような場合でも、退院前訪問を行うことで患者の退院後のイメージが具体的になります。退院前訪問に患者自身も同行できれば、実際に自宅で動いてもらい、患者本人ができること・できないことを確認することができます。それにより、患者自身がサービスを選択し、自立していくきっかけにもなると思います。

(6)「退院後訪問」の実際とその効果

① 退院後も病棟看護師が継続的にフォロー

　次に「退院後訪問」についてです。

　札幌南病院では、退院後1カ月ほどの時期に在宅訪問を行いました。そのときは事前にケアマネジャーや訪問看護師に連絡し、担当者会議を開いて、退院した患者の"現在の療養状況"を確認するようにしていました。

　そのため退院後訪問は、患者の体調を確認でき、介護者である家族の疲労を癒し、サービス事業者など関係者の疑問や不安に応える、とてもよい機会となっていました。

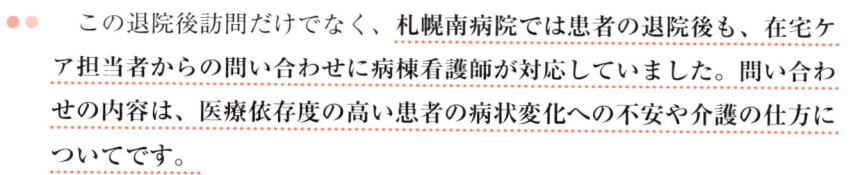

　この退院後訪問だけでなく、札幌南病院では患者の退院後も、在宅ケア担当者からの問い合わせに病棟看護師が対応していました。問い合わせの内容は、医療依存度の高い患者の病状変化への不安や介護の仕方についてです。

　また、サービスを利用しても1日の大半を家族が介護されている現状から、介護者の疲労を考慮してレスパイト入院を計画的に行う場合もありました。その際も、書面、電話、直接の引き継ぎなどで連絡をとれる体制をとっていました。

　そのようなレスパイト入院中に「援助方法の見直しをしてほしい」という相談もあります。病気の進行に伴って、介護の質や量が変わってきてしまうからです。

　例えば、ALS患者のコミュニケーション手段やスイッチングの変更などは、限られた時間でケアをする訪問看護だけでは道具も事前に準備できないことが多く、かかわることが困難な場合が多いため、患者がレスパイト入院したときに併せて行うことがありました。

> **G nurse の視点**
> 患者ごとに指導内容等をファイリングし、患者家族や訪問看護師からの問い合わせ内容と回答を記録し、対応を統一していきました。

G nurse の視点

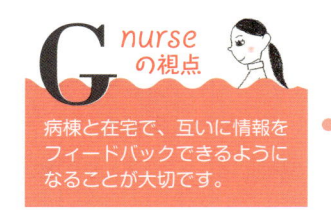

病棟と在宅で、互いに情報をフィードバックできるようになることが大切です。

このように、在宅でも常に的確な介護が受けられるように病院から情報提供し、変更した介護は今まで利用していたサービスの範囲内で実現可能なのか検討するために、必要であれば退院前に「担当者会議」を行っていました。また書面はもちろんのこと、写真や動画を用いて情報提供するようにしていました。これらが「退院後訪問」で問題点を整理するときのポイントとなり、退院前から顔のみえる関係をつくっていくことで、スムーズな情報交換につながるのではないかと思います。

② 退院後に病棟看護師もかかわったケース

気管切開をしている ALS 患者 F さんが、札幌南病院を退院後、「唾液が飲み込めず苦しい感じがする」と訴えました。それに対し、在宅の関係者からは「頻回の吸引には対応できず、うまく吸引してあげられない」「"窒息はしない"と説明しているが、F さんは吸引を希望される」など対応に苦慮している声が聞かれ、札幌南病院の主治医に連絡があり、退院後訪問を行うことになりました。

当日は、娘さん、当院の主治医と看護師、往診医と看護師、訪問看護ステーションの看護師、ケアマネジャー、ヘルパーなど関係者が集まりました。こちらからは唾液の持続吸引ができる医療機器を持参して使用方法を伝えました。しかし、話し合いの結果、F さんは唾液がたまること自体に強い不快感があることがわかり、そのため持続吸引でも不快感は軽減されないことがわかりました。

さらに、みんなで話し合ったところ、F さんはヘルパーなど介護者への遠慮から、「自分の希望する吸引の位置やコツがあること」「娘さんの吸引が一番快適であること」を言えずに過ごされていたことがわかりました。その結果、娘さんの吸引技術をみんなで共有し、快適な吸引ができるようにしていくという結果になりました。

このケースでは、患者の抱える問題に対して、関係者がみんなで考えて対応したことで、患者の思いを共有することができました。退院後訪問を行うことで、頻回な吸引の対応に病院・地域の関係者が統一してかかわることができたのではないかと思います。

(7) 北海道医療センターとしての今後

さて、札幌南病院は西札幌病院との統合により、2010 年 4 月より「北海道医療センター」となり、私は同センター地域医療連携室の専任退院調整看護師として活動を始めました。

当初はバタバタしていて、退院支援どころではありませんでしたが、

6月より入院時スクリーニングシートの導入を本格的に開始し、退院調整の必要な患者の初期カンファレンスに取り組みました。

一方、地域医療連携室に「看護チーム」が立ち上がりました。これは北海道医療センターとして退院支援・退院調整を考えるシステムが構築されたことを意味します。札幌南病院で長年培ってきた"病棟看護師が積極的にかかわる退院支援"を実践していける環境が整ったといえます。

*

退院調整業務は、病棟の煩雑な業務の中で、時間のかかる作業でもあり、決して簡単にできるものではないと思います。しかし、患者の一番の理解者であり、病気・身体状況から総合的にアセスメントできるのは「病棟の受け持ち看護師」です。

「病棟から始まる退院調整」を実践していけるように、専任の退院調整看護師などが病棟看護師のサポートをすることが重要だと思います。

(有馬祐子)

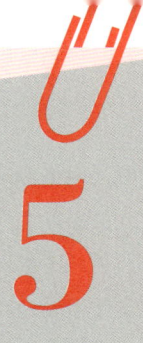

5 医療依存度の高い小児の退院支援

聖隷浜松病院

1 「院内退院支援看護師」がリードする在宅療養への移行

　社会福祉法人聖隷福祉事業団を母体とする総合病院聖隷浜松病院は、救急、新生児・周産期医療を担う地域中核病院として患者のニーズや利便性を最優先しています。「私たちは利用してくださる方ひとりひとりのために最善を尽くすことに誇りをもつ」を理念に掲げ、職員が一丸となって地域との連携を行っています。

(1) 「院内退院支援看護師」誕生の経緯と現状

　当院の退院支援活動は、1976年、脳神経外科病棟看護師のボランティアによる訪問活動から始まりました。その活動を病院が認めることになり、1979年より外来看護師の業務になりました。
　1987年には、訪問回数の増加への対応、看護活動の内容充実を図る必要性から、院内に訪問看護室を開設することになりました。
　1993年には、聖隷福祉事業団内に訪問看護ステーションが開設されました。これにより、機能障害があって医療・介護が必要な患者が退院したときには、その在宅療養において、訪問看護ステーションの支援が得られるようになりました。
　その一方で、医療依存度の高い重症患者や在宅療養を希望される終末期にある患者への退院支援が必要となりました。そこで、一定の研修を受けた病棟看護師が患者の退院後、直接訪問できるシステムとして、1996年に「院内認定訪問看護師制度」を立ち上げ、養成を開始しました。
　院内認定訪問看護師が誕生してから、今年で14年目になります。毎年研修を継続し、2010年4月現在までに院内の看護師189名が認定を受

け、各職場で活動しています。

　2008年の診療報酬改定において、「退院調整加算」や「退院時共同指導加算」などが新設され、退院支援の取り組みが評価されるようになりました。退院支援に必要なプロセスが標準化されたことを機に、地域医療連携室の中に「専従退院支援看護師」を配置し、院内の退院支援活動のシステムを再構築しました。このとき、院内認定訪問看護師の名称を、現在の「院内退院支援看護師」に変更しました。

　2010年には、院内・地域との連携を深めるために、組織の中に「地域連携サービスセンター」を設立しました。その一環として、地域医療連携室所属の専従退院支援看護師は「在宅連携担当看護師」という名称になり、現在、4名配置されています。在宅連携担当看護師は、院内退院支援看護師と連携しながら退院支援活動の業務拡大を行っています。

(2)「院内退院支援看護師」の教育体制と役割

　院内退院支援看護師の教育は、病棟・外来看護師が直接自宅を訪問できる制度の一環として開始され、院内の継続教育の中で位置づけられています。

　ねらいは、

① 社会的動向や地域連携医療のシステムを理解し、円滑な退院支援の知識を学ぶ
② 在宅支援システムの機能・関係機関・関係職種の役割について理解する
③ 地域と連携をとり、患者ニーズに合った退院調整のプロセスや役割を理解する

と、提示されています。

　院内退院支援看護師は、専門知識を求められること、単独での在宅訪問と看護提供が求められることから、受講資格は、「社会性を重視し、院内独自で開催している中堅職員研修を修了し、クリニカルラダー評価表においてレベルⅡb以上にあり、看護部課長の推薦を得た者」と規定しています。

　プログラムは1項目90分9単元に分かれ、講義と院内退院支援看護師による実践報告、認定看護師と院内外の医療関係者によるシンポジウム、2回の訪問実習で構成されています。講義内容は、医療・看護政策や診療報酬改定の解説など、社会情勢の背景を考慮して毎年見直しを行っています。すでに認定されている院内退院支援看護師は、どの項目でも自由に参加できるようになっています。院内退院支援看護師の認定要件

は「全項目（講義・実習）を終了し、レポート審査に合格した者」としています。

認定資格取得後に求められる院内退院支援看護師の活動として、各病棟で実践した退院支援について1年後に実践報告を行うことになっています。

院内退院支援看護師は、患者がスムースに在宅移行でき、また継続して在宅療養できるために、知識と技術を用いて患者・家族に対し質の高い看護を提供することを目標に、

　①「聖隷ケアプランセンター浜松」をはじめとする地域在宅支援者との連携を図る
　②患者・家族に必要な退院指導、在宅療養指導を実施する
　③必要に応じて訪問看護を実施する

を役割としています。

(3) フローチャートを利用した退院支援

聖隷浜松病院では、各職場において退院支援が必要な患者に**図1**（p.105）のプロセスに沿ってかかわります。最初のスクリーニングでは、「退院支援が必要な患者」を、以下の5つの観点からスクリーニングします。

> ① 再入院を繰り返している患者
> ② 退院後も高度で複雑な継続的医療が必要な患者
> ③ 入院前に比べADLが低下し、退院後の生活様式の再編が必要な患者
> ④ 独居あるいは家族と同居であっても、必要な介護を十分に提供できる状況にない患者
> ⑤ 現行制度を利用しての在宅への移行が困難、あるいは制度の対象外の患者

① 事例からみる退院支援の実際

では、「退院支援が必要」と判断されたケースをご紹介します。

事例1

Sさん/80歳代/男性/無職

Sさんは胃がんを指摘され、リンパ節と肝臓に転移しており、手術は困難な状況であった。入院当初から吐血を繰り返し、内視鏡による止血や化学療法も困難となったため、緩和医療へ移行した。

「医師面談」において本人・家族は「家での看取り」を希望し、プライマリーナース・病棟の院内退院支援看護師・在宅連携担当看護師・緩和医療科医師が集まった「病棟内カンファレンス」でケース検討をした結果、Sさんの「在宅に

> 向けての支援」が必要であることが確認された。
> 　その後、Sさんの治療方針が決定したため、Sさんの病室内（個室）で「退院支援拡大カンファレンス」が開催された。参加者は、Sさん・長女・病院主治医・プライマリーナース・病棟の院内退院支援看護師・在宅連携担当看護師・診療所医師（往診医）・診療所看護師・ケアマネジャーであった。
> 　参加者がそれぞれの立場から発言して、在宅移行への調整が図られる中、長女からは「吐血したときが心配」と困惑した声が聞かれた。しかし、病院主治医から「入院が必要なときは当院で可能である」と伝えることで、家族の不安が和らぎ、この場で「翌日に退院」と決定された。

② 予定どおりの翌日退院を可能にした条件

　このSさんのケースでは、退院支援拡大カンファレンスの翌日に退院していただくことを予定していました。実際にそれが可能になった要因として、以下の9つの条件が整理できると思います。

> ① 「退院が可能である」という医学的判断がある
> ② 患者が在宅療養を希望している
> ③ 家族が在宅で介護をする意思をもっている
> ④ 医療者側の意思の統一がある
> ⑤ 必要かつ十分な退院指導がなされている
> ⑥ 在宅療養のための医療環境・生活環境が整備されている
> ⑦ 緊急時対応が可能である
> ⑧ 地域の中で保健・医療・福祉のケアチームの支援体制がある
> ⑨ 疼痛のコントロールができている

　この条件は、Sさんだけでなく、在宅療養を希望するすべてのケースに当てはまるものであり、退院支援にかかわる看護師は、常に頭に入れておきたいチェックポイントといえるでしょう。

(4) 今後の方向性

　小児の退院支援において、特に周産期では、ハイリスク妊産褥婦へのケアや、ハイリスク児の養育にあたり、退院後の生活を見据えた支援が必要とされてきています。
　例えば、経済的困難、母親の精神疾患、父親の不在、母親が祖父母と疎遠などの養育困難な状況がある場合、支援者が必要となっています。
　当院は、2009年より「看護部認定周産期母子ケア総合相談助産師」による支援体制をスタートしました。母親が妊娠中から産後の生活や育児

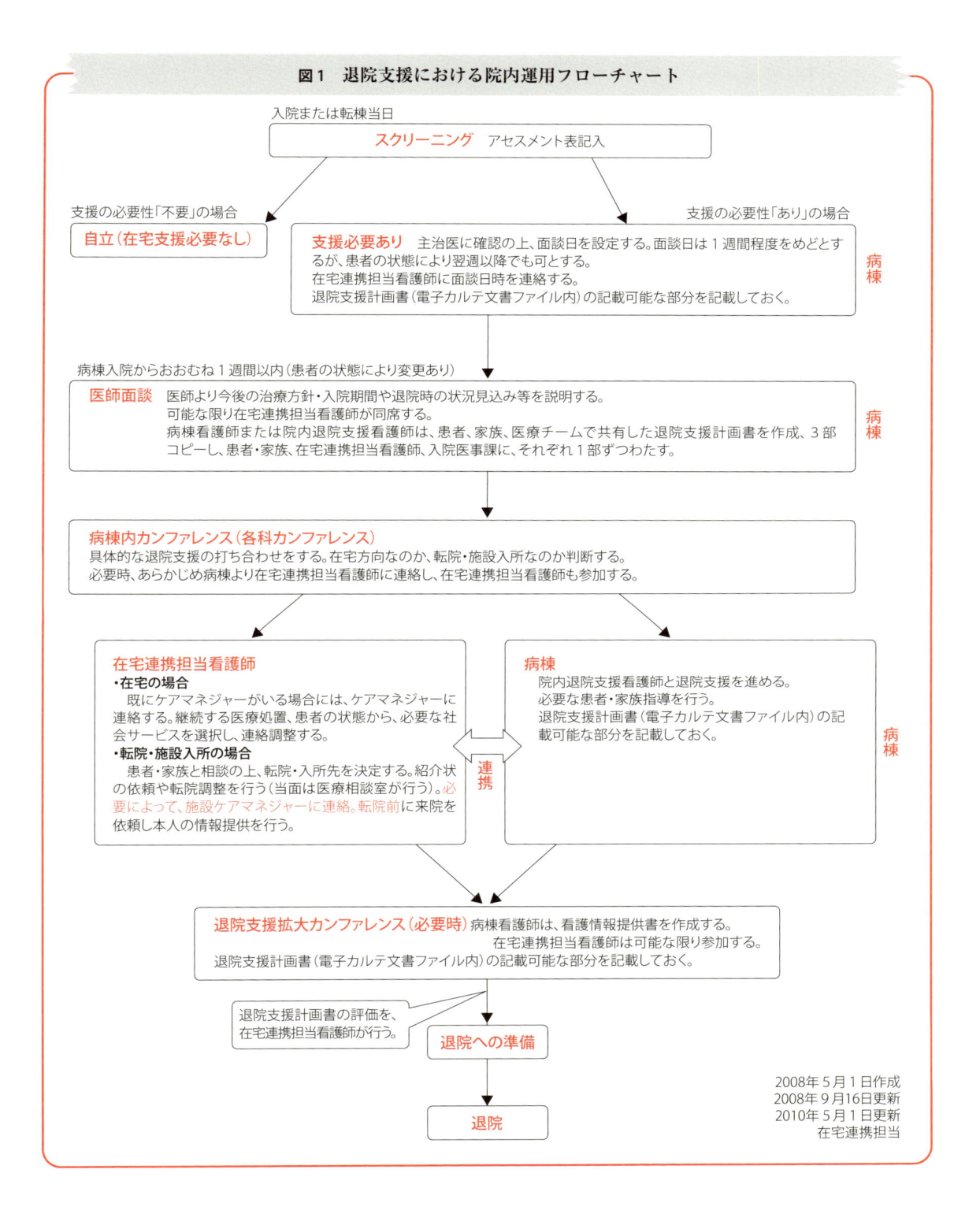

図1 退院支援における院内運用フローチャート

入院または転棟当日

スクリーニング アセスメント表記入

- 支援の必要性「不要」の場合 → **自立（在宅支援必要なし）**
- 支援の必要性「あり」の場合 → **支援必要あり**　主治医に確認の上、面談日を設定する。面談日は1週間程度をめどとするが、患者の状態により翌週以降でも可とする。
  在宅連携担当看護師に面談日時を連絡する。
  退院支援計画書（電子カルテ文書ファイル内）の記載可能な部分を記載しておく。　〔病棟〕

病棟入院からおおむね1週間以内（患者の状態により変更あり）

医師面談　医師より今後の治療方針・入院期間や退院時の状況見込み等を説明する。
可能な限り在宅連携担当看護師が同席する。
病棟看護師または院内退院支援看護師は、患者、家族、医療チームで共有した退院支援計画書を作成、3部コピーし、患者・家族、在宅連携担当看護師、入院医事課に、それぞれ1部ずつわたす。　〔病棟〕

病棟内カンファレンス（各科カンファレンス）
具体的な退院支援の打ち合わせをする。在宅方向なのか、転院・施設入所なのか判断する。
必要時、あらかじめ病棟より在宅連携担当看護師に連絡し、在宅連携担当看護師も参加する。

在宅連携担当看護師
- **・在宅の場合**
  既にケアマネジャーがいる場合には、ケアマネジャーに連絡する。継続する医療処置、患者の状態から、必要な社会サービスを選択し、連絡調整する。
- **・転院・施設入所の場合**
  患者・家族と相談の上、転院・入所先を決定する。紹介状の依頼や転院調整を行う（当面は医療相談室が行う）。必要によって、施設ケアマネジャーに連絡。転院前に来院を依頼し本人の情報提供を行う。

⇔ 連携 ⇔

病棟
院内退院支援看護師と退院支援を進める。
必要な患者・家族指導を行う。
退院支援計画書（電子カルテ文書ファイル内）の記載可能な部分を記載しておく。　〔病棟〕

退院支援拡大カンファレンス（必要時）　病棟看護師は、看護情報提供書を作成する。
在宅連携担当看護師は可能な限り参加する。
退院支援計画書（電子カルテ文書ファイル内）の記載可能な部分を記載しておく。

退院支援計画書の評価を、在宅連携担当看護師が行う。

退院への準備

退院

2008年5月1日作成
2008年9月16日更新
2010年5月1日更新
在宅連携担当

のイメージができるように、医療機関と地域が連携して、必要なサポートが適切な時期に提供できる体制づくりを構築中です。
　一方、退院支援全体で考えると、急性期医療の推進により、外来での

治療が高度化されてきており、在宅療養者の医療依存度が高くなっています。また、当院においても入院期間が12日前後に短縮されているため、入院中に医療処置などの指導が十分にできない状況が発生しています。

外来での治療の高度化に伴い、今後は患者が退院して在宅療養がスタートする早期から、専門知識・技術をもったスペシャリスト看護師（脳卒中リハビリテーション看護認定看護師・救急看護認定看護師など）を巻き込みながら、在宅療養支援の質を上げていくことが重要になると思います。そして、退院支援の効果を患者・家族・地域関係者とともに評価できる体制も整えたいと考えています。 （熊谷富子）

2　NICU・GCUからの退院支援の実際

(1) NICU・GCUに退院支援が根付くまで

当院には、各病棟に所属する「院内退院支援看護師」の資格制度があり、看護師は患者が安心して退院を迎えられるように、支援・コーディネートを行っています。病棟看護師が患者・家族に寄り添い、必要な支援をMSWと検討し、地域医療連携室のスタッフとともに地域の保健師・訪問看護ステーションと連携して退院支援に取り組んでいます。

＊NICU：Neonatal Intensive Care Unit
GCU：Growing Care Unit

2009年度、NICU・GCU＊には9名の院内退院支援看護師がいました（2010年3月末には11名に増員）。同年のNICU・GCUの入院数450名の中で、43件の小児在宅支援が行われ、院内退院支援看護師が家族とともに退院をコーディネートすることで、患者・家族は家庭で安心した生活を送れるようになりました。このように、現在ではスムースに退院支援ができるようになっていますが、ここまでの道のりは簡単ではありませんでした。

NICU・GCUで勤務し、ケアをしていく中で、多くの看護師は「入院している患児は、家族とともになぜ生活できないのだろうか」「患児は"医療処置がある"というだけで、どうして、こんなに退院が困難になるのか」と疑問に感じていました。

一方で、家族が退院を希望しても、看護師自身、どのようなサポート体制をとればよいのか迷い、日々過ぎていくこともありました。また逆に、退院できる状況になっても、家族が不安を訴え、看護師もそれにどのようにかかわればよいのかわからず、暗礁に乗り上げる事例もありました。

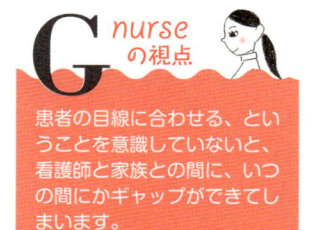

> **G nurse の視点**
>
> 患者の目線に合わせる、ということを意識していないと、看護師と家族との間に、いつの間にかギャップができてしまいます。

そのような中、NICU・GCUでは、退院支援を「医療者主導」から「患者・家族中心」に変えることで、家族のもつ力が最大限に発揮され、家族が積極的になることを体験しました。

そして、<u>NICU・GCUの看護師は、「治療が終了してから退院支援にとりかかる」という考え方を改めました。入院中から退院を見据えたかかわりや支援をしていくことで、家族の「退院させたい」という気持ちに看護師が寄り添い、パートナーシップをとることが重要だと考えるようになったのです。</u>

(2) NICU・GCUにおける院内退院支援看護師の役割

現在、当院ではチームナーシングの中でプライマリーナースと院内退院支援看護師の2名で、退院支援が必要な事例を担当する体制をとっています。日々ケアする機会が多いスタッフがプライマリーナースとなり、家族とかかわって情報収集をし、家族のメンタル面も気遣いながら医療処置や育児の指導を行っています。

NICU・GCUでは、次のような場合、入院して早期から院内退院支援看護師を決定します。

> ① 医療処置がある
> ② 他部門との連携が必要
> ③ 児の発達面で長期的フォローが必要
> ④ 家族の不安が強い
> ⑤ 核家族のためサポートがない
> ⑥ 母親やサポートする家族に精神疾患がある

家族には「院内退院支援看護師は、日々、プライマリーナースと連携をとっており、相談はいつでもできる」など、その役割について説明します。

院内退院支援看護師は、情報収集した中で必要なサポートについて考えます。まず、家族の訴えから生活する場に移行するときの「不安」をくみ取ります。そして、「家族の疾患への理解」の程度を確認し、「家族で対応できる医療処置や対処方法になっているのか」を確認します。

週1回行われているMSWのラウンド時には、患児・家族を紹介し、「MSWの視点での退院支援のアドバイス」を受けます。

さらに、家族が退院後の生活をイメージできるように、1日の生活のスケジュールや、地域の保健師・訪問看護ステーション看護師の活用方

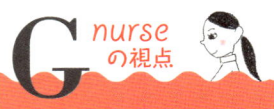

> **G nurseの視点**
>
> 家族は、児を受け入れ退院を目標としたとき、急に不安が増強することがあります。サポート体制を整え、病院から地域への情報伝達やケアの継続を行うことで、不安の減少につながります。

法についても説明します。

院内退院支援看護師にとって、病院から地域へサポートがつながって、家族が支援を受けられるように調整する役割は重要だと考えます。

(3) MSWのラウンドで変化した退院支援

現在、NICU・GCUの退院支援が順調に行われているのは、MSWの存在なくしては語れません。きっかけは、2008年、退院支援強化のために、MSWとの連携が定例化し始めたことです。

MSWは、社会資源の情報提供・地域との連携・家族の精神的サポートを役割としています。

母親によっては、医療処置を必要とする児の育児をどのように考えているのかなどを、病棟では話せないことがあります。その場合、「児の前で話せない」「看護師には話せない」ことをMSWに相談して不安や悲観を表出します。

MSWは、これらの情報を得て、退院までの日程調整をしていきます。家族の思いを大切にすることによって、退院を「不安のイベント」から「喜びのイベント」に変化させていきます。

当院のMSWは、医師と看護師の病棟ラウンドに同席して、患児の病状や家族の状況を共有することで、問題を明確にしていきます。病棟看護スタッフとは違った視点から家族をとらえることで「何が問題なのか」が明らかになり、その結果、家族へのアプローチ方法が見出され、退院後のケアへと継続されます。

(4) 小児の退院支援を支える看護師のアプローチ　その1

それでは、小児の退院支援のケースを紹介します。

> **事例2**
>
> **Aちゃん/11カ月/女児**
>
> 〈診断名〉18トリソミー
> 〈家族背景〉両親は20歳代で、父方祖父母と同居。児は第1子
> 〈退院までの経過〉
> 　児は出生後に、呼吸状態が不安定で呼吸器管理を行ったが、感染しやすく、呼吸困難になることを繰り返していた。両親は気管切開をすることに抵抗を感じ、「できる限り（切開は）したくない。でも、退院するためにどうしてもしないといけないのであれば仕方がない」という思いを持ち続けていた。「いつかは退院させたい」という家族の思いを尊重し、インフォームド・コンセントを丁

寧に行い、児の成長・発達面から気管切開が必要であることを説明した。そして、両親は納得し、児の気管切開を行い、約2カ月後に退院した。

退院までに家族が習得した医療処置は、下記の6つである。
① 気管切開の管理（ガーゼ交換、抜管した場合の対処方法）
② 気管内吸引、口鼻腔吸引
③ 経管栄養の管理（胃管カテーテルの挿入方法、ミルクの注入）
④ SpO_2モニター装着方法
⑤ 内服薬の管理
⑥ 緊急時の対応（Mask & bag 方法、心臓マッサージ法）

〈支援のポイント〉

入院時から家族の児への愛着行動は強くみられ、面会もほぼ毎日であった。家族の不安を確認すると、
「病院での処置を24時間本当にできるのだろうか」
「今の生活が続けられるのだろうか」
「母以外の家族が医療処置をしっかり習得できるのだろうか……。すべてを母1人でやらなければいけないのだろうか」
と訴えられた。これらの質問に対して、看護師は MSW と連携することで、その不安を和らげ、タイムリーに改善することができた。

① 病院と家庭のギャップをなくす

小児にかかわる院内退院支援看護師は、児を育てていく家族がいかに負担なく生活していけるかを検討します。Aちゃんの場合も、医療処置が複雑であったため、処置を簡素化し、母親だけでなく、家族の協力が得られやすいように調整しました。

そして、退院後をイメージして在宅環境や必要物品を整えました。そのとき大切なのは「家族にとって使いやすいもの」であることです。病院は環境が整っているので、家族は自宅とのギャップを感じやすいといえます。病院にいながら、あたかも家にいるかのような感覚を体験できるようにコーディネートしていくのが院内退院支援看護師の役割ともいえます。

例えば、病室がオープンなスペースであれば、カーテンやパーテーションなどで仕切りをつけ、家にいるような感覚で家族にケアに参加してもらうことも1つの方法です。これにより、医療者がいなくても判断していける自信を身につけられます。

②「退院支援拡大カンファレンス」で不安を取り除く

家族が医療処置に抵抗を感じなくなってきた頃、さらに生活していくことをイメージしてもらうため、<u>家族、病院内の在宅連携担当看護師・MSW・小児科外来・小児科病棟・CE（医療機器担当スタッフ）、地域の</u>

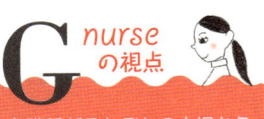

> **G nurse の視点**
>
> 多職種がそれぞれの立場からの視点で、家族のサポートについて話し合う場です。
> 看護師が気づかなかった点が明確になったり、退院前に療養の計画を修正することができます。

5 医療依存度の高い小児の退院支援

保健師・訪問看護ステーション看護師などが集まり、「退院支援拡大カンファレンス」を開催しました。家族が退院後に相談できる窓口を紹介するとともに、他部署の支援について、お互いが具体的に提案するためです。

このカンファレンスを開催することで、再入院になった場合の小児科病棟看護師や、外来通院時の小児科外来の看護師と母親が顔合わせをすることができました。これで母親の不安が軽減できます。

一方、地域の保健師はカンファレンスに参加することで、予防接種・育児支援の情報提供・サークルの紹介・家庭訪問の計画を立てていきました。

さらに、訪問看護ステーションの看護師には、実際に当院で行っている医療処置や、それを家族が行っている様子を見てもらいました。これにより、小児の訪問看護の経験が少なく、看護師自身が小児への訪問に不安がある場合でも、技術が習得でき、必要物品も確認してもらうことができるからです。

こうして、不安のない継続看護を実現でき、家族は、その様子を見てさらに安心し、スムースな退院移行ができました。

③ Aちゃん家族のさまざまな不安への対処

次に、家族のもつ不安に対して、具体的にどのように対応したかを振り返ってみます。

・「24時間処置を行うこと」に対する不安

訪問看護ステーションの活用方法を説明したり、院内で母子同室を体験することで退院後の生活をイメージしてもらったり、父親を含めて支援できる家族を増やし、協力体制を整えたりしました。

・「今の生活が続けられるのだろうか」という不安

Aちゃんが自宅に戻ることによる生活の変化に戸惑う思いを傾聴し、1日の生活リズムを家族参画型で計画を立て、それを実践することで児との生活が充実することを知ってもらいました。

・「家族が医療処置を習得できるのか」という不安

祖父母を含めて生活をともにする家族には、できるだけ全員に指導をしていきました。ケアをするマンパワーを増やしていくことで、母親の負担が軽減できると考えたからです。

家族は、最初は不安を抱えるものですが、児のそばにいる時間が長くなると積極的に医療処置を行うようになります。当院は24時間面会を行っているので、両親が希望すれば、家族だけの面会も許可し、面会時に医療処置の指導を行っています。

退院直前には看護師の介入を減らし、"見守り"の体制でかかわりました。わからないことがあれば看護師に確認してもらうようにして、家族の自立性を高めるためです。

このようにして、「自分でできる」という成功体験と自信をもつことで、Aちゃんは退院を迎えられたのです。

④ Aちゃんの退院後の支援

退院後の数日間は家族の不安が高まります。そこで、次回の外来通院までは「病棟が24時間いつでも電話対応できる」ことを説明しました。同時に、退院数日後には、院内退院支援看護師がAちゃん宅に家庭訪問をしました。

そして、児に変化がないか全身状態を観察すると同時に、医療物品の使用方法に不備がないかを確認しました。家族は使用する環境が変わったことで不安を抱いていることがよくあるからです。

また、医療物品に不足がないかも確認しました。不足しそうだったら、次回の外来受診までに用意できるように、資材課・小児科外来と連携をしておきます。このようなきめ細かな配慮が在宅支援では必要になります。

そして、母親に対しては、入院中の生活を振り返り、「今、ご家族で過ごすことができるようになったのも、お母さんの努力があったからですね」とねぎらいました。

母親と直接話す際は、負担を感じていないかどうか確認することも大切です。もし、母親に疲労感がみられるなど早急な対応が必要であれば、病院に戻ってから、MSWに連絡してサポート体制を再調整する必要があるからです。

(5) 小児の退院支援を支える看護師のアプローチ　その2

> **事例3**
>
> **Bちゃん/5カ月/男児**
>
> 〈診断名〉早期産/超低出生体重児/慢性肺疾患（在宅酸素療法必要）
> 〈家族背景〉両親ともに10代後半の核家族
> 〈退院までの経過〉
> 　Bちゃんの母親は、里帰り出産し、自宅に戻るために当院に転院した。Bちゃんは在宅酸素療法が必要だったので、看護師は児の全身状態の理解と在宅酸素の必要性を説明するとともに、母親の面会時にはBちゃんとの愛着形成を促していった。
> 　核家族であり、父・母の祖父母とも遠方のため支援を受けることができず、

> 地域のサポートを活用して退院を迎えた。
> 　退院までに指導した内容は、下記の３つである。
> ① 育児指導（オムツ交換・授乳・沐浴）
> ② 在宅酸素療法（酸素ボンベ・酸素濃縮器の使用方法・カヌラの固定・モニターのつけ方）
> ③ 病院受診時期の判断について（呼吸状態の見方）
>
> 〈支援のポイント〉
> 　Ｂちゃんの母親は、転院時から２日に１回は面会に来ていた。児をあやすことはしていたが、授乳することなく退室することが多く、環境の変化に抵抗を感じている様子であった。院内退院支援看護師は「両親が若年であり、核家族で支援者が近くにいないことから、育児支援が必要」と感じて、退院支援を開始した。

① Ｂちゃん家族への退院支援

　院内退院支援看護師は、両親への育児指導から始めていきました。オムツ交換や沐浴をやってみるようにすすめ、両親が試みているときには、不安なくできるようになるまで看護師がそばに付き添って指導を行いました。

　また、児の様子をよく知ってもらうために、さらに面会に来るように促し、面会時間そのものも徐々に時間を延ばしていくことによって、児への愛着形成を促すことができていきました。

＊CAPSS：child abuse prevention system SEIREI

　当院には「児童虐待防止委員会：CAPSS」＊があります。転院してきた当初、Ｂちゃんと母親は母子分離状態で、なおかつ両親が若年であるのに支援者がそばにいないことから、院内退院支援看護師は「養育困難のリスクが高い」と判断し、MSWと連携して支援する取り組みを行いました。

　さらに、医師から在宅酸素療法の説明を行い、面会ごとに医療機器の指導を行いました。また、授乳の継続のために、病棟の枠を超えて院内をフリーで活動している「看護部認定周産期母子ケア総合相談助産師」が丁寧にかかわり、母親の役割についても教育していきました。

② 退院支援拡大カンファレンス、そして自宅へ

　退院が近くなり、「退院支援拡大カンファレンス」を開催し、最終調整をしていきました。当院小児科外来医師、地域の保健師に訪室してもらい、両親と顔合わせをし、Ｂちゃんが退院してからのそれぞれの役割を説明しました。

　両親がまだ若く、周囲に支援者がいないＢちゃんのようなケースでは、特に"地域とのかかわり"が重要になっていきます。そこで両親に

Gnurse の視点
この事例のように保健師との連携強化ができると、家族にとっては、病院での出来事や既往歴をいちから説明しなくてもよいなど、メリットにつながります。

は、地域の保健師の役割は何か、予防接種の時期は、自宅から近い小児科診療所はどこにあるのか、保健センターで行っている保健指導や広報雑誌の情報の見方など、わかりやすく説明しました。

このように、地域と病院が共同で支援し、母親への教育的な継続ケアが行われる体制をとったうえで、Bちゃんは退院を迎えられたのです。そして、退院直後、院内退院支援看護師は保健師に依頼して、一緒に家庭訪問に行きました。

障害をもつ児の退院支援だけではなく、Bちゃんのケースのように、親子の健全育成を目指した退院支援をしていくことも院内退院支援看護師の役割だと考えています。

(6) 小児の退院支援を病棟看護師が行う意義

介護保険制度が始まって、地域に訪問看護ステーションが増えました。また、高齢者の在宅ケアでは、ケアマネジャーの活動が広がり、在宅支援は以前より強化されています。

しかし、小児の場合はどうでしょうか。高齢者と違い、疾患や生後の日数によって、活用できる社会資源や制度がかなり複雑で、わかりにくいように感じます。

一方、母親は通常の出産では母体の回復だけを考慮すればいいところを、障害をもった児を出産した場合、母親は同時に、児の疾患を受け入れる精神的な余裕をもたなければなりません。これにはかなりの時間を要します。

このようなデリケートな中でのかかわりが、小児の退院支援を進めていくうえで重要であり、それは「家族のニーズ」でもあると思います。

医療依存度の高い小児の在宅療養は、出産の喜びと悲嘆が同時にある状況から始まります。そのため治療が終わってから退院を考えるのではなく、出産後、入院しているときから退院を見据えた支援が必要になるでしょう。

その意味でも、母親のそばにいる病棟看護師が日々ケアし、退院支援を行うことは、家族のニーズでもあり、必要なことなのだと思います。そして、今後求められていく「小児の在宅支援強化」にも積極的にかかわることが重要だと思います。

(7) 小児の支援にかかわってみて思うこと

今まで多くの小児の退院支援にかかわってきました。その中で、私が

大切に思っていることを、最後にまとめてみます。

① 退院支援に必要なことはそれぞれ異なる

　退院支援は本当に多様です。100家族あれば100通りの退院支援があるということです。入院生活と違い、退院後は「家族の生活」です。家族構成・サポート体制・経済状況などさまざまです。不安な状況も違いがあるでしょう。退院支援にかかわる看護師はそのようなさまざまな家族の不安を和らげるように努力しなければなりません。

　退院支援にかかわるとき、マニュアルはあってないようなものです。医療処置や連携方法には取り決め事項がありますが、地域の社会資源の活用方法や退院までのスケジュール調整は、看護師が家族の環境などを考えながら、いかに柔軟に行えるかが重要になります。

② 家族の声に耳を傾けることの重要性

　家族の声に耳を傾けることも大切です。家族の声に耳を傾けずに、看護師が退院支援においてリーダーシップをとってしまえば、家族の「退院しなければいけないんだ」という不安をあおるだけでしょう。しかし、看護師がパートナーシップをとって「家族中心の退院支援」を行うことで、家族の積極性は強まり、医療者との信頼関係が強化されていきます。

　私たち看護師は、「家族中心の退院支援」を行うことで家族が「医療者に見守られていること」を感じるようになり、当初は不安だったはずの退院を心待ちにするようになることを体験しました。

　「こんな状況で、本当に退院できるの？」と言われた事例であっても、家族の声、そして地域の声を聞くことで最善の退院支援ができるはずです。その退院支援をすることによって、在宅での母子の健全育成が望めると感じています。

③ 看護師の役割は家族の安心をコーディネートすること

　退院後、外来受診のときに、顔を見せてくれる患児と家族がいます。母親などから不安な言動が聞かれることはありますが、その一方で、表情には余裕があり、成長しているわが子を喜んでいるように見えます。

　そんな家族から、

「入院中の生活と退院後の生活はずいぶん違うけれど、困ったときには、病院に電話をすれば、いろいろ教えてもらえたので本当に安心しました。外来を受診してもカンファレンスで会った看護師さんが外来にいて、声をかけてくれたのでとっても安心したし、こちらが子どものことを細かく説明しなくてもわかってくれていたので、パニックにならずに

すんで、ホッとしました。時々、保健師さんからも電話がかかってきて、"気にかけてくれてるんだ"と守られているように思います」
という話をうかがったことがあります。

　このとき、院内退院支援看護師の役割はスムースな退院だけでなく、「家族の安心をコーディネートすることなんだ」と学びました。

＊

　医療依存度の高い小児を抱える家族にとって、現在の退院支援は発展途上であり、さらなるハード面での改善が望まれると思います。

　これからも、家族とともに必要な社会資源の検討をしていき、さらなる小児の在宅に向けての退院支援を推進しなければならないと感じています。

（加藤智子）

3　訪問看護師のかかわり

　「訪問看護ステーション住吉」は、1993年1月に開設しました。2007年10月には同法人の別ステーションと統合し、利用者190名の大規模ステーションになりました。看護師18名（常勤換算11.3名）、PT/OT4名（常勤換算2.5名）のスタッフで、月訪問件数は平均1000件。小児から高齢者までのあらゆるケースに訪問しています。

　小児の依頼は母体である聖隷浜松病院と聖隷三方原病院からが多く、2011年2月現在の小児訪問看護は、就学前の1〜3歳児が2名、就学している児が2名です。

(1) 小児への訪問看護の特徴

　高齢の利用者と違い、介護者（療育者）は母である場合がほとんどなので判断力も体力もあり、児に必要なケアの知識・技術は病棟看護師から指導を受けて熟知しています。

　しかし、退院直後は病状の変化に不安があるため、夜間に電話で相談を受けて、実際に病状に変化があったときは臨時で訪問します。そして、病状を確認して対応策を一緒に考えたり、訪問看護指示書を受けている在宅医に直接相談したりして対処します。こうしたかかわりを数カ月続けると、母が自信をもって療育できるようになり、訪問看護を卒業していきます。

① 重症なケースで必要なマンパワーの確保

　在宅では、環境の整った病棟で規則的な生活をするのと違い、さまざまな環境でいろいろな仕事や役割をもつ家族が療育します。療育者が母一人の場合は、注入や吸引などの医療的な処置が昼夜にわたり、疲労が積み重なってきます。そして、イライラして児に当たってしまい、そのことで母は自分を責めてしまうのです。

　このような場合、母の精神的なフォローや、短時間でも母をケアから解放するかかわりが求められます。母以外の家族それぞれに役割をもってもらったうえで、児の療育に必要なマンパワーをどう確保するか、訪問看護だけでなく障害児が受けられるサービスのコーディネートも必要になります。

② 虐待や療育放棄の心配がある場合

　入院中の両親の様子を見た病棟看護師やMSWが、虐待等を心配して「退院後に児が最低限の療育を受けられるかどうか」と、訪問看護ステーションに相談に来られることがあります。しかし、このような場合、両親には訪問看護のニーズがあるわけではないので、かかわりが非常に難しく、特に生活が困窮しているケースでは訪問看護にかかる費用に難色を示して訪問できないことが多いのです。

　介入するためには、退院前に病院と保健師・地域療育支援センター相談員など地域の関係者が一堂に会して会議を開き、「児の成長を地域のこのメンバーで見守っていく」ことを両親に理解していただき、「この症状が出たら誰に連絡する」などのルールをその場で決める必要があります。

(2) 事例からみる実際のかかわり

① Cちゃん：人工呼吸器を装着している3歳児

　Cちゃんは3歳の女児で、生後8カ月まで順調に成長していましたが、突然心肺停止し、蘇生後は意識が戻らず人工呼吸器が外せなくなりました。両親が自宅で大切に療育しています。妹も生まれ、現在1歳。母は目の回るような忙しさです。

　母は人工呼吸器の扱い、吸引や経管栄養も全く問題ありません。しかし、当直のある仕事をもつ夫は、日勤すると翌日は当直で家に帰れません。

　代謝が盛んなCちゃんは、人工呼吸をアンビューバッグで行いながら、2日に1度は自宅のお風呂にベビーバスを置いて入浴しています。

　「母一人ではお風呂に入れられないし、当直明けの日のお風呂介助は

夫の負担が大きい」

「人工呼吸器の管理と定期的な吸引のため、そばを離れることができない。妹を外に連れ出して遊ばせてあげたいが、代わってくれる人がいない」

という2つの問題があり、退院の翌日から週3〜4回訪問看護が入り、母と一緒の入浴介助と2時間程度の「留守番ケア」（母不在時のCちゃんの看護）を行っています。併せて、市の担当保健師に情報提供して、定期的なかかわりをお願いしました。また、留守番ケアでは足りない長時間のケアが必要なときのため、地域の療育センターのコーディネーターにもかかわっていただくよう連絡をとりました。

② Dちゃん：弟の学校行事のため留守番ケア

14歳女児。Cちゃんと同様、常に誰かが見守り、必要時には吸引を行う必要があります。就学している弟がいるため、母は授業参観や担任との個別面談があるほかに、運動会・文化祭などの行事や保護者会の活動にも参加するため留守番ケアのニーズがありました。

そこで、1回に2時間が限度*ですが、訪問看護師が母に代わって見守るだけでなく、知人や夫の協力を得て、交代で「留守番ケア」を行っていました。

③ Eちゃん：体温調節が難しいケース

2歳男児。出生時仮死による重症心身障害で、体温調節がとても難しく、保温が必要なうえ、3時間ごとのミルク注入が必要でした。母には違う男性との間に2人の子どもがいて、育児放棄・虐待の経歴があったことなどから、病院看護師から退院後の児の状態を心配して訪問看護依頼がありました。

退院当初は体温調整がうまくできず、低体温になって何度も状態が悪化して緊急受診が必要でした。ミルクも1日の注入回数が6回と多かったため、母が対応できず、医師に相談して回数を少なくし、母ができる保温の方法を考えながら1年経過し、状態は安定してきました。現在は、保健師と訪問看護師が交互に、母の負担の度合いや必要なケアの実施状況を見守っている状態です。

*

重症心身障害児を抱えている家族は24時間の療育に困っている現状があります。「もっと早く訪問看護を利用していたら、もう少し生活にゆとりがもてたのでは」と思ったケースもあります。

聖隷浜松病院の各病棟にいる院内退院支援看護師は、育成研修会で訪

---

*平成24年の診療報酬改定で、医療保険は90分未満となりましたが、厚生労働大臣が定める疾病等と超重症児・準超重症児は、90分を超える訪問が週3回まで認められました。

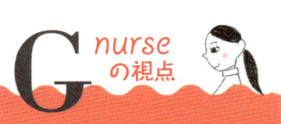

G nurseの視点

訪問看護ステーションによっては、小児の訪問の症例経験が少ないことがあります。病状・処置などを具体的に説明し、不安がある場合には入院中に病院に来ていただく必要があると思います。
同時に、在宅療養支援のプロとしての意見を伺うことで、患者の生活をより快適にできると考えます。

問看護の制度や支援の内容を把握しているので、必要なときにタイミングよくステーションに依頼してくれます。

　また、嬉しいことに、MSWやプライマリナースからも気軽に相談があり、訪問看護師が病棟を訪問して児の様子をみたり、両親と面談して退院後の相談に乗ることもあります。いつの日か「困ったときは訪問看護の支援がある」ことが、両親の安心につながってくれればと思っています。

（井ノ口佳子）

4 MSWのかかわり

　聖隷浜松病院では、2015年の新棟建築に合わせて「患者支援センター」が始動しました。入院前から退院後まで切れ目のない患者支援を目指して、MSWも活動しています。

(1) 病棟看護師の呼びかけで始まったMSWのラウンド

① NICUの回診にMSWも参加

　医療福祉相談室では従来、年間約50名のNICU患児の相談対応がありましたが、退院支援は重症心身障害児数名でした。しかし、2008年に病棟が「より生活モデルを取り入れた退院支援の必要性」をアピールしてくれ、毎週、NICUの回診にMSWも参加することによる情報共有が始まったのです。

　当時は4〜5名のMSWが病院744床・年間1万2000件以上の相談対応をしていたので、正直、「相当なチャレンジ」でしたが、これをきっかけにNICUでの潜在的な要支援者のニーズ発掘が可能となり、年々実績は増加しました。

　この病棟看護師とMSWの協働による退院支援の功績は、その後のMSW増員や退院支援加算算定のための礎へとつながりました。

② 周産期から虐待予防の視点が欠かせない

　当院の特色ある取り組みが、2002年設置の「児童虐待防止委員会：CAPSS」です。MSWが事務局となり、毎年延べ約500件の対応をしています。

　このCAPSSで培ったノウハウや人脈は、退院支援の多職種連携に際し、非常に役立ちました。実は、NICUから退院した後の虐待症例を複数経験しており、「養育困難を含めた児童虐待予防の視点」で周産期から

かかわらなければ、親子の健全育成は望めないことをスタッフ一同が実感したのです。

(2) 家族・地域からの貴重な声

　私たち MSW が NICU の退院支援プロセスにかかわるようになり、聞き逃せない家族や地域からの「声」から学ぶことが多くありました。そのような声を聞くたびに、当事者が予測できないリスクを見出し必要な部署にトリアージできる病棟看護師から、ぜひ早期に MSW につなげていただけたらと思うのです。そんな家族の声をいくつかご紹介します。

「病棟以外でこんな話をしていいとは思いませんでした」
　特に「在宅療養検討期」において、悲観・不安・孤独・疎外感を受け止めていく中で家族からよく聞かれる言葉です。病棟スタッフへの不満から出た言葉ではありません。心理・社会的支援の視点からのアプローチで、家族が抱える問題を整理・解決する必要があるのだと思います。その場合、直接診療に携わらない第三者である MSW が機能することにより、患者の権利擁護はさらに担保されます。

「こんな状態で家に帰れるでしょうか」
　これは、特に「在宅療養準備期」において、家族から聞かれる言葉です。この場合、家族のペースに寄り添い、具体的に在宅生活をイメージしてもらったり、実現するための道筋や手順をともに考えたり、さらには患者会や先に退院した家族を紹介することなどで、希望を確認してもらうことが大切です。そうすることによって、病院主体で進みがちなこの時期の家族のペースを支えます。

「こんな状態の子どもを退院させるのですか」
　最近は減少気味ですが、特に「在宅療養移行期」において、子どもが住む周辺地域の戸惑いの言葉を聞くことがあります。
　このような戸惑いを払拭できるように、患児が地域の大切な子どもとして尊ばれ、よりよい環境を得られるためのアプローチとネットワークを構築するための「コミュニティワーク」が大切だと思います。

「子どもが退院したら、今後は誰に相談したらよいのでしょうか」
　特に「在宅療養維持期」において、慣れ親しんだ病棟を退院して生活を始めた頃に、家族や地域の人から出てくる不安の声です。患児が退院すると、外来看護師と協力しながら成長発達に合わせた継続支援に移行していきます。

(3) 複雑で難しい新生児・乳幼児の退院支援

　医療依存度の高い小児の場合、身体障害者手帳・療育手帳・精神保健福祉手帳（**表1**）に当てはまるかどうかを考慮しますが、健常児との発達の違いが明確でない新生児の時期は、各種の手帳の申請は難しいのが通例です。医療的ケアの多い新生児のライフステージを考えた際に、一歩先を歩く援助観をもって、ケアマネジメントを行うことは大変なことです。さらに既存の福祉制度では対応できないこともあり、ソーシャルアクションが不可欠な分野であるともいえます。

　2012年4月の法改正により、念願だった障害分野の相談支援体制の強化が図られることとなりました。障害福祉サービスや障害児通所支援を対象として、計画相談支援が行われることとなり、障害者相談支援事業所という地域のサポーターが加わってくれるようになりました。

　まだまだ地域の事業所も新生児や医療的ケアの多い小児については不慣れなのが実情ですが、未来に向かってその子らしい自立を支え、適切なサービス利用を行うこと、また地域生活での課題を相談できるサポー

表1　障害者手帳の内容と認定

	身体障害者手帳	療育手帳	精神障害者保健福祉手帳
根拠	身体障害者福祉法 （昭和24年法律第283号）	療育手帳制度について （昭和48年厚生事務次官通知） ※通知に基づき、各自治体において要綱を定めて運用	精神保健及び精神障害者福祉に関する法律 （昭和25年法律第123号）
交付主体	・都道府県知事 ・指定都市の市長 ・中核市の市長	・都道府県知事 ・指定都市の市長	・都道府県知事 ・指定都市の市長
障害分類	・視覚障害 ・聴覚・平衡機能の障害 ・音声・言語・そしゃく障害 ・肢体不自由（上肢不自由、下肢不自由、体幹機能障害、脳原性運動機能障害） ・心臓機能障害 ・じん臓機能障害 ・呼吸器機能障害 ・ぼうこう・直腸機能障害 ・小腸機能障害 ・HIV免疫機能障害 ・肝臓機能障害	知的障害	・統合失調症 ・気分（感情）障害 ・非定型精神病 ・てんかん ・中毒精神病 ・器質性精神障害（高次脳機能障害を含む） ・発達障害 ・その他の精神疾患

出典：厚生労働省ホームページ資料より改編

ターが増えていくよう、ネットワークを大切にしていきたいと思います。

　2013年4月より「障害者自立支援法」が「障害者の日常生活及び社会生活を総合的に支援するための法律」（障害者総合支援法）となり、政令で定める難病等が障害者の定義に追加されました。

① 関係機関（訪問看護ステーション、行政、障害者相談支援事業所）

　それでは「家族の支え」となる訪問看護ステーション利用についてはどうでしょう。これも実際のところ、小児の訪問経験の少ないステーションが多く、地域によってはステーション自体が存在しない場合もあります。しかし、このような条件下でもどこかしら訪問をしてくれるステーションが決まるので、訪問看護師の「地域医療を守る志の高さ」にいつも感服します。

　私たちMSWは、患児家族の経済的負担軽減を図るため、小児慢性特定疾病の医療費助成などの紹介が可能か、居住地区の乳幼児医療費助成制度の状況はどうかなどを提示して、具体的な利用イメージを深める援助に努めます。

　行政関係機関との調整については、障害担当、児童担当、地区担当保健師などとの連携も大切な要素です。当院では、前述の周産期からの取り組みにより、患児が退院する頃には信頼関係も構築されている場合が多く、スムースに連携できています。

　経済的支援である「特別児童扶養手当」などの各種制度も、年齢・病名・障害像・保護者の思い……あらゆるバランスの中で検討しています。

　障害者(児)相談支援事業所は、今後の地域生活の相談窓口として、子どもの成長・発達を見守ってくれる大切なサポーターとして紹介します。

② 重度心身障害児施設のショートステイ

　例えば、家族のレスパイト目的で、重度心身障害児施設のショートステイを利用することを希望しても、身体障害者手帳や療育手帳の交付を受けるには早い新生児には、「何をもって重度心身障害児とされるのか」が焦点となります。

　これは居住地行政に認定手順を確認しましょう。入所・レスパイト施設の規模や待機者についてなど、障害福祉サービスには地域差があります。

③ 日常生活用具給付事業

　電気式たん吸引器の購入が必要な場合、通常は身体障害者手帳の「日常生活用具給付事業」の申請を考慮します。支給決定するのは市町村の

ため、行政に確認しましょう。その対象外だった場合、小児慢性特定疾患児日常生活用具給付事業の対象でもあり、それに該当すれば活用できます。

しかし、そのどれにも該当しない子どもも存在し、その場合は実費購入です。このように福祉制度活用は非常に複雑なしくみとなっているために、入念な確認が必要になります。

(4) アンテナの高い病棟看護師からの情報発信が重要

　MSWが介入したNICUの在宅退院ケースで、その1件あたりの平均援助日数は、成人の約2倍です。母親は出産後まもなく母体の回復自体が万全でないうえ、さらに子どもの心配を抱えるため、病棟看護師と密に調整しながら、格段の配慮を心がけているからです。そして、そのように時間をかけて調整することで、父親やその他のサポーターのベクトルが、退院に向かって、やっと具体的な一歩を踏み出すことができるのです。

　退院支援にかかわって思うのは「病棟看護師の役割の大切さ」です。MSWは「人とつながる・社会とつながる」ことが生業ですが、24時間患者のベッドサイドにはいません。だからこそ最前線にいるアンテナの高い病棟看護師からの情報発信が、医療チームをさらに活かすきっかけをつくると思います。

　現状では、患児が外来に移行してからの「モニタリングができない」「再アセスメントの機会が少ない」という課題もあります。当院ではスペシャリストも活動しているので、今後も退院後の患児の成長・発達に合わせた「地域連携型のシームレスな援助体制」の構築を目指したいと感じています。

＊

　国が改革を進める「地域共生社会」は、これまで私たちが目指してきた「ソーシャルインクルージョン（社会的包摂）の理念が実感できるコミュニティの醸成」の先にあります。ときに涙しつつもたくましく地域に根を張る親子から学び、ソーシャルワークに創意工夫を重ね、精進しなければならないと思っています。

　最後に、ある小児科医がMSWの仕事の専門性を知ってもらしたつぶやきを紹介します。

　「やっぱり餅は餅屋だなぁ」

　それぞれの職種が専門性を発揮しつつ、連携していくチームアプローチのよさが凝縮されたコトバだと思いませんか！

（内田美加）

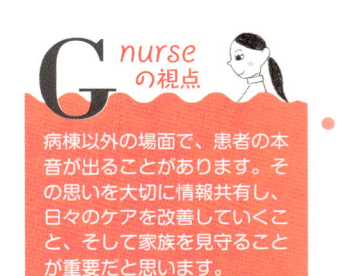

> **G nurse の視点**
>
> 病棟以外の場面で、患者の本音が出ることがあります。その思いを大切に情報共有し、日々のケアを改善していくこと、そして家族を見守ることが重要だと思います。

第3章

退院支援・退院調整に必要な知識とスキル

1
診療報酬の理解

2
退院支援計画書の見直し

3
退院支援における連携書式の活用

4
退院支援・退院調整に関するシステムづくり

5
退院調整看護師のネットワークづくり
（退院支援看護師ネットワーク・大阪）

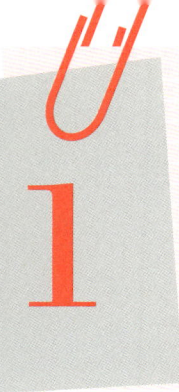

1 診療報酬の理解

※本稿では2020年4月時点の診療報酬点数に基づいて解説しています。

1 退院支援に関連する診療報酬とは

さて、いきなりですが問題です！
① 診療報酬の1点はいくら？
② DPCって何？
③ 診療報酬の改定は、何年ごと？
「こんなの簡単すぎる！」という声も聞こえてきそうですね。

診療報酬は「病院などの医療機関が提供した医療サービスに対する対価として受け取る報酬」で、診察や治療ごとに決められた点数（診療報酬点数表）に基づいて計算されます。医療機関は、医療行為の点数を合計し、「1点＝10円」で換算した金額を患者と診療報酬の支払い機関（健康保険組合・協会けんぽなど）から受け取ります。

支払い方式には、個々の医療行為の合計額を払う「出来高払い方式」と、医療行為を問わず一定の報酬を払う「包括払い方式」があります。後者のうち、「診断群分類」（DPC*）に基づく入院医療費の定額支払い制度が2003年に導入されました。診療報酬の改定は、おおむね2年ごとに厚生労働大臣の諮問機関である「中央社会保険医療協議会」（中医協）の答申を受けて同大臣が決定します。

*DPC：Diagnosis Procedure Combination

(1) 退院支援で得られる診療報酬の増加

近年、地域完結型医療の実現に向けて、診療報酬体系も在宅医療・地域連携を充実・促進させる流れに組み替えられつつあります。病院だけでなく、地域の診療所や居宅介護支援事業所などの関係機関も、「連携」することによって診療報酬が得られるようになっています。

2008年に導入された「後期高齢者医療制度」では、"退院調整加算"が

新設され、「退院調整部門に専従の看護師または社会福祉士が配置されていること」が施設基準となりました。これにより、全国の病院で多くの退院調整看護師が生まれました。このように、診療報酬上でどのような評価がなされるかは、病院の体制や取り組みに大きな影響を与えることになります。

2012年の改定では、退院調整加算は急性期病棟等と療養病棟等が一本化され、施設基準でも、看護師と社会福祉士の2職種の配置へと変更されました。また、入院7日以内に退院支援計画書の作成に着手し、点数は入院日数が長くなるほど下がっていくなど、在院日数短縮化への誘導がますます進められました。

2016年の改定では、退院調整加算に代わって「退院支援加算」が新設されました。退院支援加算は、それまでの退院調整加算を基調に大幅に見直して入院日数に応じた評価を廃止、より厳格化され、実態を踏まえて評価が大きく引き上げられました。施設基準も、退院調整部門の設置にとどまらず、退院支援業務等に専従する職員を病棟に配置（2病棟に1名以上）することや、医療機関間の顔の見える連携の構築、介護保険サービスとの連携実績が求められています。このほか、医療ニーズが高い患者に対して、入院していた病院から在宅療養支援を行うことへの評価として、「退院後訪問指導料」が新設されました。退院直後の不安定な時期に、訪問看護ステーションなどと連携することにより、安心・安全に在宅療養に移行できることを目指したものです。

2018年の改定では、「退院支援加算」は「入退院支援加算」と名称を変え、新たに「入院時支援加算」が設けられ、予定入院患者への早期の退院支援が促進されています。算定要件にあたる退院困難な要因（対象者）の設定も「虐待を受けている又はその疑いがあること」「医療保険未加入者又は生活困窮者であること」が加えられました。

2020年の改定では、入退院支援加算と入院時支援加算について要件の見直しが行われました。さらに、入退院支援加算について、高齢者の総合的な機能評価を行った上で、その結果を踏まえて支援を行う場合に算定できる総合機能評価加算が新設されました。

退院支援には、病棟でも退院調整部門でも多くの時間をかけていますから、「どの行為にどのような診療報酬が算定されるのか」をしっかり理解しておく必要があります。そして、自分たちが行った"看護の対価"をきちんと受け取る必要があります。また、「医療管理の必要な患者は在宅でどのくらいの医療費がかかるのか」「医療材料はどこから供給されるのか」を知って調整することも大切です。

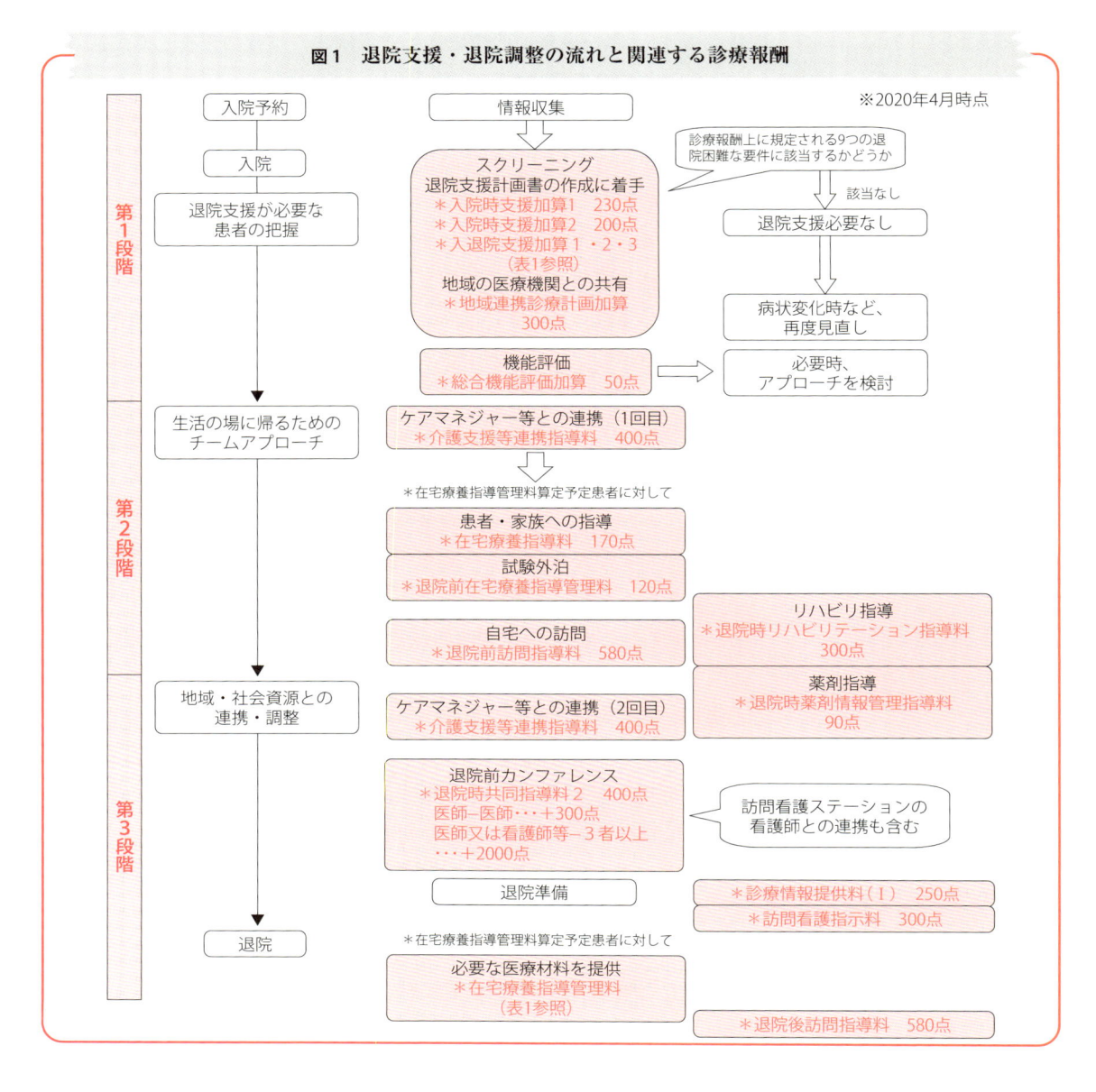

図1　退院支援・退院調整の流れと関連する診療報酬

※2020年4月時点

第1段階

入院予約 → 入院 → 退院支援が必要な患者の把握

情報収集 →
スクリーニング
退院支援計画書の作成に着手
＊入院時支援加算1　230点
＊入院時支援加算2　200点
＊入退院支援加算1・2・3
（表1参照）
地域の医療機関との共有
＊地域連携診療計画加算　300点

診療報酬上に規定される9つの退院困難な要件に該当するかどうか
→ 該当なし → 退院支援必要なし → 病状変化時など、再度見直し

機能評価
＊総合機能評価加算　50点 → 必要時、アプローチを検討

第2段階

生活の場に帰るためのチームアプローチ

ケアマネジャー等との連携（1回目）
＊介護支援等連携指導料　400点

＊在宅療養指導管理料算定予定患者に対して
患者・家族への指導
＊在宅療養指導料　170点

試験外泊
＊退院前在宅療養指導管理料　120点

自宅への訪問
＊退院前訪問指導料　580点

リハビリ指導
＊退院時リハビリテーション指導料　300点

薬剤指導
＊退院時薬剤情報管理指導料　90点

第3段階

地域・社会資源との連携・調整

ケアマネジャー等との連携（2回目）
＊介護支援等連携指導料　400点

退院前カンファレンス
＊退院時共同指導料2　400点
医師－医師・・・＋300点
医師又は看護師等－3者以上・・・＋2000点

訪問看護ステーションの看護師との連携も含む

退院準備

＊診療情報提供料（Ⅰ）　250点
＊訪問看護指示料　300点

退院

＊在宅療養指導管理料算定予定患者に対して
必要な医療材料を提供
＊在宅療養指導管理料（表1参照）

＊退院後訪問指導料　580点

（2）退院支援の流れと診療報酬の関係

　では現在、退院支援・退院調整は、診療報酬においてはどのように評価されているのでしょうか？　ここでも、第1章で紹介した「退院支援・退院調整の3段階プロセス」＊に沿ってみていきます。

① 退院支援の必要な患者の抽出が評価される"第1段階"

〈入院時支援加算〉

　入院が決まった患者に対し、入院中の治療や入院生活に係る計画に備え、入院前に**表1**の内容を含む支援を行い、入院中の看護や栄養管理等

＊「3段階プロセス」の詳細は、第1章 p.10〜をご参照ください。

に係る療養支援の計画を立て、患者及び関係者と共有することにより算定できます。

〈入退院支援加算1・2・3〉

　まずは、退院支援が必要な患者をスクリーニングする"第1段階"です（**図1**）。この段階でのスクリーニングから退院支援計画の作成、そして次の段階での多職種によるカンファレンスに対して算定できるのが入退院支援加算です（**表1**）。入退院支援加算は、算定要件や施設基準などの違いにより3区分での評価が設定されており、算定のための要件を満たすことができるよう院内でシステム化されていることが必要になります。また、"第3段階"につながる地域の関係機関との連携も要件に含まれていますので、常日頃からの信頼関係づくりや連携体制の構築にも取り組むことが大切です。

〈総合機能評価加算〉

　さらに、患者の病状の安定が見込まれた後できるだけ早期に、基本的な日常生活能力、認知機能、意欲等について総合的な評価を行った上で、その結果を踏まえて入退院支援を行うと「総合機能評価加算」が算定できます。

② 多くの加算と指導料が算定できる"第2段階"

　そして、ケアを継続するためにチームでアプローチして患者・家族の自己決定支援を行う"第2段階"では、多くの加算と指導料が算定できます。

〈介護支援等連携指導料〉

　適切な医療関係職種が、患者の入院前からケアマネジメントを担当していたケアマネジャーや相談支援専門員などと共同して、望ましい介護サービス等の情報を提供した場合、「介護支援等連携指導料」が入院中2回まで算定できます。

〈在宅療養指導料〉〈退院前在宅療養指導管理料〉

　例えば、在宅酸素療法やインスリンの自己注射、経管栄養などの医療処置が必要な場合、在宅医療においては、それぞれ在宅療養指導管理料が算定されます（p.128 **表1**の＊4参照）。これらの管理料を算定予定の患者に対し、退院前に看護師が指導を行った場合には「在宅療養指導料」が、また、その患者が試験外泊をした場合には「退院前在宅療養指導管理料」が算定できます。

〈退院前訪問指導料〉

　さらに、退院支援を進める中で、入院中の患者のADL低下に伴い、退院後に戻る自宅の環境整備が必要になることがあります。この場合、看

表1　退院支援・退院調整に関連する診療報酬

	点数	算定対象	実施時期	算定要件
入院時支援加算1	230点	①自宅等（他の保険医療機関から転院する患者以外）から入院する予定の患者であること②入退院支援加算を算定する患者であること	入院が決まった時期	・入院の決まった患者に対し、入院中の治療や入院生活に係る計画に備え、入院前に以下の①から⑧まで（②については、患者が要介護又は要支援状態の場合のみ）を実施し、その内容を踏まえ、入院中の看護や栄養管理等に係る療養支援の計画を立て、患者及び入院予定先の病棟職員と共有する ①身体的・社会的・精神的背景を含めた患者情報の把握、②入院前に利用していた介護サービス又は福祉サービスの把握、③褥瘡に関する危険因子の評価、④栄養状態の評価、⑤服薬中の薬剤の確認、⑥退院困難な要因の有無の評価、⑦入院中に行われる治療・検査の説明、⑧入院生活の説明
入院時支援加算2	200点			・患者の病態等により①から⑧までのすべては実施できず、①、②及び⑧（②については、患者が要介護又は要支援状態の場合のみ）を含む一部の項目を実施して療養支援計画書を作成する
入退院支援加算1	・一般病棟入院基本料等の場合 600点 ・療養病棟入院基本料等の場合 1,200点 ＊地域連携診療計画加算 300点	退院困難な要因（＊1）を有し、在宅での療養を希望する患者	入院3日以内 ・スクリーニング 入院7日以内 ・退院支援計画書の作成に着手 ・カンファレンスの実施	・入院3日以内に患者の状況を把握し、退院困難な要因を有している患者を抽出する ・一般病棟は7日以内、療養病棟は14日以内に、患者・家族と退院後の生活について話し合い、7日以内に退院支援計画の作成に着手する ・入院7日以内に、病棟看護師、専任の退院支援職員、退院支援部門の看護師・社会福祉士等がカンファレンスを実施 ・退院支援職員が、他の保健医療機関や介護サービス事業所等と、転院・退院体制に関する情報共有等を行う ・死亡退院の場合は算定不可（a） ・あらかじめ地域連携診療計画を作成し、治療等を担う他の保険医療機関又は介護サービス事業者等と共有し、診療情報を文書により提供した場合に地域連携診療計画加算が算定できる（b）
入退院支援加算2	・一般病棟入院基本料等の場合 190点 ・療養病棟入院基本料等の場合 635点 ＊地域連携診療計画加算 300点		入院7日以内 ・スクリーニング ・退院支援計画書の作成に着手	・入院7日以内に患者の状況を把握し、退院困難な要因を有する患者を抽出する ・できるだけ早期に患者・家族と退院後の生活について話し合い、7日以内に退院支援計画の作成に着手する ・退院支援計画に基づき、関係職種がカンファレンスを行ったうえで計画を実施する ・（a）（b）は入退院支援加算1と同様
入退院支援加算3	1,200点	退院困難な要因（先天奇形、染色体異常、出生時体重1,500g未満、Ⅱ度以上の新生児仮死、その他生命にかかわる重篤な状態）を有する患者	入院7日以内 ・スクリーニング ・家族との話し合いの開始 入院1か月以内 ・退院支援計画書の作成に着手	・入院7日以内に退院困難な要因を有する患者を抽出し、現在の病状及び今後予想される状態等について家族等と話し合いを開始する ・家族等に対して退院後の療養上必要な事項について説明するとともに、転院・退院後の療養生活を担う保険医療機関等との連絡や調整、福祉サービスの導入に係る支援等を行う ・入院1か月以内に退院支援計画の作成に着手し、文書で家族等に説明する ・病棟及び退院支援部門の看護師並びに社会福祉士等の関係職種が共同してカンファレンスを行った上で作成及び実施する ・退院時家族等に対して、緊急時の連絡先等を文書で提供し、24時間連絡が取れる体制をとる
総合機能評価加算	50点	入退院支援加算1・2を算定する患者		・患者の病状の安定が見込まれた後できるだけ早期に、基本的な日常生活能力、認知機能、意欲等について総合的な評価を行った上で、その結果を踏まえて、入退院支援を行う
介護支援等連携指導料	400点	退院後に介護サービスや障害福祉サービス等を利用する患者	①介護サービス等の利用の見込みがついた段階	・院内の医療関係職種が、ケアマネジャーや相談支援専門員と協働して、患者に対して介護サービスや障害福祉サービス等の情報を提供した場合に算定 ・ケアマネジャーが来院した場合のみ。電話のみでは算定不可

			② 退院後に想定されるケアプラン作成の時期（入院中 2 回まで算定可）	・ケアマネジャーに情報提供を求める前に、患者の同意が必要（「退院支援計画書」を作成し、患者または家族のサインをもらう） ・行った指導の要点をカルテに記載する
在宅療養指導料	170 点	在宅療養指導管理料を算定している患者、または、入院中以外の患者で器具（人工肛門、留置カテーテルなど）を装着している患者	退院が見込める時期（入院・外来に関わりなく、算定は月1回）	・看護師が個別に 30 分以上療養上の指導を行った場合に算定 ・看護師は、カルテに指導の要点と実施時間を明記する ・初回の月は月 2 回まで、その後は月 1 回まで算定 OK
退院前在宅療養指導管理料	120 点（6 歳未満の乳幼児に対しては 200 点加算）	退院後に、在宅療養指導管理料を算定する患者	退院が見込める時期の外泊	・入院中の患者に対して、外泊時に退院後の在宅療養指導管理料を算定すべき指導管理を行った場合に算定 ・1 泊 2 日の場合も算定 OK ・退院した場合のみ算定。帰院せず転院した場合は不可
退院前訪問指導料	580 点	1 月を超えて入院すると見込まれる患者（結果的に 1 月を超えなくても算定可能）	① 入院 14 日以内 ② 退院前	・円滑な退院のため、患家を訪問し、患者または家族に対して、在宅での療養上の指導を行った場合に算定 ・入院中 1 回のみ。ただし、入院後早期（14 日以内）に行い、かつ退院前に再度行う場合に限り 2 回分算定 OK ・指導内容をカルテに記載 ・交通費は患者負担とする ・退院当日の訪問指導も算定可
退院時共同指導料 2	400 点 医師-医師…＋ 300 点 医師又は看護師等-三者…＋ 2,000 点		退院が見込める時期（入院中 1 回のみ算定可。ただし、厚生労働大臣が定める疾病等（＊3）の患者は入院中 2 回まで算定可）	・病院の医師や看護師等が、入院中の患者に対して、患者の同意を得て、退院後の在宅での療養上必要な説明及び指導を、地域の医師若しくは指示を受けた看護師等又は当該患者の退院後の在宅医療を担う保険医療機関の保険医の指示を受けた訪問看護ステーションの看護師等（准看護師除く）と共同して行い、文書により情報提供した場合に算定
在宅療養指導管理料	各療法ごとに設定	指導管理が必要かつ適切であると医師が判断した患者（＊4）	月 1 回。退院日に算定可	・患者または家族に対して、療養上必要な指導を行った上で、医学管理を十分行う ・必要かつ十分な量の衛生材料または保険医療材料を支給 ・月 1 回のみ ・退院日に算定 OK。死亡退院や転院の場合は算定不可
退院後訪問指導料	580 点（1 日につき） 訪問看護同行加算　20 点	厚生労働大臣が定める疾病等の患者（＊3） 認知症高齢者の日常生活自立度判定基準Ⅲ以上	退院後 1 か月以内	・地域における円滑な在宅療養への移行及び在宅療養の継続のため、患家等を訪問し、患者・家族等に対して、在宅での療養上の指導を行った場合に 5 回を限度として算定 ・訪問看護ステーション又は他の保険医療機関の看護師等と同行し、必要な指導を行った場合には、訪問看護同行加算として、退院後 1 回に限り 20 点を加算する ・交通費は、患家の負担とする

＊1．**退院困難な要因**：ア　悪性腫瘍、認知症又は誤嚥性肺炎等の急性呼吸器感染症のいずれかであること、イ　緊急入院であること、ウ　要介護認定が未申請であること、エ　虐待を受けている又はその疑いがあること、オ　医療保険未加入者又は生活困窮者であること、カ　入院前に比べADL が低下し、退院後の生活様式の再編が必要であること（必要と推測されること）、キ　排泄に介助を要すること、ク　同居者の有無に関わらず、必要な介護又は養育を十分に提供できる状況にないこと、ケ　退院後に医療処置（胃瘻等の経管栄養法を含む）が必要なこと、コ　入退院を繰り返していること、サ　その他患者の状況から判断してア〜コまでに準ずると認められる場合

＊2．**特定疾病**：がん（回復の見込みがない状態）/関節リウマチ/筋萎縮性側索硬化症/後縦靱帯骨化症/骨折を伴う骨粗鬆症/初老期における認知症/進行性核上性麻痺・大脳皮質基底核変性症・パーキンソン病/脊髄小脳変性症/脊柱管狭窄症/早老症/多系統萎縮症/糖尿病性神経障害・糖尿病性腎症・糖尿病性網膜症/脳血管疾患/閉塞性動脈硬化症/慢性閉塞性肺疾患/両側の膝関節又は股関節に著しい変形を伴う変形性関節症

＊3．**厚生労働大臣が定める疾病等**：① 末期の悪性腫瘍の患者、②（1）であって、（2）または（3）の状態である患者、（1）在宅自己腹膜灌流・在宅血液透析・在宅酸素療法・在宅中心静脈栄養法・在宅成分栄養経管栄養法・在宅人工呼吸・在宅悪性腫瘍患者・在宅自己疼痛管理・在宅肺高血圧症患者・在宅気管切開患者の指導管理を受けている状態にある患者、（2）ドレーンチューブまたは留置カテーテルを使用している状態、（3）人工肛門または人工膀胱を設置している状態、③ 在宅での療養を行っている患者であって、高度な指導管理を必要とするもの

＊4．**在宅療養指導管理料**（正式名称はすべて"指導管理料"がつく）：① 注射療法：在宅自己注射・在宅悪性腫瘍患者・在宅中心静脈栄養法、② 泌尿器系：在宅自己導尿・在宅自己腹膜灌流・在宅血液透析、③ 呼吸器系：在宅酸素療法・在宅人工呼吸・在宅気管切開患者、④ その他：在宅寝たきり患者処置（創傷処置、皮膚科軟膏処置、留置カテーテル、鼻腔栄養、喀痰吸引、ストーマ、肛門処置など）、在宅成分栄養経管栄養法（エレンタール・エレンタール P、ツインラインのみ）、⑤ 併算定可能：在宅小児低血糖症患者・在宅持続陽圧呼吸療法・在宅肺高血圧症患者・在宅難治性皮膚疾患処置・在宅自己疼痛管理

＊2020 年 4 月時点

護師がリハビリテーションスタッフなどとともに自宅を訪問し、療養環境を評価することが効果的で、これについて「退院前訪問指導料」が算定できます。

　このほかにも、PT などがリハビリテーション指導を行った場合に「退院時リハビリテーション指導料」、薬剤師が薬剤指導を行った場合に「退院時薬剤情報管理指導料」も算定できます。

③ 地域との連携が評価される "第 3 段階"

　退院を可能にするために地域の社会資源との調整を行う "第 3 段階" では、地域の関係機関と「連携」することで算定できる項目がいくつかあります。

〈退院時共同指導料 2〉

　病院の医師や看護師等が、地域の医師や看護師と協働して在宅での療養上必要な説明や指導を行った場合、具体的には患者・家族を含めての「退院前カンファレンス」を行うと、「退院時共同指導料 2」が算定できます。2020 年度改定では、情報通信機器を用いた退院時共同指導について、それまでの「医療資源の少ない地域の医療機関」かつ「やむを得ない事情」により入院医療機関に赴けない場合とする規定が削除され、いずれの地域であっても、また「やむを得ない事情」がない場合でも可とされました。

　このとき病院医師と地域の医師が同席した場合はプラス 300 点、病院医師又は看護師等が地域の医師・訪問看護師・ケアマネジャーなど 3 者以上と同席した場合はプラス 2000 点と大きな報酬になります。

　これは入院中 1 回ですが、厚生労働大臣が定める疾病等の患者については 2 回まで算定可能です（**表 1** の＊3 参照）。

〈在宅療養指導管理料〉

　退院時には「診療情報提供料」と、訪問看護が入る患者の場合は「訪問看護指示料」が算定できますが、このほかに在宅療養指導管理料算定予定の患者に対して、必要な医療材料を提供する場合は「在宅療養指導管理料」が算定できます。点数は各療法ごとに決まっており、例えば在宅人工呼吸指導管理料の場合、2800 点です。

④ 退院直後の在宅療養支援への評価

　2016 年度改定では、医療ニーズが高い患者に対して、入院していた病院から在宅療養支援を行うことへの評価である「退院後訪問指導料」が新設されました。退院直後の不安定な時期に、訪問看護ステーションなどと連携することにより、安心・安全に在宅療養に移行できることを目

指したものです。

⑤事務部門と話し合い、算定のための環境整備を

それぞれの項目は、算定できる対象や算定するための要件、施設基準が定められています。事務部門と十分に話し合い、自院での算定が可能なのかを判断し、算定していくのであれば、そのための要件や書式等を整備することが必要です。

また、看護部内や病棟内で算定のためのフロー図を作成し、役割分担も行いましょう。「退院支援による報酬算定」という業務の負担をできるだけ軽くすることも大切なことです。　　　　　　　　　　　　　（三輪恭子）

2　退院支援で算定できる診療報酬の実際

ここでは、主な診療報酬を解説するとともに、その算定の具体的な流れやポイントを、それぞれの病院の事例を元に紹介していきます。

(1) 総合機能評価加算〜京都大学医学部附属病院

2020年の診療報酬改定で、「総合評価加算」が入退院支援に組み込まれ、「総合機能評価加算」と名称変更されました。算定要件は65歳以上の患者、および40歳以上65歳未満の介護保険法で規定する特定疾病を有する患者（p.128 **表1**の＊2参照）に対して総合的な機能評価を行い、その結果を踏まえて支援を行うことです。「総合的な機能評価」とは、「基本的な日常生活能力」「認知機能」「意欲」等について支障がないかどうかを評価するため、入退院支援加算1および2の患者が対象となります。

加算の目的は、「入院決定時、又は入院早期から、退院後の生活を念頭に置いた医療を行うことが必要であるため、病状の安定後、早期に患者の基本的な日常生活能力・認知機能・意欲などについて、"総合的な評価"を行う」ことであり、その結果を患者および家族等に説明した場合に算定できます。

> **事例1**
>
> **Aさん/70歳代女性/パーキンソン病**
>
> Aさんは自宅で転倒を繰り返すようになり、抗パーキンソン剤の調整と在宅サポート体制の整備を目的に京都大学医学部附属病院に入院することになった。入院日の翌日には、早速「退院支援カンファレンス」が開催され、病棟医長・主治医・病棟看護師チーム・退院調整看護師・MSWが集まり、Aさんの今

後の方針を検討した。

カンファレンス上で「総合機能評価・退院困難事例特定シート」（京大用シート）を活用し、Aさんの治療方針を確認し、退院時の状態像を医療チーム内で共有した。そして、主治医からAさんと家族（主介護者は夫）にインフォームド・コンセントを行い、病状の説明と今後の生活について話し、在宅療養に向けて患者・家族とも情報共有をした。

インフォームド・コンセントと同時に抗パーキンソン剤の調整が行われ、退院調整をMSWが開始した。介護保険の申請、ケアマネジャーの決定など、在宅療養に向けて、各種のサービス調整を進めた。

〈算定の流れ〉

Step1：入院時から退院後の生活を念頭に置く
患者の総合的な機能評価を行ううえで、「退院後の生活を見越した医療提供を行う」ことが目的の加算であると意識しておくことです。つまり、医師の治療方針に、この視点が入っていることが大切であり、看護師は退院支援カンファレンスなどの場で、積極的に医師に働きかける必要があります。

Step2：評価時期は病状の安定後、早期に
「総合機能評価加算」のための測定（アセスメント）を行う時期は、患者の状態によって、あるいは病棟（診療科）によって違ってきますが、入院時すぐではないことは共通しています。具体的には、① 手術後○日目、② 急性期の治療後、③ カンファレンス時などが、評価のタイミングとして挙げられると思います。

Step3：機能測定は看護師でもできるが評価は医師
なお、測定については、医師または歯科医師以外の医療職種も行うことができます。しかし、測定の結果に基づく評価は「研修を修了した、または診療を担う医師もしくは歯科医師が行う」とされています。

Step4：結果説明、カルテ記載後に算定へ
結果について、患者・家族へ説明し、今後の治療の方向性の要点も含めてカルテに記載することで、「総合機能評価加算」の算定準備が整います。

〈算定のポイント〉

総合的な機能評価に係る測定は、医師または歯科医師以外の医療職種が行うことも可能ですが、測定結果に基づく評価は、「研修を修了した医師もしくは歯科医師、患者に対する診療を担う医師もしくは歯科医師」が行う必要があります。

総合的な機能評価の結果については、患者、家族等に説明するとともに、説明内容を診療録に記載または添付することが求められています。

総合的な機能評価の実施にあたっては、関係学会等より示されているガイドラインに沿った適切な評価が実施できるよう、院内で継続した研修会や体制を整えていきましょう。

以下に、筆者が前職着任時期の取り組みについて紹介します。

前職着任時の京大病院では、「総合評価加算」のアセスメントを看護師が行っていました。退院支援の第1段階・第2段階において、退院調整が必要な患者をスクリーニングすることを目的に、

① 「総合機能評価シート」*
② 「退院困難事例特定シート」*

の2つを1枚のシートにして、看護師がアセスメントをしており、これを「総合評価加算」の算定に利用しているのです。

「総合機能評価シート」では、

① 基本的ADL（排泄・移動に介助が必要かなど）
② 手段的ADL（病棟外の売店等に1人で行って、用を足すことができるかなど）
③ 意欲（自らあいさつができるかなど）
④ 認知機能（記憶力に問題はないかなど）
⑤ 情緒（ふさぎ込んだりしていないかなど）

の5項目を評価しています。このうち、1つでもチェックがあれば、主治医と対応を検討します。

この「総合機能評価シート」は、日本老年医学会が作成した「総合評価ガイドラインの外来用アセスメントシートCGA7」を参考に、看護師が評価判断しやすい項目に絞って、当院老年科医師と検討してつくったものです。「退院困難事例特定シート」と合体させ、"京大用シート"として、病棟内看護師カンファレンスや退院支援カンファレンス時に使用しています。

なお、「総合評価加算」は入院中1回しか算定されませんが、当院では患者の病状急変などで大きく状態が変化した場合には、再度、看護師による評価が行われています。実際に算定請求をするかどうかは、医務課が判断しています。

(宇都宮宏子)

*『病棟から始める退院支援・退院調整の実践事例』（宇都宮宏子編、小社刊）のp.18 図2-4「後期高齢者総合機能評価シートと退院困難事例特定シート」を参照（平成22年度診療報酬改定より、一部修正したシートを現在は活用中）

(2) 入退院支援加算1（入院時支援加算算定含む）〜A医療センター

「入退院支援加算1」は、患者が安心・納得して退院し、早期に住み慣れた地域で療養や生活を継続できるよう施設間の連携を推進しています。入院早期より退院困難な要因を有する患者を抽出し、退院支援を実施することを評価するものです。各病棟へ入退院支援職員の専任配置（2病棟まで併任可）や、入退院支援職員が他の医療機関および介護保険法・障害者総合支援法・児童福祉法に定める事業者等への訪問等を行い、転

院または退院体制についてあらかじめ協議を行うこと、過去１年間の介護支援等連携指導料の算定回数と相談支援専門員との連携回数の合計が一定以上であることなどの要件があります。

算定においては、入院後３日以内に患者の状況を把握するとともに退院困難な要因を有している患者を抽出し、患者家族との話し合いや多職種によるカンファレンスを開催すること[*1]が必要となります。その上で、退院支援計画に基づき退院した場合に算定されます。また、入院予定の患者に対して、入院生活や入院後にどのような治療過程を経るのかをイメージでき、安心して入院医療が受けられるように入院前に支援[*2]を行い、退院時に入退院支援加算を算定する場合は、入院時支援加算も算定することができます。

[*1] 退院困難な要因を有している患者については、一般病棟入院基本料等の場合は原則として７日以内、療養病棟入院基本料等の場合は原則として入院後14日以内に、患者・家族と病状や退院後の生活も含めた話し合いを行い、入院後７日以内に退院支援計画を立案します。また、退院支援計画を実施するに当たって、入院後７日以内に病棟の看護師および病棟に専任の入退院支援職員ならびに入退院支援部門の看護師および社会福祉士等が共同してカンファレンスを実施します。

[*2] 入院時支援加算における支援とは、入院中に行われる治療の説明、入院生活に関するオリエンテーション、入院前の服薬状況の確認、褥瘡・栄養スクリーニング等を実施し、入院中の看護や栄養管理等に係る療養の支援計画を立て、患者及び入院予定先の病棟職員と共有することとされています。

事例2

Bさん／70歳代女性／直腸がん

　Bさんは、健康診断で便潜血陽性と判断され、精密検査ののちに直腸がんと診断された。治療は腹腔鏡下直腸切除術および人工肛門造設術を予定され、201X年４月２日に入院予定（手術は入院翌日）となった。Bさんは、要支援１であり、娘さんのお世話（食事を持ってきてもらう、通院の付き添いなど）とヘルパーを利用（週２回：掃除・買い物）し、独りで生活をしていた。

　入院予定日が決まると、入院前に患者サポートセンター（入院前支援部門）で、麻酔科医、手術室看護師、入院前支援担当看護師、薬剤師、管理栄養士による面接・問診を受けた（入退院支援加算１における「入院時支援加算」の部分）。その結果、病名、術式、生活状況などから、Bさんは、「悪性腫瘍である」、「ADL低下が予測される」、「退院後に医療処置（人工肛門管理）が必要となる」という退院困難な要因が抽出された。入院中は早期離床・ADL低下の予防、人工肛門に関する教育、退院前には介護サービスの見直しの検討といった療養支援計画を立案し、患者・家族には、その場で作成した療養支援計画書を説明した後に交付し、ケアマネジャー（問診修了後に電話で情報提供・共有を行う）、病棟看護師、病棟担当の入退院支援職員（入院前にカンファレンスを行う）と共有した。

　４月２日の入院時に、受け持ち看護師と病棟の専任入退院支援職員とで情報を確認し、退院困難な要因を抽出した（入退院支援加算１算定上では「退院困難な要因を有する患者の抽出」の部分）。入院後３日目には、受け持ち看護師とBさん、娘さんとで退院後の療養生活について話し合った（算定上では「患者・家族との話し合い」の部分）結果を踏まえ、入院４日目（術後３日目）の病棟での退院支援カンファレンスで受け持ち看護師から「Bさんは人工肛門の管理に不安があり、本人・娘さんも訪問看護の利用を希望しています」と情報提供があり、病棟の専任入退院支援職員と入退院支援部門の看護師・社会福祉士が話し合い、退院支援計画を立案した（算定上では、「退院支援計画の立案および多職種でのカンファレンス」の部分）。

　Bさんは術後の経過もよく、創部の状況や人工肛門の管理状況から、「10日後くらいには退院が可能であろう」とのことであった。

　４月６日にBさん・娘さん・ケアマネジャー・受け持ち看護師・病棟の専任入

退院支援職員で情報交換の場を持ち、退院後のサービス利用について検討を行った。この場で「要介護度の区分変更を行うこと」、「訪問看護利用に関すること」、「訪問看護ステーションの選定」、「退院前カンファレンスを設定すること」などを決めた。同時に、Bさん・娘さんの同意を得ながら、「退院支援計画書」を修正した。

4月12日に、病院と地域の多職種が参加して退院前カンファレンスを行い、4月15日にBさんは退院した。退院後の訪問看護師からの報告では、要介護1に認定され、訪問看護を週2回、ヘルパーを週3回利用し、娘さんの支援を受けながら在宅療養をしているとのことだった。

〈算定の流れ〉

Step1：入院前に患者の情報を収集（予定入院の患者に限る）

当センターでは、外来で入院が決定した場合（予定入院に限る）は外来ならびに入院前支援部門において、看護師、医師、管理栄養士、薬剤師、事務職員が連携して、必要な情報収集や評価、説明を実施しています。この内容は、すべて電子カルテに入力を行います。その上で、入院中の看護や栄養管理等に係る療養支援計画を立案しています。療養支援計画については、療養支援計画書をその場で作成し、患者・家族に説明、交付しています。入院予定先の病棟看護師や入退院支援部門の専任看護師もしくは社会福祉士とは、電子カルテ上で情報共有するほか、入退院前支援担当者とのカンファレンスでも共有しています。

Step2：退院支援が必要な患者をスクリーニング

病棟看護師が入院時にすべての患者の情報収集をし、病棟の専任入退院支援職員とともにスクリーニングを行い、退院支援の必要性を予測しています（病棟の専任入退院支援職員は、毎日病棟訪問し新規入院患者について把握し、病棟看護師と共に退院支援が必要な患者かどうかを判断しています）。なお、予定入院の患者については、Step1の入院前支援の情報や療養支援計画を踏まえてスクリーニングを行いますが、入院後に病棟看護師が入院前支援時から入院までに変化がなかったかを確認しています。

Step3：患者・家族と病状や退院後の生活に関する話し合いの実施

入院後7日以内に、主として病棟看護師が、現時点での病状やADL等の見通しなどについて情報提供し、患者・家族に退院後の療養場所の意向や療養方法に関する希望を確認します。病棟の専任入退院支援職員も同席することもあります。その場で、退院支援計画を立案し必要な支援を行っていくことについて説明を行い、同意を得て、退院支援計画書にサインを得ることもあります。

Step4：退院支援カンファレンスを開く

病棟での退院支援カンファレンスを「入退院支援加算1」の要件でもある「退院支援計画を実施するに当たって、入退院支援加算1にあっては、入院後7日以内に病棟の看護師及び病棟に専任の入退院支援職員並びに入退院支援部門の看護師及び社会福祉士等が共同して」行うカンファレンスの場としています。最低でも4職種が入りカンファレンスを行いますが、状況によっては、主治医・セラピストも参加して、退院支援計画について検討することもあります。

Step5：病棟の専任入退院支援職員への連絡

病状等が落ち着くと、病棟看護師から、この時点までの患者・家族の意向や退院支援計画・カンファレンスを踏まえて在宅移行支援、転院支援、施設入所

支援に分類した方針について連絡が入ります。病棟の専任入退院支援職員が中心となり、主治医や病棟看護師、セラピストなどと共同し、退院支援計画書に基づいて実施していくことになります。

Step6：退院支援計画書をコピーし、医事課が算定

退院日が決定すると、病棟看護師にて「退院支援計画書」のコピーを2部とり、原本は患者・家族に渡し、1部は医事課にFAXします。医事課の担当者が入院時支援加算や小児加算＊を含めてコストを算定できるケースであるかどうか確認し、できるものは退院時に算定しています。残りの1部は事務部門でスキャンを行い、電子カルテに保存します。

＊入退院支援加算1または2を算定する患者が15歳未満である場合に算定できる加算

〈算定のポイント〉

電子カルテのレイアウトを工夫し、病棟看護師が退院支援の必要性や退院支援の内容を簡便に検討できるようにしています。また、病棟看護師が「どのような情報収集が必要なのか」「どのような退院支援が必要なのか」（たとえば、在宅療養・転院・施設入所などの方向性や、利用すべき介護保険のサービスなど）をアセスメントできるように、病棟の専任入退院支援職員が病棟看護師に助言や情報提供を行っています。

「退院支援計画書」は、電子カルテで作成できるように整え、「退院支援計画」立案が簡便にできるように、項目を選択式にしています。画一的な計画書にならないために、個別性を表現するための空白を作り、コメントが記入できるようにしています。また、入院時支援加算における療養支援計画が記載されるようにしています。

算定開始時には、医事課担当者との話し合いの場をもち、コストもれがないような方法を一緒に考え、診療報酬改定により変更があるたびに、算定方法を医事課担当者と検討しています。

スクリーニングの精度を高め、必要な患者に、もれなく退院支援を行うことが算定には重要です。そのためには、「"退院支援"そのものに対する看護師の意識を高めること」が第一です。そのために、入退院支援部門主催の退院支援や診療報酬に関する勉強会を開催したり、看護部のキャリア開発ラダー研修を行ったりしています。このような取り組みを通し、看護師が入院前から地域での生活をイメージし、入退院支援部門と協働して、主体的に質の高い退院支援を行うことにつながると考えています。

（戸石未央）

(3) 在宅療養指導料：退院前在宅療養指導管理料および在宅療養指導管理料～大阪南医療センター

「在宅療養指導料」は、「在宅療養指導管理料」を算定している患者、

または入院中以外の患者で器具（人工肛門、留置カテーテルなど）を装着している患者を対象としています。

また、退院後に在宅療養指導管理料を算定する患者が入院中に試験外泊した場合に「退院前在宅療養指導管理料」が算定できるため、この3つは相互に関連のある報酬となっています。

ここでは、3つの報酬をすべて算定したCさんの事例を通して説明します。

> **事例3**
>
> **Cさん／60歳代女性／膵頭部がん終末期**
>
> Cさんは独居で要介護4。20XX年5月、強い倦怠感と黄疸が出現し、近医から紹介され、当院を受診した。「膵頭部がん」と診断され、入院加療で症状が改善して自宅に退院。以後は外来化学療法を実施していた。
>
> しかし、翌年3月から腹部膨満と食欲低下が現れ、がん性腹膜炎で緊急入院となった。CVポートを留置し、TPNで栄養状態は改善。疼痛はモルヒネ（PCA*機能付きシリンジポンプ）でコントロール良好となり、5月初旬、Cさんは退院を強く希望するようになった。

*PCA：patient-controlled analgesia

〈算定の流れ〉

Step1：適応基準の確認、薬剤の投与経路・方法、使用薬剤と器材の決定

退院後に在宅で使用・管理しやすいように、在宅医・訪問看護師の意見を踏まえて、主治医・病棟看護師・薬剤師・退院調整看護師・社会福祉士・臨床工学技士等の専門職種やNST・緩和ケアサポートチームなどで、適応基準の確認、薬剤の投与経路や方法、投与薬剤の種類・量・交換の頻度を決定しました。同時に、使用器材を選定し、業者へ連絡しました。

Step2：支援体制の検討・退院前カンファレンス①（「退院時共同指導料2」の1回目の算定）

在宅医・訪問看護師・調剤薬局の薬剤師・ケアマネジャーなどと退院後の支援体制・指導内容・退院時に持ち帰る物品・自宅で準備する物品・福祉用具等を検討しました。

Step3：HPNおよび鎮痛療法の指導（「在宅療養指導料」の算定）

HPN（在宅中心静脈栄養）療法の基礎知識や状態の観察、ケア技術の習得や日常生活の注意事項、医療費などをCさんと主介護者である実姉に説明し、在宅仕様での指導を行いました。さらに、外泊前に院内試行として本人・家族が実際に取り組みました。

Step4：試験外泊・退院前カンファレンス②（「退院前在宅療養指導管理料」の算定）（「退院時共同指導料2」の2回目の算定）

試験外泊*での問題や課題を検討しました。退院に向けて、必要時には関係職種と再調整を行い、退院日程を決定しました。Cさんの状態により、介護保険サービスが利用可能な短期日程の退院へ計画を変更することになりました。

Cさんのような末期の悪性腫瘍患者や在宅療養指導管理を行う患者など、別に厚生労働大臣が定める疾病等の患者（p.128表1の*3参照）の場合は、退院時共同指導料2を2回算定することができます。

*試験外泊の際には訪問看護を利用することも可能

Step5：退院（「在宅療養指導管理料・加算」の算定）
　患者や患者の看護にあたる者に対して、医師が、在宅での療養上必要な注意事項や指導を行ったうえで、医学管理を十分に行った場合には、該当する「在宅療養指導管理料」が算定できます。しかし、複数の在宅療養指導管理を行った場合は「在宅療養指導管理料の算定は主たる項目1つ」と決められています。ただし、保険医療材料の支給による加算は、それぞれ算定できることになっています。

Step6：Cさんに算定した在宅療養指導管理料
- 在宅中心静脈栄養法指導管理料（3000点）
- 在宅中心静脈栄養法用輸液セット加算（2000点）
　　セットには、プラグ、フーバー針等も含まれる（6組目まで）。7組目以降は、特定保険医療材料でルート（1520円）、フーバー針（419円）をそれぞれ必要回数分請求。
- 注入ポンプ加算（1250点）
- 携帯型ディスポーザブル注入ポンプ加算（2500点）（6個目まで）
　　7個目以降は、特定保険医療材料としてPCA型1個4330円で請求できる。

※在宅悪性腫瘍患者共同指導管理料（1500点）は、主たる管理料ではないため、算定はしませんでした。

〈算定のポイント〉

　在宅療養指導関連で知っておきたい算定の知識をいくつか整理します。

　①「退院前在宅療養指導管理料」は、入院料の取り扱い上は外泊とならない1泊の場合でも、外泊初日1回に限り算定可能です。6歳未満の乳幼児の場合は、乳幼児加算として200点がつきました。

　② 外泊中に使用する薬剤料や輸液セット、フーバー針、PCA機能付きシリンジェクター等の特定保険医療材料は算定可能です。

　③「在宅療養指導管理料」には、消毒や固定、輸液の準備等に必要な医療材料・衛生材料等が含まれており、十分な量を渡すことが決められています。

　④「退院前在宅療養指導管理料」が算定できるのは退院時のみであり、外泊後に退院できなかった場合や、外泊後に帰院せず外泊先からそのまま転院した場合は、算定できません。

　⑤ 2020年の改定で、注入ポンプ加算は、月1回の算定が、2月に2回の算定に変更されています。退院後に外来や在宅医が算定する場合、毎月は請求できないので注意しましょう。

　＊②③については、多忙な中で、医療材料や衛生材料の名称や品番、数などの情報等を記載するには、要点を簡潔にそして診療報酬の算定が漏れないような工夫が必要です。当院では電子カルテ上の専用テンプレートへ記載することで、カルテ保存すると同時に医事システムへ連携し、医事課で内容を確認して算定しています。

＊出力した「外泊・退院時持ち帰りシート」は、院内と在宅側で共有します。院内では退院時の持ち帰り物品を確認し、在宅医・訪問看護師・調剤薬局の薬剤師は、何をどれだけ持ち帰ってくるか把握でき、医療材料の準備がスムーズになると好評でした。また在宅医には、算定の確認や患者への医療材料等の配布管理に活用できるという声もいただきました。

また、テンプレートの内容は「外泊・退院時持ち帰りシート＊」として出力できるように設定しています。

（岩瀬嘉壽子）

(4) 退院前訪問指導料～南部町国民健康保険西伯病院

「退院前訪問指導料」は、「退院に先立って、入院中（外泊時を含む）又は、退院日に患家を訪問し、患者または家族に対して、在宅での療養上の指導を行った場合」に算定されます。1カ月を超えて入院すると見込まれる患者が対象であり、結果的に入院が1カ月以内でも算定可能です。退院前訪問は原則、入院中1回のみですが、入院後早期（14日以内）に実施し、かつ退院前に再度行う場合は2回まで算定できます。自宅への交通費は患者負担です。2016年の診療報酬改定では、在宅移行推進のため、点数がさらに引き上げられています。

> **事例4**
>
> **Dさん／80歳代女性／心不全など**
>
> Dさんは80歳代後半の女性。近医からの紹介で、心不全の治療のため入院した。糖尿病もあったため、入院中は心不全の治療と同時に血糖コントロールも行われた。これまで、Dさんは1日1回のインスリン注射を自分で行っていたが、入院中は看護師が行った。
>
> 病状が安定し、退院に向けての準備をしていくことになった。ただ、もともと認知症があり、入院中に認知障害が進んだようにみえた。
>
> Dさんは夫と2人暮らしで、夫も糖尿病でインスリンの自己注射をしていた。入院前より家事全般は夫が担っていたが、ともに高齢で、食事の準備が大変だったようである。これまで、ホームヘルパーも利用していたようだが、「期待していた内容と食い違いがあって、すぐにやめてしまった」という経過もあり、退院後はインスリン自己注射と食事が特に心配された。
>
> そこで、「退院準備カンファレンス」を開催し、「退院前訪問」を実施することにした。インスリン注射は夫の協力も得るようにした。
>
> 退院前訪問は、Dさんの試験外泊時に行うことにした。1泊2日の外泊計画を立て、看護師（退院調整看護師）とケアマネジャーが一緒に訪問し、
> 「食事がどのように準備されているか」
> 「インスリン注射について夫との共同作業がきちんとできているか」
> を確認した。
>
> 実際の生活の場で、Dさんの言動を観察することで、認知障害の程度や生活能力が確認でき、退院後の生活がどのようなものになるかが、より詳しくイメージ化された。ここから得られた情報を基に、介護保険などのサービス調整をケアマネジャーに、具体的に依頼することができた。

〈算定の流れ〉

Step1：カンファレンスで訪問対象者を検討

「退院前訪問指導料」の対象者をスクリーニングしたり、対象者への退院前訪問の時期をいつにするかを、カンファレンスの場で検討します。

1　診療報酬の理解　139

> 当院では、
> ① 入院カンファレンス
> ② 退院準備カンファレンス
> ③ 退院前カンファレンス
>
> の3つのカンファレンスを軸にして流れをつくり、「退院前訪問指導料」をはじめ、退院支援に関する報酬を算定できるように工夫しています。
>
> **Step2：ケースによってさまざまな職種が訪問**
>
> 訪問は、主にリハビリテーションスタッフと社会福祉士が協働して行い、地域のケアマネジャーに同行してもらうようにしています。
>
> Dさんのように、退院後も継続的な医療処置が必要である患者に対しては病棟看護師や退院調整看護師が訪問し、場合によっては、訪問看護師と同行訪問することもあります。精神科病棟では、病棟看護師と精神保健福祉士が協働して「精神科退院前訪問指導」を行っています。
>
> **Step3：入院早期に訪問した場合、再訪も**
>
> 当院は、後方支援病院でもあるので、リハビリテーションを目的に転院してきた患者の場合などは、転院後2週間以内に1回目の「退院前訪問指導」を行います。そして、退院直前の時期に2回目の「退院前訪問指導」を行うようにしています。

〈算定のポイント〉

当院では、以前より積極的に「退院前訪問指導料」の算定に取り組んできました。脳卒中や骨折によりADLが低下した患者に対して、退院後の生活の場である自宅の家屋を見て、住宅改修などを検討するのはとても大切なことです。また、がん終末期患者の退院後の療養環境を整えることは、看護師が担う役割です。

実際の生活の場で患者のADLを確認したり、退院後の生活をイメージしたりすることで、退院までに必要な準備が明確になります。また、病院のスタッフ自身、在宅サービスの調整や安心して退院できる時期などの検討に役立っていると思います。

病院とは違う、生活の場である自宅では、患者の顔つきが違います。事例のDさんも試験外泊に訪問したときには、病院では見られない表情を見せてくれました。そして、家族も自宅では、気がかりや不安を私たちに話しやすいようです。

退院前訪問をする機会ができたときには、なるべく時間をつくって訪問すること、そして多職種や訪問看護師による訪問パターンをつくることが「退院前訪問指導料」算定のポイントだと思います。　　　（高田久美）

(5) 介護支援等連携指導料〜武田病院

「介護支援等連携指導料*」は、入院中の患者に対して患者の同意を得

---

*2018年改定により、医療機関の連携先に障害福祉サービス事業における相談支援事業者や相談支援専門員が加えられ、「介護支援等連携指導料」に名称が変更されました。入院中から介護支援専門員又は相談支援専門員と連携して、退院後に適切なサービスを利用できるよう、支援計画の作成につなげることを評価されています。

て、医師または医師の指示を受けた看護師・社会福祉士等が、介護支援専門員または相談支援専門員と共同して、患者の心身の状態を踏まえて、退院後に導入が望ましい介護サービスまたは障害福祉サービス等について説明・指導を行った場合に算定され、入院中は2回まで算定することが可能です。

> **事例5**
>
> **Eさん/60歳代女性/高血圧症・糖尿病**
>
> Eさんは現在独居で、子どもとは長年、音信不通の状態。
> 201X年6月19日、右下肢の筋力低下を自覚し、しばらく様子をみていたが、6月21日に当院を受診し、入院となった。それまで、特に既往歴はなかったとのことだが、入院後に、高血圧症と糖尿病があることがわかった。
> 入院して検査をしたところ、中大脳動脈領域の脳梗塞が原因で、症状は軽い右麻痺があり、失語症も起きていることが判明。そこで、7月15日に、脳梗塞の誘因となっている左内頸動脈狭窄症に対してCEA(頸動脈内膜剥離術)を施行した。
> 術後、病院スタッフは回復期リハビリテーション病院を経てから在宅復帰を考えていたが、Eさんの理解・納得が得られず、直接、在宅復帰を目指すことになり、7月23日より退院支援が始まった。なお、在宅での主介護者は、同じマンションに住む知人男性のKさんである。
> Eさんは「車椅子さえあれば帰れる!」の一点張りで、失語症のために複雑な介護保険のシステムや手続きが理解できない。また、これまでの生活の様子や自宅の構造を聞いても、煩わしいのか「いちいち聞かれるからこんなとこ(病院)は嫌なんや!」と憤慨して、課題もなかなか抽出できない状態が続いた。
> もともと人見知りの性格でもあったため、顔つなぎを兼ねて、通常は介護保険の申請をしてから決定するケアマネジャーを、申請前にあらかじめ決めて、知人Kさんの協力も得て、7月26日にようやく介護保険の申請を行い、在宅準備が始まった。ケアマネジャーを決めた時点で、1回目の「介護支援等連携指導料」の算定を想定している。
> 7月30日、Eさん・知人Kさん・民生委員など地域のサポート者・ケアマネジャー・リハビリテーションスタッフも加わり、退院前カンファレンスを施行。カンファレンスでは、
> ・段差の場所と手すりの必要性
> ・室内での移動方法の確認
> ・買い物は知人Kさんに依頼
> ・布団生活だがベッドは必要かも
> ・シャワーの介助者は?
> ・内服の継続が必要
>
> という課題が整理され、その課題それぞれの対応者を確認し、「8月中旬の退院」を目標とすることになった。退院前カンファレンスを実施した時点が2回目の「介護支援等連携指導料」の算定となる。
> その後の話し合いで、シャワー介助も知人Kさんが手伝ってくれることとなった。8月6日には家屋評価に退院前訪問を行い、8月7~8日には試験外泊を実施した。

> この結果、段差の昇降は可能で、室内も伝い歩きで移動ができる状態であることがわかり、畳からコタツを支えに立ち上がりも行えるなど、Eさん本人の能力が予想以上に高く、ベッドは必要ないことを確認でき、8月12日に退院となった。

〈算定の流れ〉

Step1：まずケアマネジャーと現状や今後の方向性を共有
当院では、「介護支援等連携指導料」算定のための初回指導（情報共有）は、介護サービス利用の見込みがついた段階で、退院後の生活を見越して申請手続きや利用が考えられる介護サービスなどについて患者や医療関係者とケアマネジャーが情報共有した時点としています（来院のうえ対面で）。

Step2：退院前カンファレンスが2回目算定の機会
2回目指導は、ケアマネジャーが来院のうえ、退院前カンファレンスを行った日程で算定することとしています。Eさんの場合は、生活環境の整備や日常生活面でのサポート体制の検討など、退院後のケアプラン作成に必要な内容を検討し介護支援等連携指導を行っています。

Step3：「介護連携要約」を医事課へ提出し、算定へ
ケアマネジャーとともに患者に行った指導内容は、1回目、2回目、それぞれ電子カルテに記載します。2回目指導が終わった時点で「介護連携要約」という書式を作成し、患者にケアマネジャーからケアプランの提供を受けることの同意（サイン）をいただきます。そして、原本はカルテに添付し、コピーを医事課へ提出します。

この介護連携要約には、「病名」「退院へ向けた目標設定」「退院前カンファレンスの概要」「予想される退院時期・退院先・利用サービス」などを記録する欄があり、その中に2回の介護支援等連携指導を行った日付を記入する欄もあります。それを基に医事課が算定しています。

〈算定のポイント〉

「介護支援等連携指導料」の算定においては、ケアプランの写しをカルテに添付することが条件となっています。そこで、退院前カンファレンスの際に、患者本人・家族に了解を得たうえで、ケアマネジャーへケアプランの提供を依頼しています。また、介護連携要約の最後にも「ケアマネジャーより退院後のケアプラン（暫定ケアプラン）の提供を受けることに同意いたします」との一文を設けて、本人のサインをいただくようになっています。

（阪本君代）

(6) 退院時共同指導料2～高槻赤十字病院

「退院時共同指導料2」は病院の医師または看護師、薬剤師、管理栄養士、理学療法士、作業療法士、言語聴覚士もしくは社会福祉士が入院中

の患者に対して、患者の同意を得て、退院後の在宅での療養上必要な説明および指導を、地域の医師または看護師、または介護支援専門員等と共同して行い、文書により情報提供した場合に算定されます。

> **事例6**
>
> **Fさん/60歳代男性/進行性核上性麻痺**
>
> Fさんは妻・長男との3人暮らしで、要介護4。進行性核上性麻痺を53歳で発症し、その後、病状の進行に伴い、誤嚥性肺炎や呼吸不全状態を来して、胃瘻造設・気管切開を施行した。在宅陽圧人工呼吸器（NPPV）装着を経て、2年前から夜間のみ人工呼吸器を装着している。
>
> Fさんは在宅で訪問診療・訪問看護により医療的支援を受け、訪問リハビリにて機能維持に努めながら、デイサービスに週3回通所していた。これらのサービス利用は、妻の介護負担の軽減につながっていた。
>
> しかし、Fさんは体調の変化も多く、入退院を繰り返し、今回も肺炎による急性呼吸不全状態で入院となった。肺炎は抗生剤使用で改善したものの、病状の進行により呼吸補助筋の固縮が著明で、今後は24時間の人工呼吸器装着が必要な状態となった。
>
> 自宅へ退院するにあたり、家族・在宅ケア関係機関を含めた退院前カンファレンスを開催し、今後の在宅療養を検討することにした。このカンファレンスにより「退院時共同指導料2」の算定が可能となった。

〈算定の流れ〉

Step1：退院前カンファレンス開催の決定と患者・家族への説明

今後の療養体制について検討する目的で、退院前カンファレンス開催を決定し、患者・家族へカンファレンス開催の必要性や開催方法を文書を用いて説明しました。

Step2：カンファレンス開催の連絡・日程調整と事前の情報提供

在宅医・病院主治医が参加可能な日程を軸に調整し、在宅スタッフ側の調整はケアマネジャーに依頼しました。また、カンファレンスのスムーズな進行のために、事前に患者に関する情報を在宅医・訪問看護師・ケアマネジャーなどに送付しています。

Step3：退院前カンファレンスの開催

出席者は、Fさん妻と、病院側は主治医・病棟看護師・退院調整看護師・MSW・PT・OT、在宅側は在宅医・訪問看護師・保健師・ケアマネジャー・PT・デイサービス責任者と看護師、介護タクシー担当者の計15名でした。

まず、Fさんの現在の病状や留意点について病院側から情報提供し、今後の支援体制や緊急時の対応、さらにデイサービス利用の際のリスクや医療管理について、全員で検討しました。

なお、この退院前カンファレンスの所要時間は45分でした。

Step4：退院時共同指導記録の作成・保存と算定

当院で作成した「退院時指導記録用紙」に出席者名・職種を記録し、カンファレンス内容なども記載して、カルテに添付します。なお、この退院時指導記録用紙は、患者・家族をはじめ、カンファレンス出席者に交付しています。

> 医事課では、退院時指導記録用紙に記載された出席者（職種）から、「退院時共同指導料2」加算の有無を確認し、算定します。

〈算定のポイント〉

　「退院時共同指導料2」は400点ですが、カンファレンスに病院医師と在宅医師が同席した場合、プラス300点が加算されます。また、病院医師又は看護師等が地域側の看護師、介護支援専門員、相談支援専門員等の3者以上と同席して、共同で情報提供した場合、プラス2000点が加算されます（300点は算定できない）。つまり最大で2400点という高い報酬になるため、算定ミスのないようにしたいものです。

　しかし、当院では当初、医事課で算定する段階で出席者のチェックミスが頻発しました。そこで、退院調整看護師と医事課担当者で勉強会を行いました。さらに、実際の退院前カンファレンスに医事課スタッフにも参加してもらいました。すると、医事課スタッフがカンファレンスに対するイメージをもてたようで、チェックミスは減りました。

　「退院時共同指導料2」を算定するとき、最も大変なのは"出席者招集の工夫"でしょう。これについては、カンファレンスの開催目的によって出席者が決まるため、「目的を明確にして短時間で効果的なカンファレンスを実施する」ことで出席への協力が得やすくなると考えています。

　その工夫の1つが「事前の情報提供」です。カンファレンス開催前に、出席予定者に患者情報とともに、当日の出席者や検討内容を記載した情報を送付し、そして当日には予定時間や進行方法を加えたレジュメを用いて進めることで、出席者の協力が得やすくなります。当初は医師に出席を求めると「忙しいので任せる」と非協力的でしたが、最近では、これらの工夫でかなり協力が得られるようになってきたと思っています。

　もう1つ、院内の主要な会議において、「医師の出席によって診療報酬が違う」ことを医事課から説明してもらったことも効果的でした。

　退院前カンファレンスを開催すると、家族からは、「こんなにたくさんの人がいろいろ考えてくれて、本当に感激です」と、とても喜ばれます。

　「病院側と在宅側が顔を合わせて話し合うことの効果は絶大である」と日々実感し、少々大変な調整も喜びに変わる日々を送っています。

　（追記）Fさんは退院後、24時間人工呼吸器装着ですが、デイサービスの事業者が内部で検討の結果、週3回に増え、穏やかに過ごされているそうです。

（原田かおる）

2 退院支援計画書の見直し

1 入院から退院までの流れがわかる「退院支援計画」とは

(1) 入院中に必要な書類が多すぎる現実

　患者が入院すると、① 入院診療計画書、② 看護計画、③ 退院療養計画書を、それぞれに立案・記載します。①③ は患者・家族に説明し、同意、署名をいただくことになっています。そのうえ、さらに退院支援計画を作成するとなると、「また書類が増えた」という意識をもってしまうかもしれませんね。

　「個別性がみえない」「ベッドサイドケアとつながっていない」と悩みつつ立案・修正している看護計画と同じようなものを、また作業として受け入れてはいませんか？　このような多すぎる書類を統合し、減らしていくことも考えていきたいと思いませんか？

　全国の退院調整看護師研修での参加者の状況をみると、「退院へ向けた目標設定・支援期間・支援概要」について、入院中のどの段階で開始しているのか、第1段階・第2段階を踏まえた計画になっているのか、いきなり第3段階の「サービス調整」のみに終わっていないか、という点が課題であると私は考えています。

(2) 第2段階の計画が、退院支援計画になっているか？

　私が着任していた当時は、退院調整部門がかかわった事例のみ「退院調整加算」を請求していました。いわゆる困難事例に対して評価しようと考えたからです。

　病棟看護師が熱心に退院支援に取り組んでいる当院がなぜ、病棟看護師にも「退院支援計画」を立案させて診療報酬として請求しないのか、

と言われそうですね。それは、現状で、これ以上現場の看護師の業務負担を増やしたくないということ、そして、本来「第1段階：退院支援の必要性のアセスメントやチーム間での共有」と、「第2段階：生活の場に帰すための医療・看護のアプローチ」は、看護計画の中で、退院を見越して立案することが大事であると考えているからです。

　MSWが立案した計画をみると、第3段階の内容を中心に記載されています。例えば、介護保険申請手続きをする、ケアマネジャーとヘルパー利用等の相談をする、リハビリ継続のための回復期リハビリ病院への転院調整を行う……。

　退院支援・退院調整は、患者が自分の状況を理解し、そのうえで、自宅での生活を再開するために必要なサポート体制を整えるプロセスです。第3段階の調整にたどり着くまでの"自己決定支援"のプロセスが重要であることは、第1章で理解していただいていますね。

　特に、第2段階の「受容支援」と「自立に向けた医療・看護のチームアプローチ」のかかわりが、患者の人生を大きく変えるといっても過言ではないのです。この第2段階に、医師が何をするか、看護師が何をするか、リハビリスタッフは？　薬剤指導は？　そして患者・家族は何を準備するか？　これらが定まって、初めて第3段階の調整のプロセスが動くのです。

　第1段階・第2段階のプロセスが、「看護計画」の中で立案されているか、「退院支援計画」の中で立案されるか、いずれにせよ、この2つの計画がつながっていることが重要なのです。

(3) 入院早期の退院支援カンファレンス記録が退院支援計画になる

　急性期の現場で何より優先されるのは、安全な医療提供です。患者は必要時適切な医療を受け、1日も早い社会復帰を願って医療に期待をします。しかし「退院することは困難」とされる患者の中には、病気や障害と継続して向き合って生きていくことを余儀なくされている人、治しきることのできない病態にある人がいます。それは病気が原因とは限らず、誰もが平等に迎える"老い"によるものも多いのです。

　多くの患者は、その入院目的によって、退院支援の必要性が予測できます。ですから、患者・家族の状況をみながら、具体的に「退院を目指すための医療・看護のアプローチ」を行うことが重要で、そのためには入院早期からの「退院支援カンファレンス」が必要なのです。カンファレンスを定期的に開催し、"気になる患者"を抽出してチームで検討する、

そうしたカンファレンス記録が、「退院支援計画」になるのです。

(4) 在宅医療移行に際しての課題

　入院医療を受けたものの、入院前と比べて生活状況に変化が出てしまう患者が、いわゆる退院困難な患者となります。その困難さは、医療上の問題なのか、ADL/IADLからくる生活・介護上の問題なのかを見極めることが必要です。以下にポイントを示します。

　① 再入院のおそれがある/病状が不安定
　② 退院後も医療処置が必要
　③ 入院前に比べADL/IADLが低下

　これらの3点は、患者の入院目的・疾患・病態からアセスメントし、治療経過からより具体的に、退院を目指す時期の状態をイメージします。そのうえで、

　④ 独居あるいは家族と同居であっても介護を十分提供できない
　⑤ 通常の制度利用では在宅ケア移行が困難

という2つの課題を整理して、医師・看護師・リハビリスタッフなど、患者にかかわるチームが一丸となって解決策を見出していくことで、「退院支援計画」がみえてきます。

(5) 入院中に行う支援内容とその時期

　ここでは、入院中に行う支援を**表1**に整理してみましょう。

　自宅退院を目指すための移行準備に、一定の時間がかかることが予想される場合、その目的を達成することのできる病院や療養施設へ、いったん転院することもあります。また、第2段階においては、他職種が何をするか、その所要時間を考えて、第3段階（**表1**の⑥に該当）の制度申請・手続きの開始時期を計画します。現在は、この⑥だけが「退院支

表1　入院中に行う支援内容

① 患者・家族への教育・指導（食事・運動・服薬・医療処置・処置方法等）
② 退院後にも実施可能なシンプルケアへの切り替え（服薬・医療処置・介護方法等）
③ 在宅での医療・ケア提供体制の構築（24時間のデイリーケアを抽出）
④ 在宅での物理的な療養環境の整備（福祉用具・住宅改修等）
⑤ 在宅で必要となる物品の手配（衛生材料・医療材料等）
⑥ 各種制度の申請・手続き（この段階で、地域資源との交渉・調整が入る）

> **表2　退院直後に行う支援内容**
>
> ① 退院当日の移行支援（移送方法や医療材料等の調整、自宅で受け入れるスタッフの準備等）
> ② 在宅療養環境の確認（本人・家族の状況、ケア提供体制・療養環境が、入院中の予測・準備で問題はないか、あれば体制を再考）
> ③ 医療ニーズ・介護ニーズへの対応（外来通院の頻度、特に患者・家族が注意すべき項目を記載することで「退院療養計画書」の内容が完成）

援計画書」に記載されていることが多いのですが、最終目標である自宅、もしくはそれに代わる生活の場に帰ること目指して、何をすべきかを考えること、それが「退院支援計画」なのです。

(6) 退院直後に行う支援

続いて、退院直後に行う支援を**表2**に示します。

このとき、在宅側スタッフとの協働が重要になってきます。在宅側のメンバー（訪問看護師、ケアマネジャー、在宅療養支援診療所のMSW等）が対応するのは、患者が帰ってからになるので、退院当日、または遅くとも翌日には医療問題の評価を行い、軌道修正が必要かどうかの判断をする必要があります。

この「在宅移行期」と、やがてくる「看取りにつながる時期」において、私は訪問看護師の支援に大きな期待をもっています。そして、診療報酬評価ももっと手厚くすべきと考えています。

(7) 患者・家族にも理解しやすい流れがみえる

退院後も含めた支援が記載されることで、「退院療養計画書」は当然不要になります。患者・家族にも、入院中から退院までの流れが理解でき、自分たちは何を目指しているのかが、わかるようになります。地域連携パスの"オーバービュー"のようなイメージで、図やイラストを入れて、患者の状態像ごとに作成できると、高齢者でもより理解しやすいものになるでしょう。

(8) 看護計画との連動・標準化と個別対応

入院直後の超急性期は、クリティカルパスや標準看護計画で対応できると考えています。そして、個別計画が必要な部分、例えば医療処置等

の指導については、「退院支援計画」の中の看護チームが主に支援する内容として、つまり「看護計画」として立案することになるのです。具体例を挙げれば、排泄動作の自立に向けて看護師が行うセルフケアの看護計画も、個別に立案するということですね。

「退院支援計画書」には、チーム全体が目指す方向性と、そのために誰がいつまでに何をするかを記載していきます。病棟や診療科によっては、実はこの部分もかなり標準化できることが多いのです。

退院を目指すときの支援で看護が主になるのは、大きく分けて①医療処置管理の教育・指導・評価に関することと、②セルフケアに関することではないでしょうか。この２つのカテゴリーの中身を「食事」「排泄」「保清」「移動」「QOLの保障」に分類して、課題と解決策を組み合わせていくと、「最低ここまでは実施しましょう」という「療養パス」ができ上がるのではないか、と考えています。

*

在宅移行支援のプロセスにおいて、計画的に取り組むための道しるべが「退院支援計画」です。単に診療報酬での「退院調整加算」を請求するためだけの計画書にならないように、入院から退院を目指すための流れが患者・家族にも理解しやすい計画書を立案しましょう。

上記を踏まえて、皆さんの病院・病棟で入院期間中に必要な書類の流れを一度整理してみませんか？

（宇都宮宏子）

2 「退院支援計画書」作成のポイント①〜NTT東日本関東病院

(1) 「退院支援計画書」作成で大切にしたいこと

当院は、東京都品川区にある緩和ケア病棟・精神科病棟を有するベッド数665床（一般病棟615床）、看護配置7：1の急性期病院です。平均在院日数は一般病棟で10.5日と短く、クリティカルパスや電子カルテの導入を先駆的に取り入れている企業立の病院です。

私が所属している「総合相談室」（以下；相談室）では、以前よりソーシャルワーカー（以後：SW）と退院調整看護師が協働して退院支援を実施していました。2007年に当院が「地域がん診療連携拠点病院」になったのをきっかけに「がん相談支援室」が設立され、それ以降は、がん患者の退院支援については「がん相談支援室」のSWと看護師が担ってくれています。

2011年現在、「相談室」は、脳神経外科部長と兼務の室長1名/SW 4

名/看護師2名/事務1名、「がん相談支援室」は、呼吸器科部長と兼務の室長1名/SW1名/看護師3名（がん看護専門看護師1名含む）/事務1名の体制で退院支援を実施しています。

(2) 2段階のアセスメントから始まる退院支援

　当院では、通常の診療科や地域からの依頼で退院支援を行うほかに、スクリーニングシートを用いた「退院支援スクリーニング」を行っています。スクリーニングシートは10年前から一部病棟で運用していましたが、2008年の診療報酬改定で「後期高齢者退院調整加算」が算定されるようになって以来、全病棟で運用するようになりました。同時に、相談室スタッフが全病棟の「看護カンファレンス」や、一部の「診療科カンファレンス」に参加するようになり、ハイリスクケースの早期発見と介入を目指しています。

　退院支援の流れは下記のようになります。

〈第1段階アセスメント〉
　・3日以内にFAX
　・病棟ナースによるスクリーニングシートのチェック
　↓
〈第2段階アセスメント〉
　・病棟ナースと相談室スタッフのカンファレンス
　↓
〈退院支援の実施〉
　↓
〈退院・転院〉

　また、相談室が介入し、地域関係機関と連携して退院支援を行ったケースにおいては、「退院支援計画書」を作成して「退院調整加算1」を算定しています。退院支援の質の確保を図るために「退院支援計画書」を作成して、上記を算定する対象患者については、下記の条件を設けています。

〈退院支援計画書を作成する対象患者〉
　・患者や家族と退院に向けて複数回の面接を行っていること
　・地域関係機関（ケアマネジャー・医療機関の相談員・訪問看護師など）と連携して退院支援を実施していること
　・当院を退院もしくは転院したケースであること
　・患者や家族の同意を得たケースであること

この条件を満たしたケースにおいて「退院支援計画書」を作成していますが、2010年の診療報酬改定で、40歳以上の特定疾病を有する患者など対象者の枠が拡大したことで、その作成数は前年の1.6倍に増加しています。

(3)「退院支援計画書」作成のポイント

現在、当院で活用している「退院支援計画書」の記載例を**表3**に示します。

① チェックリストで簡単に記載

診療報酬上の要件を参考に、「最低限、押さえなければいけないポイント」を網羅したうえで、なるべくチェックリストにすることで記載欄を少なくして、相談室スタッフの負担を軽減できるよう工夫しました。

② 専門用語は使わず、わかりやすく

記載内容や表現方法については、専門用語は避けて平易な言葉を使うようにして、患者・家族にわかりやすい言葉を用いるよう心がけています。

例えば、「退院に際しての課題」欄には、「ADL低下」という文言は使わずに「身体の機能が低下している」「口から食事が十分にとることができない」などの表現にして、「家族介護力不足」という文言も「ご主人も高齢であり、介護の負担が大きい」というように記載しています。

また、何らかの医療処置が必要になって退院する場合は「尿カテーテルを留置した状態」ではなく、「尿管をつけた状態で退院となる」にしたり、「PEGを造設して退院する」場合は「口から食事がとれないので胃に穴を開けて栄養をとる方法（胃瘻）で退院する」という文言を使うよう注意しています。

さらに「退院へ向けた目標」欄には、「地域関係機関と連携する」ではなく、「ケアマネジャーや訪問看護師さんと話し合いの場を設けます」というようにわかりやすい言葉に置き換えて記載しています。

このように、具体的かつ患者・家族にわかりやすい言葉を用いることで、「今後、退院に向けてどのような行動を起こすべきなのか」が、相談室スタッフだけでなく患者・家族にも明確になり、退院の方向性の共有化と目標の明確化が図れています。

したがって、「退院支援計画書」は、"患者参画の医療や看護の提供につながる有効なツール"であるととらえています。

表3 「退院支援計画書」の例

NTT 東日本関東病院
退院支援計画書

入院日：平成 2X 年 10 月 20 日
計画日：平成 2X 年 10 月 23 日
変更日：平成　年　月　日

（患者氏名）　東　花子　　　様　　病棟（病室）　10B 病棟

病名（他に考え得る病名）	脳梗塞、尿閉
患者以外の相談者	家族（　ご主人　）・その他関係者（　　　　　）
退院支援計画を行う者の氏名 （下記担当者を除く）	A 先生、10B 病棟看護師、B 看護長、C 理学療法士
退院支援が必要な要因	□入院前に比べ活動の低下　■身内に介護できる人がいない ■退院後、医療処置が必要　□入退院を繰り返している □その他
退院に際しての課題など	□療養先について　■介護について　■医療処置について　□療養費について ■家族のことについて　□病状や症状について　□その他 ・身体の機能が低下している。 ・尿管をつけた状態で退院となる。 ・ご主人も高齢であり、介護の負担が大きい。
退院へ向けた目標設定、支援期間、支援概要	〈退院支援の目標〉 □退院後の療養先の選定　■在宅医療・ケアの整備　□その他 ・安心して自宅に帰れるようケアマネジャーや訪問看護師さんと話し合いの場を設けます。 〈支援概要〉 ・尿管の管理を訪問看護師さんにお願いします。 ・介護保険の見直しを検討します。 〈支援期間〉 ・在宅療養が軌道に乗るまで。
予想される退院先	■自宅　□病院・施設（　　　　　　　　　　　　　）
退院後に利用が予想される社会福祉サービス等	〈制度〉　　■介護保険　□身体障害者手帳　□その他 〈サービス〉■ヘルパー　□デイサービス　□入浴サービス 　　　　　　□介護用品　■訪問看護　□訪問診療　□かかりつけ医 　　　　　　□住宅改修　■宅配食　□移送車　■その他（訪問リハビリ）
退院後に利用が予想される社会福祉サービスの担当者	□病院　　□診療所　■ケアマネージャー　□介護施設 ■訪問看護　□その他 担当施設（　D 訪問看護ステーション　　　　　　　　　　　） 担当者（　○○　○○　　　　　　　　　　　　　　　　　）

注）上記内容は、現時点で考えられるものであり、今後の状態の変化等に応じて変わり得るものです。

病棟退院支援計画担当者　　　　　　　　　　　　　　　　　　　　　印
（退院調整部門退院支援計画担当者）■看護師　□ソーシャルワーカー　宗川　千恵子　印
（本人）

(4) 「退院支援計画書」の作成・提出時期

　当院は、急性期病院であるため入退院が非常にめまぐるしい現状にあります。2010 年のデータでは、1 日の入院患者数は約 523 名となってい

ます。

　脳卒中クリティカルパス対象患者においては、ICU退室後2週間で回復期リハビリテーション病院へ転院する患者もいて、「退院支援計画書」をお渡しするタイミングを逸してしまう場合もあります。

　在宅療養へ移行する患者においても、週末などを挟むと家族と面会するのは初回面接時と退院時のみで、あとは電話での対応となってしまい、「退院支援計画書」を記載したけれどお渡しできなかったという経験もあります。

　そのため、なるべく初回面接時に「退院支援計画書」をお渡しするよう心がけていますが、退院時直前にお渡しすることもあるのが現状です。

　このように「退院支援計画書」をお渡しするタイミングは相談室内でもさまざまです。本来ならば入院早期にお渡ししたほうがよいのですが、退院時にお渡しする場合においても、相談室スタッフや患者・家族の"退院支援の振り返り"としても利用できるツールであると考えています。

(5) 今後の課題

　「退院支援計画書」の記載内容が妥当であったか？　患者・家族にわかりやすい内容であったか？　などは、相談室スタッフ個々にケースが一任されているため十分な検証はまだ行っていません。

　一方、「退院支援計画書」をお渡しした患者・家族からの意見や効果も検証できていないので、今後は「退院支援計画書」の効果的な記載内容についてスタッフ間での意識統一や検討会を行ったり、患者・家族から直接意見や感想をうかがったりして、より効果的な「退院支援計画書」の作成を目指していく必要があると考えています。

*

　すべての病院が、当院のように相談室の退院調整看護師等だけで「退院支援計画書」を作成するわけにはいかないでしょう。

　病院によっては、病棟看護師が「退院支援計画書」を記載する場合も多いと思います。その作成にあたっては前述したポイントを参考にしていただきながら記載してみてはいかがでしょうか。　　　（宗川千恵子）

3 「退院支援計画書」作成のポイント ②
～滋賀医科大学医学部附属病院

(1) がん末期患者の「退院支援計画書」作成のポイント

　がん末期患者の退院支援の目的は「患者と家族が人生最期のQOLを高く保持し、生命の可能性を十分に生きることを支援すること」です。がんが進行すると、疼痛・食欲不振・全身倦怠感・呼吸困難感などのさまざまな症状が出現します。症状の出現と同時に、患者は恐怖感・孤独感などの苦痛を体験します。このような状況で「療養の場の選択」を迫られると、患者・家族は戸惑い、見捨てられたような気持ちになることもあります。

　がん患者にとって「在宅療養」は1つの選択肢であり、そのほかに緩和ケア病棟や、自宅に近い一般病院などの選択肢もあります。また、在宅療養が難しい場合には「外泊や外出」を行うことも考えられます。看護師は、患者の望む療養環境に合わせて生活をアレンジしていくこととなります。

　これらを考慮して、看護師は「退院支援計画書」に支援のプロセスを具体的に記載していきます（**表4**）。それは、患者の望む療養生活について患者とともに考えていくことにつながると考えます。

(2) 退院支援計画を考える視点

　以下、事例を通じて具体的に考えていきます。

> **事例1**
>
> **Mさん/70歳代/男性**
>
> 　妻と2人暮らし。子ども2人はそれぞれ独立し、県内在住。自宅まで病院から車で2時間以上かかる。
> 〈病状の経過〉肺がんのため、化学療法を外来で繰り返していたが、嘔気・嘔吐や経口摂取量低下による脱水のため入院。食道狭窄により経口摂取不可となったため、ポート留置・胃瘻造設し、輸液・経腸栄養による栄養管理を行っている。また、肺炎を発症して抗生剤の点滴・酸素投与も行われている。
> 〈現在の症状〉喀痰、労作時呼吸困難、発熱がある。

① 療養先の決定

　患者の療養先として、① 当院、② 緩和ケア病棟、③ 自宅に近い一般病

表4 がん末期患者の「退院支援計画書」の例

滋賀医科大学医学部附属病院
退院支援計画書

（患者氏名）　M さん　　　　様　　　　　　　　　　　平成 2X 年 10 月 20 日

登録番号		病棟・診療科	
病名	肺がん・肺炎		
患者以外の相談者	家族【妻・長男・長男の嫁】・その他の関係者【　　　　　　】		
退院支援計画立案施行者 (医師,病棟看護師,コメディカル)	医師：D 先生　　看護師：E ナース　　薬剤師：F 薬剤師 理学療法士：G 理学療法士　　栄養士：H 栄養士		
退院に関わる問題点、課題など	現在利用中の制度：■なし □介護保険（申請中・要支援1・2　要介護1・2・3・4・5） □障害者手帳　　級（肢体・内部・視覚・聴覚・言語）□難病（　　　） □その他【　　　　　　　　　　　　　　　　　　　　　　　】		
	問題点、課題など： ■退院後の療養先　□療養費など経済的問題　■生活支援の必要性【排泄・食事・清潔】 ■介護、家族に関すること【長男夫婦は遠方在住であり、協力を得にくいため妻の介護負担が大きい】 ■医療処置・管理の必要性【褥瘡・輸液管理・注射・経管栄養・吸引・在宅酸素・気管カニューレ・人工呼吸器・膀胱留置カテーテル・自己導尿・ストーマケア・CAPD・疼痛管理・服薬管理】 ■その他【患者の身体状況の悪化により家族の負担が大きくなることで、在宅療養継続が困難】 問題点、課題の詳細 　苦痛な症状がある。病状の進行により新たな症状が出現する可能性がある。 　労作時の呼吸困難感・倦怠感により身のまわりのことに介助が必要。 　療養場所の知識がない。病状や対処方法に不安がある。家族の予期悲嘆。		
退院へ向けた目標設定、支援期間、支援概要	目標：望む療養の場へスムーズに移行できる。 （本人・家族の思い：療養の場が変更したときに、どのように対応してよいかわからない）		
	予定支援期間：平成　　　年　　　月　　　日　　～　　退院まで		
	支援概要： ■退院後の療養先の相談　■介護保険の手続きなど在宅ケアの準備、調整 ■療養指導【生活支援・医療処置・管理】■医療処置関連物品の調達【胃瘻・酸素・点滴】 ■転院・施設の選定　□医療費・療養費の検討　■その他【患者・家族の心理的ケア】 上記支援内容の詳細 　症状（発熱・喀痰・呼吸困難感・倦怠感）の軽減と対処方法の説明・指導。 　療養に関する情報の提供。患者の不安内容の把握と対処方法の調整。 　家族の精神的負担への援助、療養先への情報提供。		
予測される退院先	■在宅【自宅・自宅以外（　　　　　　　　　　　　　　　　　　　　　　）】 ■施設【リハビリ病院・一般病院・療養型病院・精神病院・緩和ケア施設・介護老人保健施設・有料老人ホーム・特別養護老人ホーム・グループホーム・その他施設（　　　　　　　　　　　　　　　　　　　　　　　　　）】		
退院後に利用が予測される社会福祉サービスなど	制度：■介護保険　□難病　□身体障害者手帳　□生活保護　□その他【　　　】 サービス：■訪問看護　□訪問リハビリ　□ヘルパー　□通所サービス 　■かかりつけ医・往診　□訪問入浴　□宅配食　■移送車・介護タクシー 　□介護福祉用具【ベッド　・除圧マット　・車椅子　・その他（　　　）】 　□その他【　　　　　　　　　　　　　　　　　　　　　　　　　　】		

注）上記内容は、現時点で考えられるものであり、今後の状態の変化などに応じて変わり得るものである。

　　　　　　　　　　　　　　　　　　（退院支援計画担当者）尾崎　由佳　　　　　　　印
　　　　　　　　　　　　　　　　　　（本人）

※2011 年 4 月時点の書式

院、④在宅が考えられます。それぞれの療養の場の特徴について情報提供を行い、患者がイメージできるように支援を行います。

　自宅からの距離や必要な費用、スタッフなど、療養の場所が変われば患者を取り巻く環境は変化します。それぞれの療養場所のメリットとデメリットについて患者とともに整理し、患者の望む生活を送るためにはどの場所がよいのか選択できるようかかわります。そのためには、「患者が大切にしていることは何か」「どのように過ごしたいと思っているか」「家族はどのように思っているか」を知る必要があります。患者と家族の間で考え方が違うときには、看護師が両者の間を調整します。

② 具体的な生活の方法をイメージする

　患者が療養の場で生活するための具体的な方法を「患者が自分でできること」「家族ができること」「医療者や社会資源がサポートできること」に整理しながら考えます。

〈医療処置〉

　患者には酸素・胃瘻・輸液など複数の医療処置が行われています。

　それぞれの療養場所に合わせた方法にアレンジしていく必要があります。

　[**在宅**] 負担が少なくなるよう、できる限り方法を簡略化し、それぞれの医療措置を「誰が行うか」を検討します。また、患者本人には具体的な方法についての指導を行います。また、医療処置に必要な物品を手に入れる方法・費用、支払い方法などを確認します。緊急時、どのように対応するかを明確にします。

　[**施設入院**] それぞれの療養先で患者が行っている方法が可能であるか情報収集を行い、患者と相談しながらその施設に合わせた方法へ変更します。対象施設で継続して行うことができない場合には、施設とも相談しながら、ほかの方法を考えます。

〈症状への対応方法〉

　各症状について、患者がどのように思っているかを確認しながらコントロールを行います。例えば、症状出現時や緊急時にはどのように対応するかを確認・指導する必要があります。というのは、患者にとって「症状が続くこと」は心理的な苦痛につながりますし、「今後どのような症状が出現するのか」「そのとき、どのように対応すればよいのか」という不安や恐怖を抱えているからです。

　症状が強く出現している状況では、療養先の選択を考えることは難しいので、現在ある症状のコントロールを行うとともに、これから患者に起こるであろうことを予測し、出現時の対処方法についても確認・指導

を行うことで、患者・家族に「安心感」や「できる」という気持ちをもってもらえるようにかかわることが大切です。

　［発熱］原因を医師と確認し、対処可能かどうかを検討します。対症療法を行う場合には、薬剤師とも相談しながら薬剤の種類や投与経路の選択を行います。Mさんの場合は内服が困難であり、胃瘻からの注入・座薬という方法が考えられました。どちらの方法がよいか、効果や持続時間を考慮して選択した結果、胃瘻からの注入をすることにしました。

　［喀痰］Mさんは肺炎により喀痰量が増加していると考えられます。自己喀痰による体力の消耗があり、いずれは吸引が必要となる可能性があります。現在は少しでも楽に喀痰する方法の指導を行うとともに、薬剤で痰の性状のコントロールを行いました。

　［労作時呼吸困難感］少しの動作で疲労を感じる状態にあるため、疲労が少なく、Mさんが"大切にしていること"を優先に生活を再調整する必要があります。「自分で行いたいことは何か」「支援を受けてもよいと考える部分、しなくてもよいと考えている部分はどこか」を話し合います。また、呼吸困難感が増強する因子があれば取り除き、増強しないような動作についても説明を行います。

〈介護方法〉

　ADL/IADLそれぞれについて、具体的にどのような方法で行うかを検討します。終末期がん患者の状況は日々変化するので、その日できていたことが翌日には同じ方法でできなくなるかもしれません。状況に合わせた支援方法の変更が必要となります。

　［在宅］「患者にできること」「家族にできること」「サポートが必要なこと」に分類し、必要な物品の調達や方法の指導を行います。患者・家族に負担の少ない方法を検討します。

　［入院施設］現在の介護方法を、患者がどのように感じているかを確認し、"その日"の患者に合わせた方法で支援を続けます。

(3) 心理的不安の緩和と計画書の説明時期

　病状の進行に伴い、患者は連続して「喪失」を体験するため、その心は日々揺れ動いています。そのような揺れを保障しつつ、安心して療養できるよう支援を行うことが必要です。また、家族も「患者と近い将来別れなければならない」という予期悲嘆を感じていることが予測されます。その思いを確認しながら、患者に対しどのように接していけばよいか、家族に提案し、ともに考えていきます。

　「退院支援計画書」は入院早期から先を見越して作成を開始しますが、

患者・家族へは「急性期症状がコントロールできた時点」で説明をすることが望ましいでしょう。すると「退院支援計画書」を渡すことで、療養先の検討が開始されるとともに、一緒に検討ができることを伝えるタイミングとなります。

＊

　がん末期患者の退院支援には、療養先の選択、生活の具体的な方法の調整、心理的ケアに至るまで、多くの要素があります。

　患者の大切な時間は限られています。患者にかかわる者同士が、思いや情報を常に共有し、それぞれの役割を果たしていくことが必要です。また、患者と患者にとって大切な人たちがお互いによい関係でいられるように調整していくことも大切です。

　「現在」と「一歩先」をイメージした支援により、患者が自分の生き方を見つめ、患者とともにこれからの療養生活を考えていくことが「がん患者の退院支援」の基本と考えています。

（尾崎由佳・伊波早苗・服部聖子）

3 退院支援における連携書式の活用

1 病院と地域をつなぐ連携書式

　病棟看護師が行う退院支援の"締め"は、看護をつなぐこと。しっかりとバトンを手渡すように、情報を伝えることが大切です。

　では、必要な情報とは何でしょうか？　病棟看護師が一生懸命書いた看護サマリーが、在宅側にとってはちっとも役に立たない……とは、よくいわれることです。というのも、訪問看護師がまず知りたいのは、「自分が今、何をすべきか」だからです。

　患者から病状について聞かれたとき、どのように答えたらよいのか。家族が患者の苦痛症状への対応方法で困っていたら、どのように対処したらよいのか。最終排便がいつで、便秘時はどう対応するのか。

　在宅での初回訪問の場面で、病院で行われていた看護が継続できるよう、入院中の病状経過についてはできるだけ簡潔に、退院後にも継続が必要な医療管理や看護をきちんと伝えたいと思います。

　必要となる基本的な項目としては、以下のような内容があります。

> ① 病状・治療の経過
> ② 患者・家族への病状説明の内容、病状の理解・受け止め
> ③ 退院後も継続する医療管理と指導内容
> ④ 退院時の ADL/IADL と必要な支援内容
> ⑤ 社会資源の活用状況
> ⑥ 家族の状況・介護力

　医療処置管理については、必要な医療器材・衛生材料の種類や数、使用薬剤、トラブルへの対処方法など、詳細な内容が求められます[*]。また、看護サマリーと合わせて、指導時に使用したパンフレットや写真な

*全国訪問看護事業協会作成の「早期退院連携ガイドライン」が参考になります。

ども渡しておくと、実際の病棟での指導内容がわかります。

　病棟看護師の業務は非常に煩雑ですので、書式はできるだけチェックボックスと自由記述欄を組み合わせるなど、負担のかからないものにできるとよいと思います。また、退院前カンファレンスを開催するのであれば、その際の資料として準備しておくと、カンファレンスの時間短縮にもつながります。

　「退院支援看護師ネットワーク・大阪」[*]の定例会では、退院後の様子を訪問看護ステーションからフィードバックしてもらう方法として、看護サマリーとともに「連絡票」を送ったり、医師への訪問看護報告書に目を通したりと工夫している病院の報告がありました。退院後の患者・家族の情報を知ることで、自分たちの退院支援の振り返りにもなります。

　退院支援で最も重要なポイントの1つは、"看護と看護"の連携です。そのためのツールとしての連携書式を、それぞれの施設、さらに地域の中で検討できるとよいと思います。

（三輪恭子）

[*]「退院支援看護師ネットワーク・大阪」についてはp.188を参照してください。

2　連携書式の実際①〜大阪府済生会中津病院

(1) 看護サマリーを活用した連携書式

　大阪府済生会中津病院は大阪市北区にあり、ベッド数778床（一般病床664床、医療療養型病床72床、回復期リハビリテーション病床42床）、病棟数22の急性期病院です。

　病院は、済生会の総合医療福祉施設である中津医療福祉センターの一機能で、周りには乳児院、肢体不自由児施設、老人保健施設、特別養護老人ホーム、訪問看護ステーション、居宅介護支援事業所、看護専門学校などがあります。

　当院の退院支援は、主に自宅への退院支援を3名の看護師が、転院や施設入所の連携を5名のMSWが行い、患者の状況により、お互いをサポートし合う体制にしています。

　病院と介護施設、あるいは在宅のサービス事業者とをつなぐ有効なツールとして「連携書式」があります。当院では「看護サマリー」（以下：サマリー　**表1、2参照**）を利用しています。サマリーは作成当時、プライマリーナーシングを行う当院の看護師が、患者の退院時に「看護要約」として活用していました。

　しかし、前述したように複合施設であり、多くの関連施設をもつ当院の特徴として、急性期病棟から療養や回復期の病棟、あるいは老健施設

表1 退院時看護サマリー 1

ふりがな		❸【自宅以外の連絡先】　　　　　　（自宅；土日）
氏名　M.M　様		TEL 06-1234-5678（店；日中）　携帯 TEL 090-123-4567
年齢：　80歳　　性別：　男・⦿女		退院後のフォローアップ

❶【家族構成】　夫、長男（同居）
　　　　　　　　次男、三男

退院後のフォローアップ
　病院外来（　済生会中津　病院　科：　　医師）
　かかりつけ医（　N 医院・⦿クリニック：　　医師）

❷【次回受診日】：　平成　　年　　月　　日

キーパーソン：○○　○○　　　続柄（ 夫 ）
TEL
主介護者：同上　　　　　　　続柄（　　）
TEL

身体障害者手帳：　有（　　　級）・無
介護保険の申請：　有（介護度　　）・無（申請中・未）
利用サービス内容：訪問看護・ヘルパー・デイサービス・その他
利用事業所：　　　　担当者：　　　TEL

医療情報

疾患名　直腸がん、肺炎	科　入院期間　平成 2X 年 9 月 30 日 ～ 年 11 月 25 日
感染症 　HBs 抗原（ － ）HBs 抗体（ － ） 　Wa-R（ － ）HCV 抗体（ － ） 　MRSA（ － ）：検出部位（　　） アレルギーの有無 　有（　　　　　　）・⦿無	服薬中の薬剤　　　管理方法 無　　　　　　　　本人・家族・その他（　　） 有

❹【病状説明と受け止め方】
　本人：
　直腸がんの進行、肺炎の併発、子宮瘤膿腫
　家族：
　同上

既往歴
6 年前：直腸がん
昨年：肺転移
　　　心筋梗塞　定期検査の冠動脈カテーテル　平成 2Y 年 6 月

❺【治療・看護経過】
6 年前に直腸がんにて手術、ストーマを造設した。その後定期検診にて経過をみていたが、昨年、直腸がんが再発した。その後、発熱が続き、CT 検査の結果、子宮瘤膿腫を認めた。現在、排膿のためのドレナージを継続しており、発熱は認めなくなった。退院後も排膿ドレナージは必要である。

❻【残された問題・課題】
　発熱がある
　呼吸状態が不安定
　疼痛コントロールが必要
　貧血症状の観察が必要
　血痰がある

❼　＊私は上記の情報を病院から（外来・転院先の病院・かかりつけ医・ケアマネジャー・訪問看護ステーション）に報告することを承諾致します。
　　　　　　　　　　　　　　　署名　M.M　　　　　　　　　（⦿本人・本人との続柄　　　　）
平成　2X 年　11 月　21 日
大阪府済生会中津病院
（　北 15 階　　　病棟　　　内線：　　　）
　　　　　　　　　　記載者：　○○ ○子　　　　　看護師長：　○○ ○美

〈記入のポイント〉
❶【家族構成】は在宅に戻ったときに大切な家族の介護力を把握するために重要。子どもや親戚まで含めて詳しく情報を聞く
❷【自宅以外の連絡先】は緊急時に必要。携帯電話番号も記入
❸【次回受診日】は決まっている場合、必ず記入
❹【病状説明と受け止め方】は本人だけでなく、家族の気持ちもしっかり把握し、記入しておく。在宅では介護する家族がキーパーソンとなる
❺【治療・看護経過】は詳細に記入する。この欄で足りない場合は「別紙参照」として、別紙に記入する（表 2 内「看護サマリー 3」を参照）
❻【残された問題・課題】は在宅で引き続きケアされる問題を表す大切な項目。長く記入するよりは、要点を箇条書きで表記する
❼【承諾欄】で本人・家族に地域の医療機関に情報提供することを承諾してもらうことで、病院と地域の連携が進む

表2 退院時看護サマリー 2

身体状況と継続する看護	麻痺・拘縮 ：⦿無・有（　　　　　　　　） 褥　瘡 ：⦿無・有（部位―　　　　　　　，大きさ　　　×　　　） 医療器具装着：無・⦿有 1）バルンカテーテル（　　号　最終交換日　　／　　） 　　　　　　　　　　　2）胃管（　　　号　最終交換日　　／　　） 　　　　　　　　　　　3）気管カニューレ（種類　　　―　　　号　最終交換日　　／　　） 　　　　　　　　　　　4）酸素吸入（　　　％　　　　　リットル） 　　　　　　　　　　　5）ネブライザー吸入（薬剤　　　　　　　　　　　　　　　） 　　　　　　　　　　　⦿6）その他（　排膿ドレナージ　ストーマ　　　　　　　　　）
活動	活動能力：1）自動運動不可能　2）体位変換のみ可能　3）起座位可能　⦿4）坐位保持可能 　　　　　5）トランスファー可能（ベッド⇔ポータブルトイレ、車椅子） 　　　　　6）つかまり立ち可能　⦿7）歩行可能　補助具―無・有（　　　　）8）階段昇降可能 　　　　　9）その他（　　　　　　　　） 行動範囲：1）ベッド上　2）ベッド周囲　⦿3）居室内　4）屋内　5）外出可能 コミュニケーション ⦿1）可能　2）不明瞭　3）不可能 認知症様症状：⦿無・有　昼夜逆転：⦿無・有　徘徊：⦿無・有　寝言：無・有 独語：⦿無・有　　　　不隠：⦿無・有　　その他（　　　　　　　　　　　　　） 視覚障害：⦿無・有（　　　　　　　　　）聴覚障害：⦿無・有（　　　　　　　　）
睡眠	⦿1）普通　2）不眠　3）不眠時の対策（　　　　　　　　　　　　　　　　　　）
❶食事	食事摂取動作 ⦿1）自立　2）部分介助　3）全面介助　4）補助具の使用：無・有（　　） 食事内容：1）普通食　⦿2）全粥　3）刻み食　4）ペースト・流動食 　　　　　5）その他／IVH　持続点滴　経管栄養　胃瘻造設（　　　　　　　　　　） 食　欲：⦿無・有 義　歯：無・⦿有 アレルギー：⦿無・有（　　　　　　　　　　　　　　　　　　　　　　　　　　　）
❶排泄	方　法 ⦿1）トイレ　2）ポータブルトイレ　3）尿器・便器　4）オムツ　5）バルンカテーテル留置 動　作 ⦿1）自立　2）部分介助　3）全面介助 排　尿：1）尿意：無・時々・⦿有　2）夜間尿回数　　回　3）失禁 ⦿無・有 排　便：1）便意：⦿無・時々・有　2）便通　　日に　　回（主な性状　　　　　　　　） 　　　　3）緩下剤の使用　無・⦿有（　酸化マグネシウム　　　　　　　）4）失禁 ⦿無・有
❶清潔	入　浴：1）自立　2）部分介助　3）全面介助 　　　　4）不可能（⦿清拭・シャワー浴）5）最終入浴・清拭介助日　　／ 洗　髪：1）自立　⦿2）部分介助　3）全面介助　4）最終洗髪日　　／ 更　衣 ⦿1）自立　2）部分介助　3）全面介助 洗面・歯磨き ⦿1）自立　2）部分介助　3）全面介助

身体状況	麻　痺：⦿無・右上肢・左上肢・右下肢・左下肢 起　居：⦿自立・一部介助・全介助・坐位可能 歩　行：自立・⦿杖・歩行器・車椅子 視力障害：⦿無・有（程度　　　　　　　　） 聴力障害：⦿無・有（程度　　　　　　　　） 嚥下障害：⦿無・有（程度　　　　　　　　） 意思伝達：⦿できる・時々できる・ほとんどできない 　　　　　できない 認知症：⦿無・有（程度　　　　　　　　　）	生活支援状況	食　事：⦿自立・一部介助・全介助 （一部介助項目―　　　　　　　　　　　　　　） 清　潔：入浴・清拭（自立・⦿一部介助・全介助） 　　　　最終入浴・清拭日（ 11月 21日） 排　泄：⦿自立・オムツ・ポータブル・カテーテル留置 　　　　カテーテルサイズ　　号　最終交換日　月　日 最終排便（　　月　　日）ストーマ その他（　　　　　　　　　　　　　　　　　　）

〈記入のポイント〉
「看護サマリー2」の項目はできるだけ○をつけるだけの簡単な記入で患者の状態がわかるように工夫している。
これにより受け持ち病棟看護師の業務負担軽減につながっている。
❶【食事／排泄／清潔】の項目でのチェックを地域の医療機関と情報をやりとりすることで、病棟看護師が退院した患者の在宅での現状を知ることができるようになる

「看護サマリー3」について
当院の「退院時看護サマリー」には3枚目に白紙の記入欄が用意されている。ここには「看護サマリー1、2」で伝えきれなかったことを「その他」として自由に記入している。
また、看護問題については「♯1直腸がん」「♯2肺メタ」などのように、問題別に詳しく表記している。

や訪問看護ステーションへの患者の連携が多いため、サマリーはその"情報伝達のツール"として使われるようになりました。

もともと、サマリーは看護部の記録委員会によって作成されました。しかし、連携が進むにつれて、実際に情報を活用する療養病棟や訪問看護ステーションからの意見や要望が出てくるようになりました。それは、その後のサマリー改訂時に反映されています。

作成当初はなかったのですが、サマリーの書類下部に「＊私は上記の情報を病院から（外来・転院先の病院・かかりつけ医・ケアマネジャー・訪問看護ステーション）に報告することを承諾致します」と、患者やその家族に同意を得る欄を設けたことも、上記の理由からです。その後、個人情報保護や、インフォームド・コンセントなどを考慮し、見直しを重ねて現在の書式にたどり着きました。

(2) 目標は、患者自身が記入できる書式

現在では、退院の方向性が決まった時点でサマリーを作成し、退院時カンファレンスの出席者（在宅医師・訪問看護師・ケアマネジャーなど）に配布してカンファレンスを進めています。担当看護師は看護内容を情報伝達するだけではなく、今後の課題や検討事項などを記載して、在宅担当者とともにカンファレンスの中でよりよい方策を見つけるようにしています。

退院支援に関心はあるものの、在宅ケアの知識や経験のない若い病棟看護師にとって、このサマリーを使ったカンファレンスは"新たな看護の視点"を見つけることのできる学びの機会になるのではないかと考えています。

また、このサマリーは、2010年度の診療報酬改定で新設された、ケアマネジャーとの連携時に算定される「介護支援連携指導料」の、病院からの情報提供シートとして活用しています。ケアマネジャーはサマリーを見て、その後、事業所で作成したケアプランを病院に送ってくれます。

この双方向の情報伝達により、当院の病棟看護師は「退院した患者の現状─在宅でどのようなサービスを受けているのか」を具体的に知ることができるようになりました。

今後は、患者にサマリー内容の報告の同意を得るだけではなく、「在宅や施設に移行する際に、患者自身が自ら考える課題、そしてそれに対処する目標」について自分自身で表記できるような書式に進化できればと考えています。

（今西裕子）

3 連携書式の実際 ② ～地域医療機能推進機構大阪病院

(1) 継続看護のための「看護要約」を目指して

　地域医療機能推進機構大阪病院（旧大阪厚生年金病院）は大阪市福島区にあり、ベッド数565床、診療科35科の急性期病院として、24時間救急対応など「高度で安全な医療の提供」を目指しています。2011年2月現在、看護職員数は596名で、看護配置7対1体制。固定チームナーシング・継続看護受け持ち制の看護方式をとっています。

　2009年度の平均在院日数は12.5日で、当院での治療が終了した後も、医療の継続が必要であったり、日常生活上のさまざまな問題を抱えた患者が多くいます。当院を退院する患者が、できる限り安心・満足して次の療養先へ退院していけることが、看護職員全員の願いです。

　1997年に保健事業部として設立された「医療福祉相談室」では、2004年から退院調整看護師とMSWが一緒に活動しています。2011年2月現在の構成メンバーは、看護部長を所属長に、退院調整主任看護師1名、退院調整看護師1名、MSW4名、事務員1名です。退院調整看護師とMSWが、互いの得意とする分野を常に情報交換しながら、患者を全人的に支援できるよう努めています。

　現在、当院では退院時に2種類の「看護要約」を使い分けています。1つは、地域の医療機関・在宅支援機関や、転院先への情報提供に用いる「地域向けの看護要約」。もう1つは、退院後に当院のみで外来フォローするケースに使用する、外来看護師と連携するための看護要約で、少し簡素化したものです。

　ここでは、前者の「地域向けの看護要約」についてご紹介します（**表3、4**）。

　保健事業部発足当時の保健師と所属長（現看護部長）が、「当院で提供した看護を、療養の場が変わっても同じように継続して提供してもらうには、"私たちの看護や患者の日常生活がみえる看護要約"でなければならない」と、現在の書式の基礎になるものを考案したのがきっかけです。

　当初は紙ベースでの運用だったため、入院早期から作成した「看護要約」は、病状や看護の内容に合わせて何度も修正しなければならないという大変さがありました。しかし、2008年の電子カルテ導入を機に、修正も難なく行えるようになり、「タイムリーな情報を記載できているか」を、受け持ち看護師が常に注意しながら修正を行えるようになっています。

表3 地域向けの看護要約（表面）

〇△訪問看護ステーション　御中

平成　年　月　日
地域医療機能推進機構　大阪病院
TEL 06（6441）5451　FAX 06（6445）8900
〒553-0003
大阪市福島区福島 4-2-78
（　　　　　　　　）病棟
記載者
（　　　　　　　　）（　　看護師長　　）

下記患者様の入院中の経過と現在の状態についてご報告申し上げます。
ご不明な点につきましては、右記までお問い合わせお願い致します。

看護要約（膵臓がん）

カルテ番号

フリガナ　ネンキン　タロウ	外科　入院期間　200X年8月1日〜200X年8月14日
氏名　年金　太郎　様　性別　男	生年月日　年　月　日　歳
住所　大阪市福島区福島 4-2-78 TEL　06-1234-5678	疾患名　膵臓がん　がん性腹膜炎

❶【家族構成】
妻（50歳）と2人暮らし

キーパーソン名　年金　花子　続柄（妻）
TEL　06-1234-5678

感染症
HBsAg（－）　HCV（－）　梅毒ガラス板（－）　梅毒 TPLA（－）
MRSA（　　　　検出部位　　　　　　　　　　　）

アレルギー：□有（　　　　　　　　　　　）☑無

❷【社会福祉】
身体障害者手帳：□有（　　級）☑無
介護保険：□有（要　　　）□無　☑申請中
利用サービス内容：□訪問看護　□ヘルパー
□デイサービス　□その他（　　　　　　　）

【既往歴】
なし

8/3 申請
8/10 認定調査

❸【入院中の経過】
　膵臓がん、がん性腹膜炎で手術不適応と診断され、腹痛増強に対しペインコントロール目的で入院となった。NRSスケールを導入し、トイレにひとりで行ける（NRS 1〜2）という目標に向かい、本人・妻に麻薬の作用・副作用、レスキュードーズの使用方法について指導した。
　レスキュードーズ（オキノーム®）の使用量でオキシコンチン量を増量していき、オキシコンチン®40 mg/日（8時、20時　1回20 mg）内服でコントロールが図れ、目標を達成できた。麻薬の副作用に対しては❺の薬剤③④⑤内服でコントロールが図れている。本人は自宅療養を希望され、妻の同意が得られたため、保清、褥瘡予防について、また急変時の対応について指導を行った。本人・妻とも退院後の生活に自信をもつことができ、退院の運びとなる。

❹【残された問題】
　①疼痛コントロールが図れているか（疼痛が強くてもオキノーム®を内服しようとしないことがあるため、疼痛緩和が図れているかフォローが必要。記入してもらっているNRSスケールやレスキュードーズの使用状況により、ベースの麻薬量の検討が必要）
　②やせており、同じ体位をとっていることが多いため、褥瘡発生のリスクが高い
　③他に協力者がおらず、妻の介護負担や不安、ストレスが考えられる。患者の全身状態悪化に伴い、サービス内容の再検討が必要

❺【使用中の薬剤】　　　　　　　　　　管理方法　（　□本人　☑家族　□その他　　　　　　　　　）
　① オキシコンチン®40 mg/日　1回20 mg（8時、20時）
　② オキノーム®2.5 mg　1包/回（1時間あけば繰り返し服用可）…レスキュードーズ
　③ ノバミン®3錠/日（毎食後）
　④ マグラックス®3錠/日（毎食後）
　⑤ プルゼニド®2錠/回（便秘時）

❻【疾病に対する医師からの説明】
　患者：膵臓がん、がん性腹膜炎で手術不適応　麻薬を使用し、ペインコントロールを図っていく
　家族：上記内容　予後は1〜2カ月

〈記入のポイント〉
　電子カルテ導入になり、修正が容易になった。「タイムリーな情報を記載できているか」を常に注意しながら、受け持ち看護師が記入している。
❶【家族構成】は在宅に戻ったときに大切な家族の介護力を把握するために重要。子どもや親戚まで含めて詳しく情報を聞く
❷【社会福祉】は介護保険など社会資源を使用して在宅療養する患者の場合、どのようなサービスがあるか、しっかりチェック
❸【入院中の経過】はポイントを押さえて記入する
❹【残された問題】は最も大切。受け持ち看護師と退院調整看護師が十分に話し合い、記載内容をまとめる必要がある
❺【使用中の薬剤】は在宅での処方がどのように変わるかを意識しておく
❻【疾病に対する医師からの説明】は医師によっては、"退院して在宅に戻る"という視点が欠けているコメントになることがあるので要注意

表4　地域向けの看護要約（裏面）

		❻【詳細記入欄】
医療処置	□褥瘡（部位と大きさ　　　　）（ドレッシングの種類　　　） 　　　（交換頻度　　　日毎）（最終交換日　　／　　） ☑エアマット（種類　　ピュアレックス　　） □吸引（□口腔・□鼻腔・□気管） □気管カニューレ（種類　　Fr）（最終交換日　　／　　） □酸素吸入（　　％　　L）・（□マスク・□ネーザル　） □膀胱留置カテーテル（　　Fr）（最終交換日　　／　　） □ストーマ（交換頻度　　日毎）（最終交換日　　／　　） □胃管・□胃瘻（　　Fr）（最終交換日　　／　　） □点滴（□IVH・□末梢点滴） □その他（　　　　　　　　　　　　）	退院後はフローラSをレンタル
活動	日常生活自立度：□J（自立）☑A（外出要介助）□B（坐位可）□C（寝たきり） 移動能力：□自動運動不可能　□体位変換のみ可　□起坐位可能 　　□坐位保持可能　☑トランスファー可能（ベッド⇔ポータブルトイレ、車椅子） 　　□つかまり立ち可能　□歩行可能　補助具　□有（　　　　）　□無 　　□階段昇降可能　□その他（　　　　　　） 行動範囲：□ベッド上　☑ベッド周辺　□居室内　□屋内　□外出可能 麻痺・拘縮：□有（　　　　　　　　　　　　）☑無 コミュニケーション：☑可能　□不明瞭　□不可能 言語障害：□有　☑無　　見当識障害：□有　☑無 視覚障害：□有（　　　）☑無　聴覚障害：□有（　　　）☑無 ナースコール使用：☑可能　□不可能 独語：□有　☑無　不穏：□有　☑無　昼夜逆転：□有　☑無　徘徊：□有　☑無	❽
睡眠	☑普通　□不眠　□不眠時の対策（　　　　　　　　　　　）	
食事	食事摂取動作：□全面介助　□部分介助　☑自立　❿ 補助具の使用：□有（　　　　　　　）☑無 食事内容：（　　全粥　　食） 　　□ご飯　☑全粥　□刻み食　□ペースト　□流動食 　　□その他（　　　　）□経管栄養（内容　　　　　　） 自宅での調理者：□本人　☑家人　□その他（　　　　） 補助食品：☑有（テルミールミニ1本/日　）□無　義歯：□有　☑無 アレルギー：□有（　　　）☑無	栄養士より他の栄養補助食品も紹介している
排泄	方法：□トイレ　☑ポータブルトイレ　□尿器・便器　□オムツ 　　　□膀胱留置カテーテル　□ストーマ（□人工肛門・□人工膀胱） 動作：□全面介助　□部分介助　☑自立 排便：①便通3日に1回　②緩下剤の使用　☑有（プルゼニド）□無 　　　③便意　☑有　□時々　□無　④失禁　□有　☑無 排尿：①夜間尿回数2回　②尿意　☑有　□時々　□無　③失禁　□有　☑無	2日間排便なければプルゼニドの内服を指導している
清潔	方法：□入浴　☑シャワー浴　□清拭（最終実施日8/13） 動作：□全面介助　☑部分介助　□自立 洗髪：□全面介助　☑部分介助　□自立 更衣：□全面介助　☑部分介助　□自立 洗面・歯磨き：□全面介助　☑部分介助　□自立	❿

〈記入のポイント〉

❻【詳細記入欄】に、多くの情報が記載されていると、退院後の介助方法を決めていくのに大いに役立つ。多忙な中でもなるべく書くように指導している

❽「チェックするだけ」でいいように、それぞれの項目を多くして、受け持ち看護師の記入負担を軽減する

❾在宅での栄養摂取をスムーズに行うため、栄養士と相談して記入することも多い

❿この「看護要約」には記入されていないが、「部分介助」にチェックがあったら、どこが自立して、どのような介助が必要なのかを明確にするためにも、ぜひ【詳細記入欄】に記入しておきたい

電子カルテに移行したとはいえ、内容が多すぎれば記載する看護師の負担増につながるので、"簡単にチェックできる項目"を増やし、限られた紙面で、より詳しい情報提供が必要な場合を想定して、各項目の右端に【詳細記入欄】を作成しました。
　今回紹介している「看護要約」にはあまり記入がありませんが、例えば、脳梗塞の患者の"清潔"介助について"部分介助"にチェックした場合、「どこは自立していて、どこに介助が必要なのか」を【詳細記入欄】に具体的に記載しておくと、退院後の介助方法がより明確になります。

(2) 残された問題を整理して、患者・家族の安心を

　地域との連携の際、退院調整看護師として一番留意するのが【残された問題】の項目です。患者・家族が「どのような問題を抱えて療養の場を移そうとしているのか」「どのような看護や支援が今後も必要なのか」を、受け持ち看護師と検討し、記載内容を確認します。
　当院では、急性期の治療を乗り越えた患者の看護、そして家族の支援を、次に取り組んでいく在宅などの関係者にどのように託すのか、この「看護要約」を最大限利用して、具体的に伝えるよう努めています。
　今後も「看護要約」が単なる"情報提供書"で終わらないように、継続看護のために活用していただける"生きた内容"を記載していきたいと思っています。それは、患者・家族の安心・満足につなぐことのできる関係機関との連携強化に、必ず役立つと思われるからです。

（北　由美）

4 退院支援・退院調整に関するシステムづくり

1 システムづくりのポイント

(1) システム構築に取り掛かる前に

　新しい取り組みを始めるときには、現状をしっかり分析することが重要です。まず、「自院の退院支援・退院調整には、誰が、どの部署がかかわっているのか」を、歴史も含めて把握する必要があります。MSW などの協力を得ながら、次の 4 つの項目について、調べてみてください。

> ① 医療機関（自院）の機能・病床数/高齢入院患者（75 歳以上）の占める割合
> ② 自院のある地域の特徴/近隣の医療機関・在宅医療関連の事業所の状況
> ③ 退院調整にかかわっている相談員（MSW など）・看護師・同法人の在宅ケアスタッフの役割分担や支援状況
> ④ 自院の退院支援の課題はどこにあるか

　この結果をベースに、各病院の実情に沿ったシステムづくりを考えていくことができます。

(2) システム化を実現するための 3 つのキーワード

　ここで、私が京大病院で退院支援のシステムづくりに取り組んだときのことを少し振り返りたいと思います。
　私が京大病院の「地域ネットワーク医療部（以下：地域ネット）」に着任したのは 2002 年 7 月で、当時は急性期病院の看護師が専従で退院支援を担う状況ではありませんでした。訪問看護の経験を活かして看護師が退院支援に取り組むことを実践するために、採用された私は、地域ネッ

ト専従の看護師として、MSWと協働して、病棟からの依頼を受け、支援に取り組むことになりました。

　地域ネットは、2000年10月からMSW中心に「医療福祉の相談窓口」として稼働していました。そのため、退院支援を行う下地はあったといえます。私は着任翌日からMSWと担当を分担し、病棟から支援依頼のあった事例の退院調整に駆け回ることになりました。その中で、システム化については「3つのポイント」があると感じるようになったのです。

① ポイント1：患者・家族からのフリーアクセスで支援を開始しない

　「退院支援」とは、入院医療の結果、患者がこれからどこでどのような療養が送れるかを考え、退院を支援していくことで、MSWが関与する医療費・就労問題・家族問題などの"社会的な問題"の支援とは違います。大切なのは、患者が抱える「退院できない理由」を急性期医療チームと共有して、解決策を見出していくことです。患者・家族や、それまでに在宅でかかわっていた在宅支援者から相談が入った場合も、病棟の医療チームとともに行うことが重要です。

② ポイント2：カンファレンスを開催する

　退院支援システムが構築されていない医療機関の急性期の現場では、チーム医療を提供するための「カンファレンス」が開かれていないことが多いと思います。

　看護師同士、あるいは多職種が集まってカンファレンスを行い、患者を包括的に、そして時間軸でみることによって、退院支援の方向性を確認できます。つまり、「**患者の人生の再構築のためのカンファレンス**」を経て、効果的に退院支援・退院調整ができるのだといえましょう。

　もし、急性期病棟で定期的なカンファレンスを開催することが難しければ、「退院調整が必要な患者」について、支援開始前に「初回カンファレンス」(p.170) を開くことから始めてみましょう。

③ ポイント3："言語化""共有"する力をつける

　外来・病棟のジェネラリストナースには、「患者の生活をイメージする力」「患者の抱える疾病・病態から、現状および退院後の長期的な病態を予測する力」「病態予測に基づき、療養上必要なケアや看護を言語化して患者・家族と共有する力」が備わっていることも必要です。これらの力を発揮することで「退院支援＝自己決定支援」の実践が可能になります。

　そして、試行錯誤の中で、私は上に挙げた「3つのポイント」を可能にするためのキーワードを整理することができました。

そのキーワードとは、次の3つです。

> ① 病棟でカンファレンスを開催し、その質の向上を図る（**カンファレンス**）
> ② 診療記録・看護記録に、退院支援に関連する記録を残す（**記録**）
> ③ 看護師・医師への教育・啓発を計画的に行い、同時に"オンゴーイング"の事例で教育的視点をもったスタッフへのかかわりを行う（**教育**）

つまり、「カンファレンス」「記録」「教育」の3つが、「院内で退院支援に関するシステムづくりを実現するために、絶対に必要な要素」なのです。

では、次項からこの3点を順に詳しくみていきましょう。

2 すべての基本となる「カンファレンス」

退院支援システムの一番の基礎となるのは、「カンファレンスの開催」だと私は思っています。当院で、私が最初に取り組んだのも、医師・看護師・MSWに声をかけて、半ば強引ともいえる初回カンファレンスを設定することでした。

ここでは、京大病院における退院支援関係のカンファレンスの流れを振り返ることで、システムがどのように整ってきたのかを紹介します。

(1) 多職種による「初回カンファレンス」

着任当初、病棟から、退院困難として支援依頼箋が出されるしくみはありましたが、MSWが医師・看護師から情報をとり、患者・家族と面談し、調整していました。看護師によって患者の情報や見解が違っていたり、退院後の方向性も医師・看護師間で共有されていない現状がありました。その間をMSWが必死でつないでいる姿が見えたのです。そこで私が始めたのが「初回カンファレンス」です。これは、地域ネットに支援依頼がきた退院患者の事例を、医師・病棟看護師・MSW、そして退院調整看護師である私、さらには必要時にリハビリスタッフも交えて検討する"チームカンファレンス"で、これを強制的に開催したのです。

このカンファレンスでは、退院支援の第2段階における「医療管理上の課題」や「生活・介護上の課題」など、主治医や病棟看護師が投げかける患者の課題を、MSWや退院調整看護師が確認したり、みんなで検討したりして深めていきました。

このとき、**退院調整看護師とMSWで、役割の違いを明確にしていたのも重要でした。**

退院調整看護師の役割としては、医療管理上の課題をアセスメントするために、電子カルテの医療情報を読み取ることが、何より大きいと思います。その際には、患者を包括的にみて、時間軸で患者の病気の経過を確認し（初診→外来受診中→入院前の外来という視点で記録を読む）、「どんな人生を送ってきた人なんだろう」「患者が大切にしていることはどんなことだろう」「家族はどんな人たちだろう」という視点で記録を読み取ることになります。

一方、MSWは、経済的な視点である「医療費の自己負担分」や、患者の疾患から利用できる「公的制度」（特定疾患・小児慢性疾患など）の知識から、何が適用できるのかを確認する役割があります。

チームメンバーが集まるときには、こうした異なる角度からの情報を事前に持ち寄り、カンファレンス当日に「チームとして目指す方向性」を組み立てることが大切です。

話は変わりますが、2007年から2008年にかけて、厚生労働省主導で退院支援に関する研究事業が行われました。その中で、私は回復期リハビリテーション病院にヒアリングに行く機会をいただきました。

回復期リハ病院では、「総合リハビリテーション計画書」立案のためのチームカンファレンスが定期的に行われていました。ヒアリングに行ったH病院には、「カンファレンスのガイドライン」が作成されていて、初回のカンファレンスまでに、それぞれの職種（医師・看護師・リハビリスタッフ・MSW）が、患者についてどのような情報をとり、アセスメントするかが、細かく決められていました。

これを見たとき、私は「チームカンファレンスを効率的に行うことが重要だ。それができれば、急性期病院においても患者のこれからの療養を組み立てるための意識づけができる」と、改めて確信したのです。

(2) 病棟看護師による「退院支援カンファレンス」

今、急性期の現場は、日々の業務管理で精一杯で、急性期医療に必要ではない情報やアセスメントは記録されていないのではないでしょうか？　実際、当院でもそうでした。

しかし、初回カンファレンスに参加した病棟看護師は、退院調整看護師とのやりとりを繰り返す中で、自分たち看護師間の情報不足、そして退院を円滑に進めるための患者・家族へのインフォームド・コンセントの不足に気づくようになりました。

「患者さん、先生の話聞いてどう思ったんだろう」

「患者さんは家に帰りたかったのに、これ以上治療を継続していたら、帰る時期を逃しちゃうよね。家族と主治医だけで方針を立てていいのかな？」

このように感じた看護師たちは行動を始めました。当院で行っている研修の1つである「退院支援レベルアップ研修」を受講した病棟看護師たちを中心に、さまざまな病棟で看護師同士による「退院支援カンファレンス」が開催されるようになってきたのです。

ここから、"病棟における退院支援システム"が動き出したといえると思います。

(3) カンファレンスの醍醐味と展開

カンファレンスの軸は、「患者がどう生きたいか」を支援することと、「病棟看護師による開催」の2点です。

第2段階のアセスメントにおいては、「病棟看護師が患者の"声なき声"に寄り添って、医師には見せない患者の姿・声を引き出せるか」が問われます。なぜなら、そうした患者の思いをカンファレンスの場で共有し、「患者が病気・障害・老いをもって、これからどう生きていくかの"絵"をチームで考え描いていくこと」が重要となるからです。そして、これこそがカンファレンスの醍醐味です。

もちろん、病棟看護師が患者の本当の姿を引き出すためには、病棟看護師たちの間で「退院支援カンファレンス」が開催され、十分に話し合いが行われていることが理想でしょう。当院では、退院支援の考え方が病棟に定着していくうちに、

「看護師だけで開いていた"退院支援カンファレンス"に病棟医長にも加わってもらう」

「病棟からの要望に応える形で、毎週の"退院支援カンファレンス"に退院調整看護師とMSWが参加する」

など、病棟独自の展開がありました。

カンファレンスの流れとしては、この後は「第3段階」に移るため、「退院前カンファレンス」や退院調整部門で行う「地域ネットミーティング」の開催となります。

当院の地域ネットでの「退院調整の手順」を**表1**に、また「退院前カンファレンス開催のポイント」を**表2**に示しましたので、参考にしてください。ジェネラリストナースには、やや難しい面もありますが、ここでの流れを大まかにつかんでおくことで、連携がスムーズになります。

表 1　退院調整：地域ネットワーク医療部での手順

1．初回カンファレンスまでの準備…担当者
1）医師・看護師の意見統一
2）カルテからの情報確認
　①病状経過と入院目的・入院後の経過を知る
　【point】患者・家族にとって入院目的は達成されたのか？
　②退院に向けて継続する医療・看護・介護は何か？
　【point】医療管理上の課題・生活介護上の課題に分けて整理
　③本人のセルフケア能力・介護力・家族関係を知る
　【point】②の必要なケアは誰が実施できるのか？
　【point】サポートを導入する場合、家族の中の窓口は誰か？
　④保険情報から自己負担等を確認する
3）患者の住所地においての地域事業所・利用可能な制度を検討
　【point】在宅医療提供可能な診療所・訪問看護等の状況チェック
　【point】転院の場合は対象となる機能病院を検索
　（インターネットや独自でもつデータから調査）
4）初回カンファレンス当日朝のミーティングでプレゼンテーション
　　→支援の方向性検討（MSW全員・退院調整看護師・地域ネット医師）

2．初回カンファレンス…主治医・チーム看護師・担当MSW・退院調整看護師参加
1）退院支援の方向性の確認
2）病状や予後についての患者・家族の理解・受容について確認
3）地域の状況も含めて「医療チーム側としての方向性・退院時期」を決定
　【point】患者・家族への紹介を主治医からする
　【point】この場面が「インテーク」になる
　【point】患者・家族・医療側の方向性が統一できない場合、「退院に向けた話し合い」の場面を設定し、地域ネットが同席して開始する場合も多い

3．退院調整開始…患者・家族とともに進める
1）在宅支援アセスメントに沿ってカルテ等から得た情報と、患者・家族からの情報、必要に応じてリハビリ室でのリハビリ評価も行い、必要なケアを整理する
2）サポートを導入する場合、利用可能な公的制度（介護保険・支援費制度・難病施策・精神等）と、地域のマネジメント窓口を決定する
3）ケアマネジャー等と具体的調整に入り、「在宅支援依頼票」を作成・送信する
　［介護保険の場合］申請代行・訪問調査のために来院してもらうときを退院前カンファレンスの場として関係者を召集
　［訪問看護のみの場合］情報共有・医療処置などの手技継続指導を訪問看護師に対して実施
4）この後はケアマネジャー等が中心に調整する。地域ネットは院内調整・書類準備を行う（主導権は「地域」になる）
5）退院後は、支援終了として、原則、患者・家族との連絡はとらず、地域事業所との窓口として機能する。その後、報告書作成で支援終了

4．モニタリング
　ケアマネジャー・在宅医・訪問看護師など、いずれかの在宅事業所に経過を確認する。当院通院の場合、主治医に状況確認してもらう

表2　退院調整における「退院前カンファレンス」

1．退院前カンファレンスとは
1）退院支援・退院調整の過程において、話し合いをする場面がすべて「カンファレンス」になる
2）「退院前カンファレンス」とは、入院医療から在宅ケアへ移行するために、病院側のメンバーから在宅側のメンバーに適切な情報提供を行い、退院後の課題について検討し、患者が安心して在宅療養へ移行できるための話し合いの場である
3）参加メンバーは、在宅側の核になるメンバーと、病院側の医師・看護師・退院調整部門担当者、患者の状態により他のコメディカル（リハビリ担当者・薬剤師・栄養士等）、そして患者・家族である
【point】「退院前カンファレンス」は、介護保険下の「サービス担当者会議」とは違う！

2．効果的かつ効率的に開催するためのポイント
1）入院前から在宅メンバーが関与している介護保険利用者の場合、ケアマネジャーが在宅メンバーの核になって進める
①病状的に検討する「医療管理上の課題」と、ADL/IADLから検討する「生活介護上の課題」において、入院前との比較から考えられる「新たに追加するサポート」は何かをアセスメントして、ケアマネジャーに情報提供する
【point】重要なのは「入院前との比較」！
②新たに追加するサービスが必要な場合、ケアマネジャーに「退院前カンファレンス」への参加を呼びかける
③医療系サービス（「訪問看護」や「訪問診療」）を導入する場合は、訪問看護師や在宅医など在宅メンバーに参加してもらうことで「退院前カンファレンス」の効果が大きくなる
④日程調整が困難な場合、医療系サービスの調整は病院側の退院調整部門が責任をもって連絡・調整する必要がある。在宅側のケアマネジャーが福祉系の場合、患者の医療問題を正確に伝達するのはきわめて困難である

2）新規で在宅サービスを利用する場合は、特に主となる在宅サービス（例えば、末期がんのときの訪問看護など）のメンバーとケアマネジャーに参加を呼びかける
①どのタイミングで「退院前カンファレンス」を開催するかも重要なポイントである
②退院する患者が医療依存度の高い場合や、ADL低下が著しく在宅サービスが多く必要な場合は「退院前カンファレンス」を2回開催する場合もある
③「退院前という時期に開催する"退院前カンファレンス"の目的は何か」を退院調整部門（看護師・MSW）が意識して開催することが重要である

3）「退院前カンファレンス」が必要な事例をチェックしておく
①がん末期患者
②医療依存度の高い患者
③入院前と大きく変化して、介護サービス調整が必要な患者
【point】事前に情報提供をして、退院に向けての課題に集中的に話し合いができるようにしておく
【point】カンファレンスはなるべく30分～1時間以内で終了するように計画する

3　言語化・情報共有につながる「記録」

　当院でカンファレンスを強制的に開くことで得られた効果には、大きなものがありました。病棟入院時のスクリーニングや看護情報から、「退院支援の必要性が予測できる患者」を抽出して、病棟看護師間で検討し、主治医にも「退院に向けてアプローチできる」看護師の姿が増えて

きたのです。カンファレンスをすることで、退院支援に関して"言語化"できるようになり、それが多職種間の患者情報の"共有"にまでつながり、病棟看護師が成長したといえるでしょう。

となると、「記録」の方法にも効率性を追求していかなければなりません。ポイントは以下の2点です。

(1) スクリーニングシート類はカルテに綴じない

退院支援の第1段階で作成される「スクリーニングシート」や「アセスメントシート」を患者のカルテに綴じてしまうと、特に日勤時間に開催されるカンファレンスの場合、業務も多忙でカンファレンスの開催時間も長くはとれず、また日勤メンバーは日々変わるため、適時に対象者を絞り、効果的な話し合いをすることは困難です。

着任当時は、固定チームナーシングをしていることから、チームごとに退院支援ファイルを作成して、そこに上記のシートを綴じることにしました。こうすると、カンファレンス時にシートを見ながら、全員で検討し合うことが可能です。

なお、患者のカルテには、「退院支援カンファ」「チームNsカンファ」などの名前をつけて、このカンファレンスでの話し合いの内容や行動することを記載しました。

(2) 退院支援の「記録」は1カ所にまとめる

全国の医療機関では、電子カルテではなく、紙カルテのところもまだ多いでしょう。そのような中、最近では「退院支援記録」と称して、患者のカルテの記録を色分けしたり、シート類を工夫して、カルテに綴じている病院も増えてきました。

その場合に大切なことは、病棟看護師だけではなく、主治医もMSWも退院調整看護師も「退院支援に関連することは、すべてその部分に集中して綴じていく」ことです。もちろん、「退院支援計画書」もそこに綴じていく必要があります。「退院調整のための支援記録がMSWのいる地域連携などの部署に置いてあるため、病棟スタッフは退院支援の進捗状況がわからない」という"よくある"問題は、カルテに集中させることで解決します。

当院はすでに電子カルテが導入されているため、「電子カルテ部門プログラム」の中に「地域ネットプログラム」をシステム化しています。そこには、「退院支援アセスメントシート」「退院支援計画書」「支援記

録」「在宅支援依頼票」「地域ネット支援報告書」などもパソコン上で入力できるようになっています。病棟・外来の医療スタッフも閲覧できるようになっているので、退院患者の情報をチームで共有するのに役立っています。

4 システム化成功へのカギを握る院内での「教育」

病院に退院調整部門ができて、退院調整看護師が着任して活動を始めると、「第1段階・第2段階で、ジェネラリストナースたちが"生活者である患者"にどうかかわっているか」が、患者の退院に大きく影響してくることに気づきます。

すると、退院調整看護師は「院内でのジェネラリストナースたちへの教育をどのように進めるか」に悩むようになります。

院内での教育を考えるにあたって大切なことは、**3段階プロセスにおける第1・第2・第3という各段階での役割分担を、看護部内でどのように位置づけていくかです。**

つまり、外来看護師・病棟看護師には何を求めるのか、管理者（主任・師長）にはどのような役割を求めるのか、各部署に「退院支援担当者」いわゆるリンクナースが配置されている場合は、担当者にどんな役割を求めるのか、そして専門部署にいる「退院調整看護師」の役割はどこにあるのか……。これらを整理したうえで、教育プログラムを立案していきましょう。

ここでは、病棟看護師について解説します。

病棟看護師に求められる役割・能力

退院支援・退院調整の3つの段階において、病棟看護師に求められる役割を京大病院の例から紹介します。これらの役割・能力を身につけられるような教育プログラムを、各病院ごとに考案してみてはいかがでしょうか。

① 第1段階

第1段階では、入院時の情報から「退院支援の必要性」を予測できることがまず必要です。この予測に基づいて他の看護師・医師へアピールし、退院支援の必要性をチームで共有することになります。この予測ができるかどうかは、次の4項目にかかっています。

① 看護情報・退院支援スクリーニングシート等から、患者・家族への聞き取りができる
② 入院目的・疾患・病態から、「患者が入院というイベントをどうとらえているか（＝患者自身の疾病管理の理解度）」を聞き取り、「退院時の状態像をどうイメージしているか」を、聞くことができる
③ 医療情報から、退院時に継続している医療・看護・状態像をイメージすることができる
④ 医師が考える「退院時の患者の状態像」とのすり合わせを、計画的に進めることができる

特に、④をクリアできれば、医療者と患者・家族との合意形成が図れ、それをもとに看護計画を立案することができます。

表3に、第1段階で必要な能力をまとめます。

表3　第1段階で病棟看護師に必要な能力

①退院支援・退院調整の3段階プロセスが理解できる
②患者情報から、在宅医療・在宅ケアに移行する患者のアセスメントができる
③すでに在宅サービスを利用している患者の、在宅メンバー（ケアマネジャー・訪問看護師等）との連携の必要性を理解できる
④患者・家族からの情報収集の場面で、退院に関する患者・家族の心配事や質問を記録し、チームへ伝達ができ、必要なチームアプローチへ展開できる（第2段階へつなぐ）

② **第2段階**

第2段階では、退院後の医療・ケア継続のための看護介入とチームアプローチについての理解が必要です。その前提として、看護カンファレンスにおいて、第1段階で支援の必要性のあった患者の継続評価がチーム内でできることが求められるでしょう。

このときの目標の1つである「**継続する医療・看護は何かを理解し、自立に向けたシンプルケアへのアレンジ・指導を行う**」については、看護部共通の「指導パンフレット」を作成・利用すれば、あとは患者の個別性を考慮して計画的な指導につなげることができます。このとき、受け持ちナースに一任せず、チーム間で情報共有することが成功のポイントです。

もう1つの目標である「**日常生活動作の自立を目指す（排泄・食事・保清・移動・QOLの保障）**」については、

① リハビリスタッフなど、患者にかかわる他のチーム・職種とチーム医療を展開し、「退院時の状態像の目標」を共有するための介入を行うことができる
② 患者・家族と退院後の生活のイメージを組み立て、自立・自律できる方法を一緒に考え、支援することができる
③ 患者・家族・医療チーム間でのズレがある場合に、合意形成が必要と判断できる。また、合意形成の場面づくり・介入をチームで進めることができる

という3項目をクリアできることが求められます。

表4に、第2段階で必要な能力をまとめます。

表4 第2段階で病棟看護師に必要な能力

① 投薬スケジュールを簡素化できる
  ・退院後の内服自己管理を可能にするための簡素化を提案
  ・注射から他の方法への移行・内服回数の整理（患者の生活リズムと調整）
  ・痛みに対する投与は定期投与に移行
② 医療処置（自己注射・輸液・経管栄養・呼吸器管理・気管切開・創処置）をシンプル化できる
  ・ドレーン類の抜去など医療介入の頻度を軽減する方法を検討
  ・医療介入の継続が必要な場合は、患者・家族の理解力・実践能力の評価を行い、必要なサポートを在宅医療へ移行
  ・早期に退院に向けた指導を開始（看護部作成指導パンフレット等の使用）
③ 在宅医療（訪問看護・在宅医）について理解し、患者・家族に簡単な提案ができる
④ 在宅療養指導管理料（医療管理・必要物品の準備等）について説明できる
  ・在宅酸素、在宅中心静脈栄養、経管栄養、気管切開管理、自己導尿管理等の理解
⑤ 患者・家族・ケアマネジャーの情報から入院前のADL/IADLアセスメントを早期に行い、入院による低下を予防できる
  ・歩行、食事、排泄、入浴、活動性状況の把握
⑥ 自立に向けたベッドサイドでのリハビリ・ケアに家族も参加してもらい、家族で楽に継続できる介護方法の指導を早期から行う
  ・ベッドからの移動、体位変換、口腔ケア、排泄ケアの指導
⑦ 自宅環境の情報をもとに、リハビリスタッフとの協働により、安全に生活するための環境調整が提案できる
  ・在宅における福祉用具や補装具の活用等の理解
⑧ 患者・家族を加えて、医師・看護師・リハビリスタッフ・他の専門職を交えたチームアプローチが展開できる
  ・合意形成に向けた支援のあり方の理解
  ・倫理的な視点をもつ

③ 第3段階

　第3段階では、いわゆる退院調整（＝サービス調整）が必要となりますが、病棟看護師が詳しい情報をもつことは難しいでしょう。大切なのは、必要時、退院調整部門に支援依頼ができることです。

　ただ、退院調整部門をもたない医療機関などで、病棟看護師が退院調整を実践する場合には、「患者に必要なサービスを利用するための制度がわかること」「手続きの説明が患者・家族にできること」が求められます。介護保険の知識は基本ですね。また、「入院前からの地域資源（ケアマネジャー・訪問看護等）と連携し、サービス調整ができること」も重要です。具体的には、介護支援連携指導料・看護情報提供書等の活用ができる必要があります。

　退院調整部門が支援介入する場合には、「専門部署へ依頼を出し、専門部署と協働で退院調整ができること」が求められるでしょう。

　表5に、第3段階で必要な能力をまとめます。

　看護部内教育や医師への教育計画の際には、この3段階のどの部分を誰が役割として担うかによって、プログラムを計画していきましょう。多くの医療機関では、p.183に紹介する「退院調整看護師養成プログラム」等を受講した看護師が中心になって、退院支援・退院調整のシステム化を進め、教育プログラムも計画しているようです。

＊

　ここまで「退院支援のシステムづくり」にとりかかるときの視点を整理し、京大病院での取り組みを振り返りました。病院ごとに、さまざまな事情・環境があるので、当院と同じようにシステム構築ができるわけではないでしょう。でも、**「患者中心の医療」という最も大切なポイントを押さえて、「カンファレンス」「記録」「教育」という3つのキーワードをもとに、各病院で"まず何ができるか"を考えてみてください。**それが、退院支援システム構築への第一歩となります。

表5　第3段階で病棟看護師に必要な能力

①介護保険の申請手続き、認定までの流れが理解できる
　・新規でサービス利用するまでの流れ
　・ケアマネジャーや地域包括支援センターとの連携
②訪問看護の利用を具体的にイメージできる
　・医療保険と介護保険の給付の違い
　・訪問看護に引き継ぐ看護情報のあり方
③退院支援・退院調整の場面で発生する診療報酬が理解でき、必要な書類を作成できる

思い起こせば、私は着任当初、「患者はどこまで知っているの？」「患者はどう理解して、どう受け止めているの？」「患者はどんな人生を歩みたいの？」と、しつこいくらい「患者は？」を連呼して医師や病棟看護師に聞いていました。でも、「患者中心の医療」に踏み出すためには、その視点がとても大切だと思うのです。　　　　　　　　（1〜4　宇都宮宏子）

5　システムづくりの実際〜淀川キリスト教病院

　淀川キリスト教病院は、名前のとおりキリスト教精神に基づく全人医療を理念としている病院（630床、平均在院日数約13日）で、周産期医療、急性期医療、そして終末期医療まで、人生のあらゆるステージの患者に対し全人的な医療を提供しています。また、グループ内の訪問看護ステーションや老人保健施設のほか、大阪市内を中心に約600の登録医や外部の訪問看護ステーション、病院、施設などとも連携しながら、退院支援に取り組んでいます。

　当院では、創立当初から米国式の医療を取り入れていた経緯があり、早くからMSWが配置され患者への社会・心理面の支援を行ってきました。退院支援についても、長年MSWが担ってきた歴史があり、病棟看護師が中心になって行うという意識は薄かったと思います。私たちが2004年に病棟看護師に対して行った調査でも、「退院支援を担う職種の中で中心的な役割を果たす職種」として「病棟看護師」を挙げていたのは約3分の1にすぎませんでした。

　私は2006年に訪問看護ステーションから地域医療連携センターに異動し、MSW7名とともに、退院調整看護師として活動してきました。当初、看護師は1名でしたが、2011年より、入院予約時に退院支援に必要な情報を聴取する「患者支援室（2012年より"患者支援センター"と改称）」の立ち上げに合わせて看護師が増員されました。2014年4月には療養支援課として独立し、現在私も含めて10名の看護師が配置されています。活動当初から目指しているのは"**病棟看護師が中心になって行う**"退院支援のシステムづくりです。

　システムづくりの要素として、①退院支援を業務/診療報酬に組み込む、②チームアプローチを促進する、③スタッフを教育する、の3つの視点を常に意識して取り組んできました。

　以下にこれまでの取り組みを紹介します。

(1) 退院支援を業務/診療報酬に組み込む

① ツール・書式を作成・管理する

　病棟看護師が退院支援を主体的に行うための工夫として、MSWとともに3種類のシートを作成しました。退院支援のプロセスに沿って、入院時に必要な情報を収集する「情報シート」、スクリーニングとアセスメントを行う「アセスメントシート」、退院支援に関する各職種の目標と動きを記載する「方向性シート」です。

　作成当初は、これらのシートは紙ベースで作成しましたが、電子カルテのバージョンアップに合わせて改訂し、退院支援に関するシステムとしてまとめて導入しました。

② プロセスに沿って、看護チーム内の役割を決める

　各病棟では、それぞれのシートや、診療報酬につながる退院支援計画書などの記載を、いつ誰が行うかを決めています。その日の部屋持ちのナースがするのか、受け持ちナースが記載するのか、病棟内で手順や役割を決めておくことにより、漏れを防ぎます。病棟での看護師の業務は非常に多岐にわたり煩雑、かつ、クリティカルな場面も少なくないので、退院支援に関する内容はついつい後回しにされることもあります。できるだけ簡便かつ確実な方法で進められるよう、状況に合わせた工夫が必要です。

③ 事務部門と話し合う

　退院支援に関連する診療報酬の算定方法については、看護部、退院支援部署と事務部門とで話し合いました。

　例えば、「退院調整加算1」は、患者支援センターでの入院前面談の際にスクリーニングを行ったうえで「退院支援計画書」の作成に着手し、入院後に病棟看護師が計画立案後、MSWと共有します。病棟看護師が患者への説明を行った後サインをもらい、電子カルテ上で算定するという流れにしました。

　また、「退院時共同指導料2」は、退院前カンファレンス時にMSWまたは退院調整看護師が文書を作成し、患者および関係機関に渡し、電子カルテ上で算定まで行っています。

　事務部門は外部委託や派遣職員でまかなわれている病院が増えています。また、関係職種の人員配置など、それぞれの病院の事情もありますので、互いに無理のない方法で確実に算定できるよう、書類の流れや算定方法を検討できるとよいと思います。

(2) チームアプローチを推進する

① 病棟と退院支援部署で行うカンファレンス

　各病棟では、昼の休憩後、午後一番の時間を使って、看護計画を吟味したり褥瘡リスクをアセスメントしたりといったさまざまな種類のカンファレンスを行っていますが、週1回は「方向性カンファレンス」と名づけて、MSWと退院調整看護師、病棟によっては薬剤師や栄養士、リハビリのスタッフも参加し、患者の情報を共有し退院支援の方向性や方法を検討する場としています。また、併設の訪問看護ステーションの訪問看護師との定期的なカンファレンスを行っている病棟もあります。

　このカンファレンスでは、チームの患者全員、または、病棟看護師がピックアップした患者について、それぞれの退院支援の進行度に合わせて、「退院支援を進めるために、さらに必要な情報は何だろう？」「在宅で安定して過ごすために、今のケアをどのようにアレンジしたらいいだろう？」「訪問看護師に依頼しなければならない内容はどんなことだろう？」と話し合いを進めます。必要に応じて、その場でMSWや訪問看護師への介入依頼となります。

　定期的に行うことにより、**① 病棟看護師の退院支援への関心が高まり、在宅療養への理解が深まる、② 退院支援部署の早期からの介入が可能になる、③ 医療チームとして、支援の目標や役割分担が明確になる**、といった効果があります。

② 効果的・効率的なカンファレンスのために

　カンファレンスは、それぞれが忙しい中、貴重な時間を割いて行うわけですから、効果的・効率的に進めることが鉄則です。また、検討した内容がその後のケアに活かされなければ意味がありません。そのために、それぞれの病棟ではさまざまな工夫をしています。

　例えば、カンファレンスまでの準備として、対象患者を専用のホワイトボードに記載してメンバーに意識づけ、情報収集をしておいたり、進行や記録などの役割分担を決めておきます。また、カンファレンス中はナースコール対応を看護助手に依頼したり、より思考が深まるようリーダーがメンバーに問いかけたりとスタッフ教育の場ともなっています。

　カンファレンスの内容は電子カルテや方向性シートに記載し、大切な内容は他のメンバーにも伝達され看護計画に反映するようにしています。

③ 多職種協働における看護師の役割

　退院支援を進めていくうえで必須となるのは、院内外の多機関・多職種によるチームアプローチです。病棟看護師はその中で最も患者・家族に近い立場として、さまざまな情報をキャッチしケアに活用するとともに、職種間の連携を促進する役割を担っています。上記のカンファレンスでは、緩和ケアチームやNST、褥瘡チームなどの院内の専門チーム、リハビリスタッフや薬剤師などの他職種や認定看護師などの介入の必要性について検討し、タイムリーに介入してもらえるように調整します。

(3) スタッフを教育する

① 集合教育

　看護師を対象とした集合教育としては、看護部主催の「実践能力向上コース」として、メンバーナース対象の「退院支援Ⅰ」（1回5時間・年3回）とリーダーナース対象の「退院支援Ⅱ」（1回5時間・年5回、訪問看護ステーション・地域医療連携センターでの研修）の2コースを開催しています。内容は、MSWや訪問看護師などによる在宅医療や社会資源に関する実践的な講義と、退院支援のプロセスをたどるグループワーク、病棟でのアクションプラン作成と成果発表などです。

　また、院内の全職員を対象とした「地域連携勉強会」（地域医療連携センター主催・年1〜2回）、地域の関係職種と在宅医療に移行したケースの振り返りを行う「在宅医療移行検討会」*（地域医療連携センター主催・年5〜6回）を開催しています。病棟内でも、必要に応じて、各診療科の特徴に合わせたテーマでの勉強会が企画されています。

＊「在宅医療移行検討会」については、第2章 p.58を参照してください。

② OJT

　退院支援の一連の流れは、新人看護師にもできることから、非常に難易度の高い内容まであります。入院初期の基本的な内容の情報収集や、単純なスクリーニングであれば新人看護師でも可能ですし、療養場所の意思決定にかかわるアプローチでは、高度なコミュニケーション技術が必要な場合があります。それぞれの看護師の能力や退院支援に対する関心に合わせたOJTが効果的であり、個々のケースやカンファレンスの場で相談や助言を行っています。

（三輪恭子）

6 院外で行う退院調整の教育・研修

　ここで、院内だけでなく、院外での教育・研修にも目を向けてみましょう。

　2000年に介護保険制度が創設されてから、日本看護協会や各都道府県看護協会において、「介護保険を理解する」「継続看護」という内容での研修企画が多く開催されてきました。しかし、標準化された内容によるものではなく、特に「医療・看護の継続」「訪問看護への移行支援」といった、本来病院看護師の大きな役割である部分に視点をおいた研修は、提供されていなかったように思います。

(1) 「退院調整看護師養成プログラム」の作成

　介護保険が導入された後も、患者が病院から生活の場に帰ったときに、必要な医療・看護が継続して提供されているとはいえない状況がありました。より総合的な支援機能をもつ、病院内の「退院調整看護師」の養成が求められていたのです。

　そして2004年度厚生労働省科学研究費により、「退院調整看護師養成プログラム作成」というテーマで、私も研究に取り組むことになりました。この研究では、全国訪問看護事業協会が主体となり、日本福祉大学社会福祉学部の篠田道子教授を中心に、「退院調整看護師」養成のための標準化したプログラムを作成し、退院調整看護師の養成と配置を促進することが目的とされました。このプログラムのタイムテーブルを表6に示します。

(2) 研修内容の実際

　私は現在、都道府県看護協会等から「退院調整に関する研修」の講師依頼を受けることが多く、企画から関与させていただくこともあります。「退院調整看護師養成研修プログラム」に準ずる形で研修を企画することを勧めていますが、都道府県看護協会で企画する場合、同じ地域で働く訪問看護師や、地域包括支援センターの看護職、地域で先駆的に退院支援に取り組んでいる実践者が講義をすることで、地域性を活かした研修内容になります。

　診療報酬改定を受け、病棟配置で退院支援にかかわる看護職も増え、受講対象者をどこに位置づけるかで、研修内容も工夫が必要です。基礎

表 6　退院調整看護師養成プログラムのタイムテーブル

日　程	プログラム内容	標準目安時間	備　考
第1日目	開講 1．ケアマネジメントとは〜退院調整との関連〜 2．退院調整のプロセス 3．社会資源とは何か 4．社会資源の実際	 講義 1 時間 講義 1 時間 30 分 講義 1 時間 講義 2 時間	
第2日目	1．退院調整が求められる背景 2．病院全体としての退院調整 3．看護師が行う退院調整の特徴 4．退院調整に必要な訪問看護の知識 5．在宅医療と退院調整 6．退院調整看護師の機能と役割	講義 30 分 講義 30 分 講義 30 分 講義＋演習 2 時間 講義 1 時間 講義 1 時間 30 分	事例を用いて訪問看護との連携を学ぶ。
第3日目	1．基本事例による退院調整のプロセスの理解 　1-1：アセスメント 　1-2：退院支援計画作成 　1-3：カンファレンス 　1-4：モニタリング・評価 2．特別なニーズをもつ事例の退院調整 　2-1：神経難病 　2-2：小児 　2-3：終末期 　2-4：事例検討の発表	演習：3 時間 演習：3 時間 発表：1 時間	基本事例は統一事例を用いて全員が展開する。演習の形態は個人またはグループ 特別なニーズをもつ事例を一つ選択して、退院調整のポイントを理解。演習の形態はグループ
第4日目	1．退院調整のシステム構築 　1-1：病院内の連携システムの課題 　1-2：システムの構築へのアクションプラン 2．退院調整看護師の配置・業務の検討 　2-1：専門部署に専任で配属する場合 　2-2：病棟看護師と兼務する場合 3．臨床実習オリエンテーション	演習：3 時間 演習：2 時間 講義：1 時間	病院内の連携システムの課題については、研修前に調査表を用いて調査をしておく。
臨床実習	臨床実習 　病院において 10 日程度の実習を行う 　事例を用いて退院調整のプロセスを展開する	10 日間程度	特定機能病院、一般病院、回復期リハ病棟などで実習する。
フォローアップ研修	1．退院調整の現状報告と事例検討 　1-1：退院調整の現状報告 　1-2：退院調整の事例検討 2．退院調整の課題 　2-1：病院内システムの課題 　2-2：社会資源活用の課題 3．退院調整のまとめ	演習：2 時間 演習：2 時間 演習：2 時間	グループ演習による実習報告および事例検討をファシリテイターの助言を受けながら進める。

（社団法人全国訪問看護事業協会監修，篠田道子編：ナースのための退院調整，日本看護協会出版会，p.181 より）

的研修としては、次の3つを入れています。

> ① 退院支援・退院調整の概念と、3つの段階の理解
> ② 在宅に向けてのアセスメント、必要な社会保障制度・社会資源への調整方法の理解
> ③ 院内システム化、退院調整看護師とジェネラリストナースとの役割分担の理解

　退院支援・退院調整のプロセスは、事例を使ってイメージできるようにします。
　②は、訪問看護師や地域包括支援センターの実践者に講義を依頼することで、在宅支援者が病院看護師に求めていることも理解できる場面になります。③は、受講前に「自施設の退院支援の流れ」を調べてきたり、自施設の退院調整看護師にインタビューをして、現状と課題を把握して受講することで、より効果的な学びになります。
　実際の退院支援の事例展開を実習し、グループでそれぞれの事例展開を共有し、訪問看護師やケアマネジャー、先輩退院調整看護師にファシリテーターとして参加してもらうよう看護協会に調整してもらいましょう。
　また、在宅の実際を知るために、訪問看護実習は必須だと考えています。
　都道府県看護協会では、基礎研修を受講し、退院支援を実践している看護職に対する研修を企画するところも増えてきています。「地域包括ケアシステム推進」というテーマで、在宅・施設で働く看護職と病院看護職がともに講義を受け、医療圏ごとのグループで、「地域で暮らし続けるために看護がどうつながるか」を議論する場になっていきます。
　また、私が取り組んでいる実践者向けの研修として、聖路加国際大学教育センターでは、山田雅子教授を中心に2008年から、アドバンストコースプログラムを企画開催し、2015年からは、「在宅療養コーディネート・ナース養成研修と活動支援」と名称変更し、病院看護・訪問看護・在宅療養支援診療所・介護施設等さまざまな立ち位置で、在宅療養を支援する看護職を対象にした研修へと拡大しています。
　研修受講生を対象にした交流会を毎年開催していますが、自施設で退院支援を推進しているだけでなく、地域包括ケアシステム推進の要になっています。

(3) 訪問看護実習を義務づけるしくみづくりへ

　前項（2）で紹介したプログラムには、臨床実習もあります。これは、病院において実際の事例を用いて退院調整のプロセスを展開する方法です。この事例展開に加えて効果的だと考えているのが、「訪問看護への実習研修」です。これは退院調整看護師だけでなく、病棟看護師にとっても非常に意味のあるものです。

　国立病院機構や社会保険病院の研修では、退院調整の事例展開で、「退院前訪問」や「退院後訪問」を実習の一部に位置づけています。特に退院後訪問は、訪問看護師の時間に合わせて一緒に訪問することで、訪問看護師から、退院調整の評価や、継続看護の状況を目の当たりにすることができ、とても効果的なのです。

　欧米の退院調整看護師は、在宅経験があることが条件になっていたり、在宅側の看護師が「リエゾンナース」「退院計画担当者」として病院に派遣される形になっています。

　退院調整看護師だけでなくジェネラリストナースたちが、在宅医療の現場で、どのように医療・看護が継続されているのか、患者・家族をどのようにサポートしているのかを実際に見て、イメージできるようになることが、退院調整のプロセスには重要な力になっていくはずです。

　都道府県看護協会の中には、「病院看護師・訪問看護師の相互研修」や「在宅医療推進事業」の一環で、「病院看護師を訪問看護の現場で実習に送り出す」しくみをつくり始めているところも増えています。同法人内で、訪問看護ステーション等の在宅医療機関をもっている場合は、ぜひ看護部教育の中に、訪問看護実習を位置づけてほしいと思います。

（宇都宮宏子）

退院支援のシステムづくりのために取り組んだこと

在宅ケア移行支援研究所宇都宮宏子オフィス/元京都大学医学部附属病院　宇都宮宏子

　私が京大病院の地域ネットに着任して、「まず、何をしたか？」「それからどう展開したか」を振り返ってみます。退院支援のシステム構築に向けての初期〜中期段階での悪戦苦闘（？）ぶりがおわかりになるかと思います。

I　2002年7月〜2003年3月まで

　地域ネットは、院内に「医療・福祉の相談窓口」として2000年10月に設置され、MSWが中心になって「主治医・病棟看護師からの依頼」「患者・家族からの相談」「地域事業所・公的機関からの問い合わせ」に対応していました。しかし、私は地域ネットに着任して、「退院支援を円滑に進めるうえで支障になっている」と感じたことがいくつかありました。

［地域ネット部内の問題］
・MSWの支援が個々の力量に任されていて、メモ程度のものしか記録が残されていない
・アセスメント等の統一したツールがない
・MSWと看護師の役割分担が不明
・地域の事業所や介護保険など制度に関する情報が整理されていない

［看護部との問題］
・地域ネットに退院支援の依頼が出てからの病棟看護師との連携がない
・依頼が出ていること自体、病棟看護師が把握していない

［院内全体の問題］
・地域ネットに退院支援の依頼が出るのが遅い
・診療科によっては地域ネットの認知度に差があり、十分活用されているとは思えない

＜実施したこと＞
［地域ネット内］
・今までの事例の記録ファイルの整理とPCによるデータ管理

［看護部］
・院内に対する広報的活動（看護部全体研修での発表など）
・入院時に「退院が遷延する可能性の高い患者の早期把握」をするために"入院時スクリーニングシート"の活用を各病棟に依頼

II　2003年4月〜2004年3月まで

＜実施したこと＞
［地域ネット内］
・代表的な「在宅支援」「転院支援」「療養上の問題援助」の支援手順作成
・地域事業所の情報整理（京都府下の有床医療機関、近隣関西地区の医療機関へのアンケート調査）
・在宅支援事業所の情報整理
・地域ネット事務によるPCデータ管理
・近隣の病院や施設のパンフレット整理

［看護部］
・「看護部レベルアップ研修」において、在宅支援コース（講義・グループワークの2日間研修）を設置
・退院支援依頼が出てから「初回カンファレンス」を全事例において実施

III　2004年4月〜2005年3月まで

＜実施したこと＞
［地域ネット内］
・電子カルテ化に向けて、「退院支援プログラム」（退院支援アセスメントシート、退院支援計画書、支援記録、在宅支援依頼票、地域ネット支援報告書等の書式作成）の電子化を進める

［看護部］
・「看護部レベルアップ研修」の機会を使った「各病棟での退院計画の実情把握」（各病棟から退院計画のリーダーになれる人材を研修参加者として集め、研修で自分の病棟の課題を探ってもらう）

IV　2005年4月〜

＜実施したこと＞
［地域ネット内］
・「退院支援パス」作成に向けて、整形外科病棟に焦点を当て、病棟カンファレンスに毎週参加。入院〜退院の一連の流れを把握・理解して、「退院支援患者選定→地域ネットの退院調整看護師の介入」というパスを作成。そのほかの診療科・病棟にも、それぞれの特性を理解し、地域ネットからの積極的なアプローチを進める
・地域ネット業務の2段階化（「退院支援を総合的にマネジメントする」場合はMSWが、「病棟場面において必要なコンサルテーションを行う」場合は退院調整看護師がサポートする）

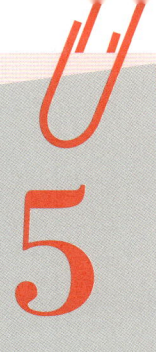

5 退院調整看護師の ネットワークづくり

退院支援看護師ネットワーク・大阪

1 退院調整看護師の現状と、ネットワークの発足

(1) 圧倒的少数の"退院調整看護師"

　2008年度の診療報酬改定で、専従の退院調整看護師を配置して退院支援を行うことが評価されるようになりました。以来、全国各地の病院でたくさんの退院調整看護師が生まれています。とはいえ、1つの病院に多数の退院調整看護師が配属されていることは少なく、きわめて少人数での活動を余儀なくされているところがほとんどです。

　院内の退院支援システムづくり、病棟看護師への教育、困難事例の調整……などなど、退院調整看護師として取り組まねばならないことは多く、かつ、医療ニーズの高いケースは増える一方で、かなりのパワーを必要とします。しかし、院内には相談できる人も少ないため、1人で壁にぶつかり悩んでいる退院調整看護師が多いのが現状です。

　そこで、「孤独な退院調整看護師が情報交換し、互いに研鑽し合える場をつくろう」と発足したのが"退院支援看護師ネットワーク・大阪"（以下；ネットワーク）です。

(2) 活動内容

　ネットワークは、2007年6月に発足し、以来隔月1回（最終金曜日の19～21時）に定例会を開催するかたちで活動しています。退院調整看護師は、発起人である私の地元の大阪をはじめ京都・和歌山といった関西圏を中心に、遠くは鳥取や神奈川からの参加もあります。なお、定例会の案内や情報交換はメーリングリストを使用しています。

2 情報交換から病院見学会・学会発表まで

(1) 定例会のテーマ

　ネットワークの参加メンバーは、所属する病院の設置主体や規模、地域の特徴、また退院調整看護師として配置されている部署や院内での職位、経験年数、病院から期待されている役割、協働する MSW の人数……など、それぞれのおかれている立場や環境は十人十色です（**図1**）。

　そこで、まずネットワークの発足当初は、
「各自がどのような環境の中で、退院調整看護師としてどのように活動しているか」
「困っていることや悩んでいること」
について情報交換しました。

　その話し合いの中で、"共通の課題"がたくさんあることがわかり、第3回の定例会からは、それらの共通の話題をテーマに決めて意見交換するようになりました。

　テーマは
「各施設の退院支援のしくみ」
「カンファレンスのもち方について」
「院内教育プログラムについて」
「病院機能評価対策について」
などで（**表1**）、合間に「事例検討」も行っています。第10回からは、あらかじめ課題を設定し、各自がまとめた資料を持ち寄って意見交換をすることにして、さらにメンバーの知識やスキルの向上を目指しています。

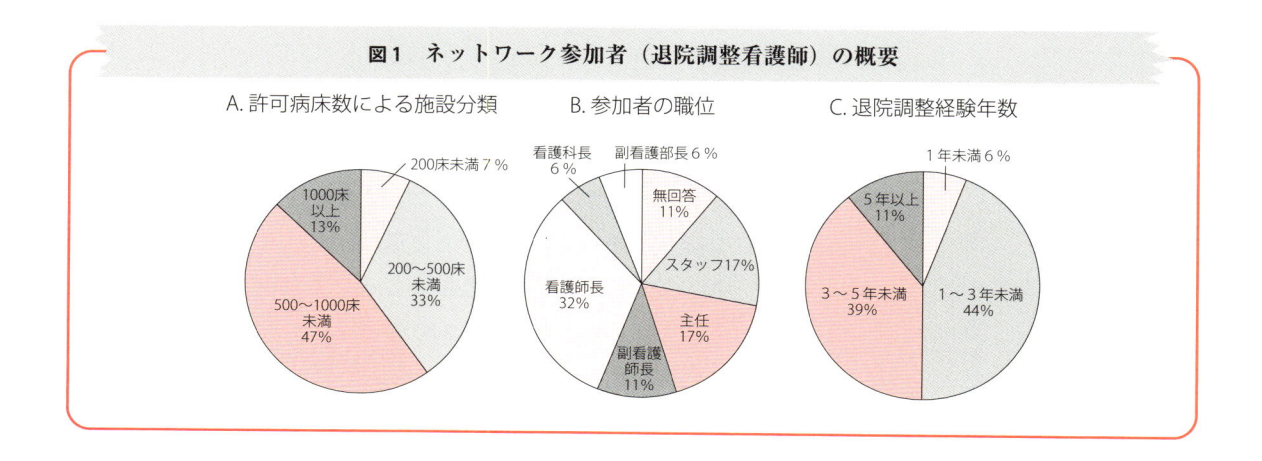

図1　ネットワーク参加者（退院調整看護師）の概要

A. 許可病床数による施設分類
- 200床未満 7%
- 200〜500床未満 33%
- 500〜1000床未満 47%
- 1000床以上 13%

B. 参加者の職位
- 看護科長 6%
- 副看護部長 6%
- 無回答 11%
- スタッフ 17%
- 主任 17%
- 副看護師長 11%
- 看護師長 32%

C. 退院調整経験年数
- 1年未満 6%
- 1〜3年未満 44%
- 3〜5年未満 39%
- 5年以上 11%

表1 ネットワーク定例会のテーマ

	開催日	テーマ	備考	参加人数
第1回	2007年6月	・自己紹介 ・活動状況について	フリートークで情報交換	10施設12名
第2回	8月	・活動状況について ・米国視察研修の報告	フリートークで情報交換	10施設13名
第3回	10月	・各施設の退院支援のしくみ	各施設のシステムについて 各自資料を持ち寄り情報交換	14施設17名 オブザーバー1名
第4回	2008年1月	・各施設の退院支援のしくみ ・平成20年度診療報酬改定について	ネットワークの活動目的、2008年の年間活動内容と役割分担（進行・書記）を決定	14施設20名
第5回	3月	・カンファレンスのもち方について ・後期高齢者退院調整加算について	病棟でのカンファレンスについて2施設より報告し、意見交換	11施設14名 オブザーバー4名
第6回	5月	・院内教育プログラムについて ・関連資料・講演会の案内 ・研究概要の説明	院内教育プログラムについて2施設より報告し、意見交換	17施設20名
第7回	7月	・フリートーク	ネットワークのアンケートについて案内	9施設11名
第8回	9月	・研究について ・事例検討		14施設17名 オブザーバー1名
第9回	11月	・アンケート結果の報告 ・米国・英国訪問の報告（ジャーナリストの村上紀美子さん） ・事例検討		11施設14名 オブザーバー4名
第10回	2009年1月	・研究について ・研修（聖路加看護大学看護実践開発研究センター「退院調整看護師養成プログラムと活動支援」）の報告 ・今年度の活動について	2009年の各回のテーマと担当を決定	12施設14名 オブザーバー2名
第11回	3月	・病院機能評価対策について		11施設13名
第12回	5月	・院内教育プログラムについて	各施設のシステムについて各自資料を持ち寄って情報交換	12施設16名
第13回	7月	・退院支援における倫理的問題	事例を持ち寄り、ディスカッション	16施設22名 オブザーバー3名
第14回	9月	・業務日誌について	各施設の現状について各自資料を持ち寄って情報交換	12施設13名
第15回	11月	・院内のシステムづくりについて	各施設の現状について各自資料を持ち寄って情報交換	13施設13名 オブザーバー1名
第16回	2010年1月	・退院支援の評価方法について	各施設の現状について各自資料を持ち寄って情報交換 2010年の各回テーマと担当を決定	13施設14名
第17回	3月	・地域との連携時の書式について	各施設の書式を持ち寄り、情報交換	13施設16名 オブザーバー2名
第18回	5月	・退院調整に関連する診療報酬の算定方法について	各施設のシステムについて各自資料を持ち寄り、情報交換	16施設20名 オブザーバー1名
第19回	7月	・退院支援に関わる家族看護	家族看護に関する講義と、事例検討	12名 オブザーバー1名
第20回	9月	・病棟看護師に対する教育	病棟看護師に対する集合教育、場面教育等について各施設から現状報告と意見交換	16名
第21回	11月	・退院支援における倫理的問題	臨床倫理検討シートを用いて事例検討	14名 オブザーバー2名
第22回	2011年1月	・新年会	ただの飲み会です…盛り上がりました！	17名

(2) 定例会の開催場所と研究発表への取り組み

定例会は、JR新大阪駅近くと、交通の便のいい当院（淀川キリスト教病院）の会議室で行っていましたが、2010年からは参加メンバーの勤める病院の見学も兼ねて、他施設でも行うことにしました。また、地域の連携先である訪問看護師や在宅医など、在宅医療チームとの交流会なども計画中です。

2008年の定例会で話し合っている中で「退院支援に関するテーマで研究してみよう」ということになり、有志10名で「退院調整看護師によるがん終末期患者への退院支援のプロセスとその役割」について質的研究に取り組みました。これは2010年6月11〜12日に東京国際フォーラムで開催された「第15回日本緩和医療学会学術集会」のポスターセッションで発表しました。

3 参加者アンケートにみるネットワークの効果

(1) ネットワーク活動のアンケート

ネットワーク発足から約1年経過した2008年7月に、メンバーへのアンケートを実施しました。まず、基礎データとして、以下を抜粋します。

〈参加者の概要〉
- 参加対象：15施設18名（3施設が複数参加）
- 所属場所：病棟2施設/看護部4施設/独立部門9施設
- 看護師通算歴：10年未満2名/10-20年未満5名/20-30年未満6名/30年以上5名
- 看護師としての経験場所：病棟9名/外来18名/訪問看護ステーション2名/居宅介護支援事業所1名/病院の訪問看護部門2名（複数回答あり）
- 訪問看護の経験：ある8名/ない10名
- ケアマネジャーの資格：一度も取得していない10名/以前取得していた2名/現在取得している6名

〈所属施設の概要〉
- 設置主体：国立（文部科学省）2施設/国立（その他）1施設/社会保険関係団体1施設/医療法人3施設/市町村4施設/日赤1施設/済生会1施設/その他2施設
- 許可病床数：200床未満1施設/200-500床未満5施設/500-1000床未満7施設/1000床以上2施設

- 施設の特徴：地域医療支援病院6施設/緩和ケア病棟を有する2施設/開放型病院6施設/回復期リハ病棟を有する1施設/特定機能病院2施設/急性期入院期間包括評価11施設（複数回答あり）
- 併設施設の有無：併設あり5施設（介護老人保健施設、訪問看護ステーション等）
- 平均在院日数：13日未満4施設/13-15日未満3施設/15-17日未満3施設/17-20日未満3施設/無回答2施設
- 看護職員配置基準：看護職員7対1・11施設/看護職員10対1・3施設/無回答1施設

(2) ネットワークの効果

このアンケートでは、
「2007年度の退院支援実施件数」
「退院支援の研修受講状況」
「退院支援を必要とする患者の把握方法」
など、各自の病院での「退院支援の現況」も尋ねており、その中で参加者が「退院調整看護師の役割」として認識していたのが**表2**です。さらに、「ネットワークへの参加の効果」についても尋ねています。その自由記述を抜粋したものが**表3**です。

このように「診療報酬改定への対応」など最新の情報を交換し、タイムリーに話し合うことで、自施設での活動に活かすことができるだけで

表2　退院調整看護師の役割

	該当	非該当
①「退院支援」を必要とする患者の発見	14	1
②「退院支援・調整部署」との連絡・調整	12	3
③「退院支援」に関するカンファレンスの開催	15	0
④ 患者・家族が利用できる社会制度・資源の探索と交渉	13	2
⑤ 患者・家族への情報提供	13	2
⑥ 継続先（地域支援事業所、転院先）との連絡・調整	13	2
⑦ 院内スタッフへの情報提供・教育	14	1
⑧ 院内の退院支援に関するシステムづくり	15	0
⑨ 院外（地域、他施設）の退院支援に関するシステムづくり	12	3

表3　ネットワークへの参加の効果

- 他病院の退院支援活動を聞くことで、自分たちの活動の方向性がみえてくる。
- 退院支援に関する最新の情報を知ることができて、当院の看護師に、より早く情報発信ができる。
- 自分の退院調整に自信がもてるようになった。
- 退院調整看護師同士の横のつながりができ、さまざまな情報交換が可能となった。それぞれの退院調整看護師の能力や知識の向上につながっている。
- 退院支援部門に配属され、何をしてよいのかわからず、自己学習にとどまっていたが、他病院の同じような役割をもつ看護師との話し合いができ、自分のやるべき方向性が少し明らかになった。
- この会議でかかわった病院の看護師と、地域の情報交換ができるようになった。
- 情報の共有や研究的視点が発見できる。同じ立場の人の考えや活動を知ることで自分自身の励みとなっている。
- 顔と顔でつながっているので相談しやすい。退院支援をする中、1人で考えることが多いが、同じ立場の看護師の意見を聞くことは"振り返り"をするよい機会となっている。「これでよかったのか？」の答えがみえ（自分自身の納得の問題だが）、次に活かせる。
- 他病院の退院調整看護師の活動や、定例会のテーマを担当する方の意見や手法が新鮮でモチベーションが上がる。
- 他病院での活動内容を聞き、今後の当院での活動を考えるにあたっての情報を得ることができる。自分が悩んでいる点などの問題解決の手段を得ることができる。
- 日々、試行錯誤で退院支援を行っている中での疑問や迷いを解消でき、モチベーションの向上につながる。
- 最新の情報収集の場であると同時に、実際に退院支援を行っていないと、なかなか伝わらないこと（悩みも含めて）が共有できることで、励みになり、会議の帰り道は心が元気になる。

なく、共通の課題についてディスカッションすることにより、目指すべきシステムや退院調整の方向性がみえてきます。また、悩みを共有することで精神的な支えやモチベーションアップにもつながっています。

＊

まさに、「帰り道は心が元気になる」……このネットワークの活動を、今後も継続・発展させていきたいと考えています。　　　（1〜3　三輪恭子）

第4章

地域に帰る患者をイメージするヒント

1
"生活者"としての療養者の暮らしを支える訪問看護
（訪問看護ステーション「桂」）

2
在宅・施設への訪問看護で療養生活の安心を保障する
（佐賀県看護協会訪問看護ステーション）

3
地域の介護力を高めるケアマネジメント
（ケアプランセンター刀根山）

4
幅広い視点と活動で地域づくりに奔走
（相生市地域包括支援センター）

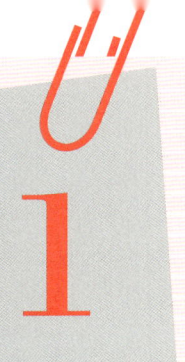

1 "生活者"としての療養者の暮らしを支える訪問看護

訪問看護ステーション「桂」

　京都桂病院では地域との連携を重視しており、2011年4月当時、私は訪問看護認定看護師として看護部に所属し、地域医療福祉連携室の看護師とともに行う「退院調整業務」と、訪問看護ステーション「桂」での「訪問看護」という2つの業務を行っていました。

(1) 地域医療福祉連携室の業務

　地域医療福祉連携室は、地域の医療機関（病院や診療所）や福祉施設との連携を通じて、患者の治療の継続性を確保し、地域医療の発展を目指しています。医師・看護師・社会福祉士・事務職員から成るスタッフが、地域の各医療機関の機能や特色を有効に活用し、住民の皆様によりよい医療を提供できるように有機的な連携づくりに努めています。

　地域医療福祉連携室の主な業務は、①FAXによる紹介患者の事前受付、②紹介状や診療情報提供書を管理し、紹介された患者の報告を速やかに行う、③紹介患者の入院・転科・退院の情報を関係機関へFAXで送る、④紹介受診や入院などについて患者からの電話・FAX・電子メールによる相談に応じ、意見や要望を承る、⑤地域の連携医の窓口となり、連携医制度の運用を行う、⑥紹介患者の病状が安定したら、紹介された医療機関を受診していただくよう連携を図る、⑦かかりつけ医がない場合、地域の医療機関に"逆紹介"を行い、「かかりつけ医」制度を推進する、⑧継続的看護や介護を要する患者の退院後の療養についての情報提供や調整となっております。

(2) 訪問看護は誰に行うか

　本稿では主に「訪問看護」*について紹介したいと思います。訪問看護は、介護保険と医療保険の2つの制度から提供することができます。

＊訪問看護の制度については、巻末資料を参照してください。

図1 訪問看護の業務の流れ

8：30〜ミーティング
・前日の訪問、緊急呼び出しの有無、利用者の入退院の報告など
・チーム別ミーティング：当日の訪問利用者の申し送り、連絡事項確認など
・必要物品の準備
↓
9：00頃〜出発　訪問看護（2〜3件程度）
↓
12：30頃〜ステーションに戻る（昼食）
↓
13：30頃〜訪問看護（2〜3件程度）
↓
17：00頃〜帰着後に看護記録の記入
・チーム別のミーティング：訪問の報告

　介護保険では、「要支援・要介護」の認定を受けた方に提供できます。しかし、要介護者などであっても、末期がん、厚生労働大臣が定める疾病等、そして急性増悪期の場合は、介護保険サービスの対象を外れ、医療保険から訪問看護の提供ができます。また、介護保険は一部の疾病を除き、65歳以上を対象としています。年齢が該当しないなど、介護保険サービスを利用できない方は医療保険から訪問看護を受けることになります。医療保険の訪問看護では、小児から高齢者まで年齢制限はありません。

　訪問看護の1日の業務の流れを**図1**に示しました。

　訪問看護ステーション「桂」では、「病気や障害で医療処置を行わなければならず、家での生活に不安はあるが、それでも住み慣れた家で生活したい」と希望される方のために、**表1**のような看護を提供しています。

　患者（訪問看護では「利用者」と呼ぶことが普通です）が、住み慣れた自宅で最期まで安心して過ごすことができるように、"生活者"としての利用者の暮らしをお手伝いさせていただくことに、私は「訪問看護のやりがい」を感じます。

表1　訪問看護ステーション「桂」で提供している看護

① 健康状態のチェックおよび病状の観察
・全身状態の観察
・体温・脈拍・血圧・呼吸など定期的な健康チェック
・異常の早期発見

② リハビリテーション
・関節拘縮予防のためのROM運動
・車椅子への移乗介助/散歩など

③ 食事（栄養）の援助
・胃瘻や輸液の管理・指導
・嚥下困難な方や食欲不振の方の栄養に関する相談（脱水や誤嚥を予防する援助）

④ 排泄のケア
・排便の調整（必要時浣腸や摘便）
・下剤の調整
・トイレ（ポータブルトイレ）への移乗介助

⑤ 床ズレの予防および処置
・床ズレ予防のための体位変換
・エアーマットの選択
・食事指導など（医師の指示の下、適切な処置）

⑥ 清潔援助
・口腔ケア
・陰部洗浄
・洗髪・清拭
・入浴介助等

⑦ 認知症の方の援助
・認知症患者の看護
・生活支援（介護者へ対応方法や認知症状の相談対応）

⑧ ターミナル期の援助
・ターミナル期を家で過ごされる方への支援
・痛みのコントロール（在宅での看取りを希望される方へ医師と連携し援助）

⑨ 療養指導や看護に関する相談や指導
・療養上の世話の方法についての助言、それに関する他のサービス紹介（安全で安楽な介護方法の助言）

⑩ 医療器具（カテーテル等）の管理
・人工呼吸器・在宅酸素・点滴・中心静脈栄養・胃瘻・バルンカテーテルなどの管理
・人工肛門・人工膀胱管理（パウチ交換、皮膚トラブルの対応など）

⑪ 服薬の管理
・薬カレンダーへの内服薬セット
・服薬の確認や薬に関するアドバイス

（3）胃がんターミナル期のAさんと家族にかかわって

　訪問看護の実際を知っていただくために、私が京都桂病院での退院支援でかかわった事例を紹介したいと思います。

事例1

Aさん/50歳代/女性/胃がんターミナル期

〈点滴をしたままでは帰れない……〉

　病棟科長から、胃がんのターミナル期にあるAさんの面談依頼があった。Aさんは自分の病気について告知を受けていたが、詳しい予後についての説明はされていなかった。

　Aさんは次男と2人暮らし。「1日も早く家に帰って息子の世話をしたい」と考えていた。しかし、腫瘍による食道狭窄があり、経口摂取が困難なために中心静脈栄養（ポート留置）による栄養管理がされていた。Aさんは「こんな点滴をしたままでは帰れない。食べられるようになって、点滴がなくなったら帰ろうと思う」と話し、床頭台の上にはヨーグルト・クッキー・野菜ジュースが置かれていた。何とか食べようと努力しているAさんの姿が目に浮かんだ。一

方、病棟看護師は退院に向けて、次男にHPN（在宅中心静脈栄養法）の管理指導を進めていた。

〈退院に向けてカンファレンスを開く〉

2度目にAさんを訪ねると「これを着けたまま退院することになってしまったけれど、看護師さんが来てくれるんでしょう？」と不安そうに話した。「Aさんの残された時間は長くない」と説明を受けていた次男が、"家に帰りたい"と望んでいるAさんにHPNのまま帰ることをすすめたようである。そこで訪問看護師は、点滴をしたまま在宅療養されている人が多くいることや、看護師だけでなく、在宅のかかりつけ医も決まったので、医師も訪問してくれることを説明した。

次男・主治医・病棟看護師・かかりつけ医・訪問看護師で退院前カンファレンスを行った。Aさんは「点滴につながれていない時間がほしい」と希望していた。HPNの管理については、本人の希望もあり、次男が仕事に出かけた後にAさんが自分でヘパリンロックできるように指導することを決めた。また、Aさんも次男も「急変時は京都桂病院に入院したい」と希望したので、急変時は当院に搬送するということを確認した。

〈自宅で別人のように生き生きとしたAさん〉

そして、Aさんと次男への退院指導が終了。在宅の調整も整い、無事退院となった。訪問看護師は、退院の翌日にAさん宅を訪ねた。入院中は痛みのため臥床していることが多かったのが、自宅でのAさんは化粧をして座って訪問看護師を出迎えてくださった。表情も明るくなり別人のようであった。「家に帰ってから料理をしたり、洗濯物をたたんだりしているのよ」と話すAさん。家に帰って"母親"という役割を果たし、住み慣れた家で好きなことをして、好きな家族・好きなものに囲まれて生活するということが何よりの薬になっていたのだと思う。痛みのコントロールやHPNの管理はうまくいっているようなので、当面は週2回くらい訪問することにした。

〈そして在宅での看取りへ〉

しかし、がんは進行していた。1カ月を過ぎた頃から左腰部痛が増強し、Aさんはほとんど臥床して過ごすようになった。家事もできなくなっていたが、「息子に迷惑はかけられないから」とトイレだけは歩いて行っていた。

訪問看護師は「再入院するならこの時期ではないか」と判断し、入院を提案した。しかしAさんは「まだ家で頑張りたい」と言い、次男もAさんの意思を尊重した。その後、病状はさらに悪化。訪問看護師は「残された時間は数日かもしれない」と考え、次男にそのことを告げると「家で看取ることはできますか？」と尋ねられた。

訪問看護師はすぐにかかりつけ医のところへ行き、次男の思いを医師に伝えた。退院時のカンファレンスでは「急変時は救急搬送」ということであったが、「ファーストコールは訪問看護で受けて対応するので、死亡確認をしていただけませんか」と相談したところ、快く引き受けていただけた。

次男は仕事を休んで介護するべきかどうか迷っていた。私は「お母さんにどうしてほしいか聞いてみてはどうですか？」とアドバイスしたところ、Aさんは「私は留守番するから仕事に行くように」と言われたそうである。

それから3日後の朝、次男から緊急連絡があった。「朝起きて母を見に行ったら、息が止まっているようなんです」とのこと。すぐに駆けつけると、次男は

> ベッドの横にしゃがみ込んでおり、Aさんはすでに冷たくなっている状況であった。かかりつけ医に連絡し、死亡確認をしてもらった。

　Aさんが亡くなった後、私が次男と一緒にエンゼルケアを行っているとき、「僕は母の言うとおり、最後まで仕事に行っていました。母が死ぬということが信じられずに逃げていたのかもしれません。仕事を休んで、母のそばにいたほうがよかったのでしょうか？」と涙を流しながら尋ねられました。

　Aさんはいつも「息子に迷惑をかけたくない」と話されていたので、私は「息子さんが仕事に行くことをAさんは望んでおられました。その言葉どおりに仕事を選択されたことは間違いではないと思いますよ」と答えました。

　たとえ一人で息を引き取ったとしても、私は、それも「その人らしさ」「Aさんらしさ」だったのだと思います。そして訪問看護師は、遺された家族にもそれを伝える必要があると思います。

　訪問看護師は利用者本人だけではなく、家族も支えていくことで「その人らしい、住み慣れた環境で暮らしていくこと」を叶えて差し上げることができるのだと思っています。

(4) 自ら考え行動する姿勢が必要

　訪問看護は、夏は暑い中、ひたすら汗をかきながら入浴介助を行い、冬は恐る恐る雪道を運転して利用者宅に行くなど、エアコンの利いた病院では考えられない、季節を肌で感じながらの毎日です。また1人で訪問するので体力が必要です。腰を痛める訪問看護師は多いと思います。

　先の事例では、Aさんは最期まで在宅で過ごすことができましたが、在宅での看取りを希望されていたのに、急変時にかかりつけ医に連絡がつかず、泣く泣く病院に行かなければならなくなった利用者もいます。かかりつけ医と連絡がつくまで待てなかったのは自分の訪問看護師としての力量不足だと、落ち込んだこともありました。

　一方、利用者と家族に一番近い位置にあり、症状や家庭の状況を一番詳しく理解している者として、「主治医の指示を待つ」のではなく、自ら考え、積極的に行動する必要が出てくるときもあります。訪問看護師は自分で判断して決断しなければならないことも多いので責任も重いですが、そこにやりがいがあるのです。

　Aさんの場合は訪問看護のみの利用でしたが、多職種と連携する場合

でもケアマネジャーに任せるのではなく、訪問看護師がイニシアチブをとっていく必要があると思っています。

(5) 退院支援・調整における訪問看護師と病棟看護師の連携

① 大切な〝入院中のリスクの拾い出し〟

　独居・老老世帯・医療依存度の高い患者などは、十分なフォローがなければ再入院となる可能性が高くなります。また患者や家族は「本当に自宅で生活していけるのか……」と不安を抱いていることが多いのです。そのような不安は、カテーテル類の管理といった医学的な問題からくるものだけではありません。「買い物や食事はどうするのか？」「入浴はどうしたらよいのか？」などの生活の細々としたことに、患者・家族は不安を抱くのです。

　そういった不安や在宅療養での問題を解決するためには、訪問看護や訪問介護を利用したり、配食サービスを利用したりして、患者と家族が安心して暮らせるように調整しなければなりません。そのためには、**入院中に病棟看護師が在宅療養を困難にする因子を拾い出し、ケアマネジャーなどの在宅療養支援スタッフに伝える必要があります**。しかし、病棟看護師は入院中の患者が自宅でどのように生活されるのか、イメージしにくいのが現状です。

② 役に立つ訪問看護師の視点

　一方、在宅療養しているさまざまな患者を実際に見ている訪問看護師は、「退院後の患者の姿がイメージしやすい」という強みがあります。そこで、病棟の退院カンファレンスに参加して、在宅療養を可能にする方策や、誰がどのようにサポートするのかを話し合い助言します。

　退院支援を確実に行い、患者や家族の不安、療養上の問題を解決したうえで退院してもらうことで、再入院の確率が低くなるのではないでしょうか。ですから、病院は訪問看護ステーションにもっと声をかけていただければと思います。

　訪問看護ステーション「桂」では、京都桂病院看護部の研修制度の一環として、病棟看護師の訪問看護研修を受け入れています。今までに何人かの看護師に、自分が退院支援を行った患者の生活の実際を見てもらいました。

　この研修は訪問看護をPRすることはもちろんですが、退院して在宅療養をしている元患者の実際の生活を見ることで、病棟看護師が自分の行った退院支援を振り返ることができるというメリットがあります。そ

して、病気や障害を抱えながら在宅で生活する患者の力強さを感じ、また訪問看護についての興味を増していきます。これらは、病棟看護師たちの今後の退院支援のスキルアップに大いに役立つと思います。

(6) 今後ますます期待される訪問看護師の役割

　医療技術が進歩し、在院日数が短縮される昨今では、医療処置を継続しながら退院を余儀なくされる患者は少なくありません。核家族のため、自宅で介護するマンパワーも不足しています。

　そのような中、在宅療養において中心的な役割を担う訪問看護師の活躍はますます期待されます。疾患や生活面だけの部分で援助するのではなく、家族や生活環境を包括的にとらえ、その人がその人らしく生きるための生活を支援していくことができるのが訪問看護なのです。

　訪問看護は「その人の人生にかかわっていく仕事」です。在宅で自分らしく、たくましく生活している利用者からは、私たちがパワーをいただくこともあります。利用者や家族から教えていただくこともたくさんあります。そんな訪問看護は一生勉強で、自己の成長につながるやりがいのある仕事です。

　これからも「その人らしさ」を大切にし、家族ともじっくりと向き合いながら、看護師として、ひとりの人として、利用者や家族の気持ちに寄り添いながらかかわっていきたいと思います。

（團野一美）

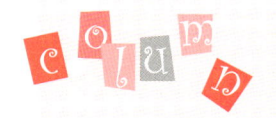

---

column

ジェネラリストナースに知ってほしい
地域との連携のヒント

　訪問看護ステーション「桂」は、同法人である京都桂病院の併設型のステーションです。事務所は病院内にあり、連携をとりやすい環境にあるといえます。当ステーションと京都桂病院との連携には、全国訪問看護事業協会が出している「早期退院連携ガイドライン」の「連携情報票」と「訪問看護連絡票」の2種類の用紙を主に使用しています。訪問看護と病棟との連携に2種類の用紙をどのように活用しているのか紹介したいと思います。

●**訪問看護に必要な情報をアピールできる「連携情報票」**

　まずは「連携情報票」についてです。この用紙を使い始めた頃は、訪問看護が導入される患者の情報を病棟看護師に記入してもらっていました。しかし、病棟看護師は退院サマリーと2種類の書類を書くことになり業務が増えることから、訪問看護師が病棟訪問をして情報収集するようにしました。

　退院サマリーがあれば「連携情報票」は不要なのでは？　と思われるかもしれませんが、退院サマリーは看護要約であり入院中の情報がほとんどです。訪問看護師がほしい情報は、在宅に帰ってからの医療・生活上の問題、介護力、家族状況など、どのように在宅療養を支援していけばよいかという情報です。退院サマリーだけでは在宅療養移行時の情

報が十分だとはいえません。

「連携情報票」は、① 利用者基本情報、② 利用者の身体症状、③ 生活支援の必要性、④ 医療処置の必要性、⑤ 社会的情報、⑥ 介護力・家族の準備状況、⑦ 病名・病状に対する説明と理解など、必要な情報を記載できるようになっています。病棟訪問し、カルテだけでは収集しきれない情報を病棟看護師から聴くことで、訪問看護師がどのような情報をほしがっているのか意識してもらうことができます。

●在宅療養の様子を伝える「訪問看護連絡票」

次に「訪問看護連絡票」です。これまでは病棟からの情報提供を求めるだけで、在宅療養についてのステーションからの報告はあまりフィードバックされていませんでした。早期退院連携ガイドラインでは「訪問看護連絡票」の活用の意義を、① 退院後の医療的フォローの必要性を予測し継続看護を推進できる、② 連携の良否を評価し、相互の看護の質を高められる、③ リスクマネジメントに活かせる、としています。病棟看護師は在宅療養を始めてからの患者・家族の不安や思いを聴くことで、病棟での退院調整や退院指導を振り返り、次に活かすことができます。

「訪問看護連絡票」を使用し始めた当初は、退院した患者のカルテが病棟にないため、用紙をどのように処理するか困っていました。しかし、現在は病棟にフィードバックされた「訪問看護連絡票」は担当看護師と病棟責任者のサインがされた後、医事課に送られるという流れをつくることができました。

*

これらの用紙を利用することで、病棟看護師は患者の在宅での生活を想像したアセスメントを行うことができ、また訪問看護に何をしてもらうのか、何を連携すればよいのかがみえてくると思います。

訪問看護師は単にバイタルサインをチェックし、医療処置を提供するだけではありません。訪問看護は患者本人だけではなく、在宅療養を支える介護者（家族）をも支えていきます。病棟看護師も訪問看護師も、患者や家族がその人らしく生きることを支えていけるように頑張りましょう。

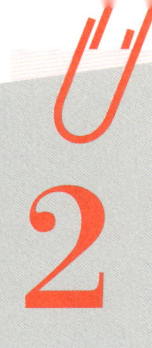

2 在宅・施設への訪問看護で療養生活の安心を保障する

佐賀県看護協会訪問看護ステーション

*「療養通所介護事業」とは、難病や末期がんの方など、医療と介護の両方が必要な中重度要介護者等を対象とするサービス

　佐賀県看護協会訪問看護ステーションは、1995年に設立され、2000年から「居宅介護支援事業所」を、2006年から「療養通所介護事業所」*を、2013年4月から「看護小規模多機能型居宅介護事業所」(旧複合型サービス)を併設しています。佐賀市街地のほぼ中央に位置し、車で約30分の移動距離を訪問範囲としています。

　2015年6月現在、スタッフは介護職・事務を含めて38名、訪問看護師の常勤換算は約17名となっています。毎月、約130名の利用者に、延べ約1000回程度の訪問看護を提供しています。

　他の医療機関との連携については、大学病院を含む公立の総合病院4カ所に加え、地域の開業医の先生方とも積極的に行っています。スタッフの定着率はよく、それぞれのキャリアを活かして、利用者・家族にケアを提供しています。

　対象となる利用者は、人工呼吸器装着の方、出生時超未熟児、重度障害児・者、神経難病、がん末期と多岐にわたります。最近、緩和ケアチームとの連携が増え、在宅での看取りが増えてきているのは全国的な傾向ですが、当ステーションも例外ではありません。

　さまざまな利用者の中には、吸引など医療処置があるために、介護家族が大変疲労してしまう"介護ニーズと医療ニーズを併せもつ在宅療養者"もおり、このような方のための「療養通所介護事業所」は重要な位置を占めています。

(1) 訪問看護にできること、訪問看護師のやりがい

①「患者」が「利用者」になるとき

　在宅療養の場では、患者は「利用者」と呼ばれます。その利用者に、それぞれの生活の場で看護を提供することは、その多様性ゆえに「人生そのものを感じとる現場での仕事である」といえます。そこには、病院

に勤務しているときには決して出会うことのない笑顔や、家族の中での"その人なりの表情"があります。

また、その人が住む地域のありようを知ることで、その人が生活している風景の中で、その人がどのように暮らし、どのように人生の幕を閉じていくのかといった、多くの学びを得ることができます。

② もっと「訪問看護」を知ってほしい

訪問看護がかかわることによって、多くの不安を抱えて退院してきた利用者とその家族に「切れ目のない医療」の継続ができます。それにより信頼関係が構築されて、安心して療養生活を送ることができるのです。この「安心」を利用者・家族に感じてもらえることは、訪問看護師にとって、何よりのやりがいにつながります。

病気や障害があっても「住み慣れた自分の家で過ごしたい」と思う方は多くいます。また、残された時間が少ない末期状態の方の多くは「家に帰りたい」と思っています。そして、それは訪問看護が入れば実現できるのです。利用者・家族の思いにできるだけ応えるために、多くの病院看護職に「訪問看護師の存在」「訪問看護を利用すること」をもっと知ってほしいと願っています。

(2) 在宅看護と病院看護の違いとは？

① "生活の場"で看護を提供する

「同じ看護なんだから、病院も在宅もそんなに変わらないのでは？」と、思われる方もいらっしゃるかもしれません。でも、両者には大きな違いがあります。最も明らかな違いは、在宅は「**それぞれの利用者の生活の場である自宅で、個別性の高い看護を提供する**」ということです。

利用者の自宅には、機能的な医療設備も、十分な衛生材料もありません。その方の居住環境の中で生活用品を用いて、でき得る限り安全に、医療処置や看護を提供していくために、医師の指示を待つのではなく、看護職が自ら十分にアレンジしていくことが必要になるのです。そして、看護の対象は患者（利用者）だけではありません。家族もともに看護の対象として同じ位置にいます。むしろ、患者本人以上にケアが必要な家族もいます。

② 気持ちに寄り添いながらのケア

さらに、基本的には看護師単独による看護の提供でありながら、「**チームの連携により利用者を支援していく**」ことでも違いがあります。「チー

ム」というスタイルは病院にも当然ありますが、在宅では別組織の他職種やさまざまな社会資源とチームを組むことが病院とは明らかに違います。

　また、実施した看護に対して報酬を受けるとき、医療保険からは「訪問看護基本療養費」、介護保険からは「訪問看護費」と使い分けているという、制度上のやや複雑な課題もあります。

　これらの条件のすべてが、「病院に比べて規制が多くない空間で、自分のしたいことができる」という在宅看護・訪問看護の特徴につながります。こうした特徴は、その時々の利用者の病状や感情に合わせた、より"気持ちに寄り添いながらのケア"につながっていくのだと思います。

(3) 知っていますか？　自宅以外の居宅への訪問看護

　2006年4月から、介護保険制度の中で、訪問看護ステーションが委託契約を受け、健康管理を目的としてグループホーム（認知症対応型グループホーム）に訪問できるようになりました。

　また、グループホーム以外でも、有料老人ホーム（特定施設入居者生活介護）や、特別養護老人ホーム（介護老人福祉施設）などと契約して、24時間の医療体制を確保し、健康管理を行うことができるようになりました。

　一方、がん末期の利用者や、神経難病などの厚生労働大臣が定める疾病の利用者、そして病状が悪化した場合は、医療保険において、主治医から特別訪問看護指示書を受ければ、その期間は訪問看護が入ることができます。

　このことは、利用者の自宅だけではなく、グループホームや特別養護老人ホームなどの「施設」で、訪問看護の機能を活かした活動ができるようになったことを示しています。つまり、ステーション運営拡大のチャンスが生まれたのです。

　しかし、「委託契約」という形が、施設と訪問看護ステーションの間で合意がとりづらいこともあるのか、全国的に訪問看護ステーションが施設に入っているケースはあまり多くありません。

　そのような中、当ステーションでは、グループホームの入居者が最期を迎えるときに願った思いを実現できたかかわりを経験しましたので、その事例をご紹介したいと思います。

事例1

Aさん/80歳代/男性

〈訪問開始の経緯〉

　新しく開設したグループホームより声がかかり、当ステーションは契約を交わした。契約にあたっては、グループホームの状況に合わせて、ステーションとしての健康管理体制を考える。対象はグループホームの入居者で、状態が安定しているとはいえ、ほとんどの方が何らかの疾患をもっていた。

　契約した年の暮れに、入居者Aさんの病状が悪化した。Aさんはご夫婦でそのグループホームに入居されていた。妻のBさんは認知症だったが、長く商売をされていたためか、周囲にとても気を遣う、感じのいい方である。私たちが行うささいなケアにも、いつも笑顔で「ありがとう、ありがとう」と言ってくださる。

　Aさんは前脊髄動脈閉塞による両下肢の完全麻痺で車椅子生活。そのうえ慢性心不全で、神経因性膀胱炎による尿道留置カテーテルの状態であった。さらに、肺炎を併発してしまい、12月21日に主治医より「回復が難しく、ターミナル期」として、当ステーションに特別指示書の交付があった。

〈訪問看護でさまざまな症状が緩和〉

　早速、当ステーションからグループホームを訪問した。Aさんは、肺複雑音著明だったため、排痰ケアを中心とした呼吸管理をしながら、同時に口腔ケアや清拭などを開始した。

　また、Aさんは腹痛を訴え、腹部の様子を観察すると便秘とわかり、排便コントロールしたところ、とても穏やかな表情になった。

　さらに、褥瘡があったため、その処置を行うとともに、体位交換をするなど、グループホームの介護者による介護から訪問看護による全面的なケアへと移行した。

　排便コントロールにより腹痛がとれたのと同じように、それまで苦しくて呻いていたAさんは訪問看護師によるさまざまなケアに反応してくれ、徐々に穏やかな呼吸を取り戻した。そして、数日間苦しんでいた不眠から解放されたように深く眠れるようになった。

〈主治医に連絡のつかない中の決断〉

　12月22日。Aさんは深大性呼吸となり、意識がもうろう状態となった。主治医より点滴静脈注射の指示があり、全身清拭などのケアを行った。無呼吸も徐々に増え、いつ急変してもおかしくない状態。この日は土曜日でもあり、遠方から長男家族や長女家族の付き添いが始まった。

　12月23日。残された時間が少ないことを伝えるために長男と面談をした。主治医からはすでにAさんの病状説明は済んでおり、このまま看取り体制へとのことであった。そこで、できるだけ家族の悔いが残らないようにと、看取りに向かって今後起きてくることなど話を進めると、「無理なことかもしれませんが、聞き入れられるなら」と長男が話し始めた。

　「今、この状態で父を家に連れて帰ることはできないでしょうか。このままグループホームで最期までというのは……。長年過ごした自宅に、せめてもう一度連れて帰りたい」

　すでにAさんは努力呼吸で、時折、無呼吸を呈する状態。この日は日曜日でもあったため、主治医からは「日中不在」との連絡を受けており、連絡はつけられない……。

長男の思いを叶えてあげたい——覚悟を決めた。グループホームの管理者に相談し、ワゴン車の後ろに布団を敷いてAさんを自宅にお連れすることにした。訪問看護師に休日出勤を依頼し、時間を決め、2人体制で付き添った。

〈意識がはっきりしたAさん！〉

　妻のBさんとともにAさんの自宅へ到着したとき、子どもたちとその孫、総勢18名ほどが勢揃いで出迎えられた。部屋の真ん中にAさん用のベッドが準備され、何とクリスマスパーティの準備が整っていたのだ！ ベッドに移動したAさんには娘さんが準備したサンタの帽子が載せられ、大合唱が始まった。

　そのとき、今まで眠っていたように見えたAさんの意識がはっきりし、家族のみんなに声をかけられたのだ。

　Aさんを無事にグループホームにお連れしたとき、誰よりホッとしたのは言うまでもない。しかし、「何があっても決して責められることはない」と思える家族の様子、そして「事後報告になるけれども主治医からとがめられることはない」と確信をもてた。満足そうな家族の笑顔からは、Aさんとの幸せな絆を垣間見た気がした。

　翌日の12月24日。Aさんは意識不明の状態のままグループホームで過ごした。主治医に、許可なく自宅搬送し、家族全員で大宴会になったことを伝えると、「うん、うん」とだけ返答があった。

　数日後、家族みんなに見守られ、静かに安らかにAさんは旅立った。

(4) 看護はまさに日常の中にある

① 穏やかな時間が流れる自宅と施設

　「住み慣れたわが家で最期を」と多くの人は願っています。しかし、家族形態の多様化による介護者不足や、介護者がいても認知症の対応に疲弊するようなことがあるなどして、必ずしもそれがベストだとはいえません。住み慣れた地域の中で、グループホームや特別養護老人ホームなどの社会資源を利用しながら、患者・家族ができるだけ穏やかに過ごせる工夫も求められています。

　連携しているグループホームに訪問すると、自宅とはまた違った温かな空間があり、そこでもまた、とても穏やかに時間が過ぎているのを知ることができます。

　その昔、病院勤務をしていた頃、病状や環境の変化から認知症の症状が進行し、せん妄状態になって混乱した患者が転院や退院を余儀なくされ、「受け皿となる施設でどのように過ごされるのだろう」と心痛めた時期がありました。そして、訪問看護師になって、利用者の在宅療養を支えていると、穏やかにその人らしく天寿を全うすることのできる高齢者やターミナルケアの対象者に出会い、"看護"はまさに日常生活支援の

中にこそある」ことを改めて知ることができました。

② "いのち"の営みを感じることの素晴らしさ

　利用者の看取りにかかわっていると、誰にでも訪れる人生の終わりを、果たしてどれだけの人が真剣に「自分のこと」として思いをめぐらせきれているのだろうかと考えます。

　在宅、そしてグループホームのような施設の中で、多くの看取りを経験している訪問看護師は、家族の中で大切に育まれた"いのち"と、つながっていく"いのち"の営みを学ぶ瞬間に多く出会うことのできる、素敵な仕事です。

(上野幸子)

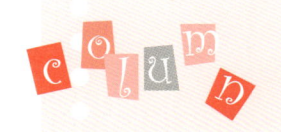

---

column

ジェネラリストナースに知ってほしい
地域との連携のヒント

●定例カンファへの参加

　病院での退院時カンファレンスとは別に、病棟で定例に行われているケアカンファレンスに声をかけていただく機会があります。在宅を視野に入れた提言は、通常のケアカンファレンスでも可能です。その結果、入院中により早く、セルフケア能力を高めるアプローチにつながったりします。病院での医療処置を在宅用にアレンジするスキルは訪問看護ならではのアイデアもたくさんあります。在宅での医療処置のスタイルに早めに切り替えることで、患者さんの安心につながるなどの効果があるようです。

●退院後の患者情報をフィードバック

　退院時カンファレンスを経て退院された患者さんの在宅療養の情報を、その病棟に逆に情報提供することはとても大切です。例えば、ターミナルのケースでは自宅での看取りの様子を伝えたりすると、入院中では知ることのできないその人らしさが表れていたり、在宅のもつ力を伝えることで、大変だった退院調整の評価につながると考えます。いかに退院支援を視野に入れて日常的にかかわっていけるのかが、病棟の力量なのかもしれません。

●顔のみえる関係づくり

　メールなどで気軽に病棟看護師と情報交換・意見交換ができるようになると、上記のようなかかわりが自然に発生してくるようになります。つまり、連携をスムースに行うポイントとして、「顔の見える関係」が最も大切であるといえます。手段はさまざまで、電話でダイレクトに伝えたり、FAX、メールなどその状況に応じて使い分けます。これで、退院時カンファレンスがより気軽に、負担にならずに行えるようになるのではないでしょうか。

●契約

　自宅以外の訪問看護先には、グループホームやケアハウスなどがあります。高齢者のストマケアやターミナルケースでは、介護職だけでは困難なケア内容も多々発生します。訪問看護が入ることで、医療処置が必要でも受診や入院をせずに生活できるメリットがあります。また、訪問看護に入っていない他の入所者に新たに発生した健康問題にいち早くアプローチできたり、気軽に相談に乗ったりすることも多くあります。このことは、施設のケアそのものの質向上にもつながります。契約の方法などは、ステーションに直接問い合わせるのが早道かもしれません。グループホームへの訪問看護については、下記URLをご参照ください。

http://www.zenhokan.or.jp/pdf/guideline/st-gh.pdf

3 地域の介護力を高める ケアマネジメント

ケアプランセンター刀根山

　刀根山訪問看護ステーションは、1996年に開設されました。訪問看護は主治医からの指示書をもとに業務を行いますが、単に指示どおりの医療処置や看護を行うだけでは十分ではありません。自宅など利用者の"生活の場"において、予防的視点から生活環境の調整や療養指導を行い、異常を早期に発見して緊急時に対応することも必要です。

　そのために、当ステーションと医療機関や他職種との連絡調整は不可欠であり、支援体制の整備など、利用者が地域で安心して生活していくためのあらゆる支援が求められました。

　開設以来、当ステーションはだんだんと実績を積むことにより、地域の病院や開業医、保健・福祉機関から利用者を紹介されることが増えていきました。それに伴い、「ともかく困っている人がいるので、いろいろな制度の導入も含めてかかわってほしい」など、ケアマネジメントが必要な依頼が多くなっていきました。

　2000年に介護保険制度が始まるまでは、当ステーションでは申し込みのあった特定の利用者に対して日常的に看護を提供し、利用者が活用できる社会資源を探すために自由に動くことができました。当ステーションで働くまで行政の保健師だった私は、訪問看護業務の面白さに魅了されていきました。

(1) 訪問看護師から専任のケアマネジャーに

　介護保険制度が施行されるにあたって、当ステーションは居宅介護支援事業所として「ケアプランセンター刀根山」を併設しました。最初は私が訪問看護とケアマネジメントを兼務する形でのスタートでした。そのほうが主治医との連絡も密にでき、深いアセスメントが可能であり、日常的にもモニタリングをすることで即対応できるという面で「質の高いケアマネジメントが提供できる」と考えたからです。

しかし、決まった曜日や時間を拘束される訪問看護業務の合間を縫って、サービス担当者会議や膨大な書類作成をこなしていくのは難しいことでした。また、ケアマネジャーは中立公平に調整機能を果たしていく役割があります。福祉職・看護職などの元職に左右されない、新しい職種としての"ケアマネジャーの専門性"を確立していく必要がありました。

そこで事業所内のスタッフそれぞれが専任となるように役割分担を行い、私はケアマネジメントとその管理業務に従事することにしたのです。

(2) ケアマネジメントを依頼される3つのパターン

当センターにはケアマネジャーの資格を有する訪問看護師もいますが、専任ケアマネジャー3名体制で運営しています。2010年4月現在の利用者数は80名で、要介護度別の利用者割合は**図1**のとおりです。

訪問看護ステーションが併設されていることから、訪問看護が必要と思われる利用者を紹介されることが多く、「要介護3～5/がん/医療機器装着」の利用者が比較的多い傾向にあると思います。

地域からのケアマネジメント依頼は、主に次の3つのパターンに分けられます。

① 病院の地域医療連携室（退院調整看護師やMSW）・主治医・病棟看護師などから退院する患者を紹介されるケース

最初から正確な医療情報を得られ、利用者側もケアマネジャーを受け入れる準備ができているので、比較的進めやすい事例が多いのがこのケースです。

しかし、高度医療が必要だったり慣れない医療専門用語が出てくるため、医療機関・医療職との連携や退院支援に苦手意識をもっているケアマネジャーは多いようです。2010年の診療報酬改定で「介護支援連携指導料」が新設され、病院と居宅介護支援事業所の連携はさらに強化され

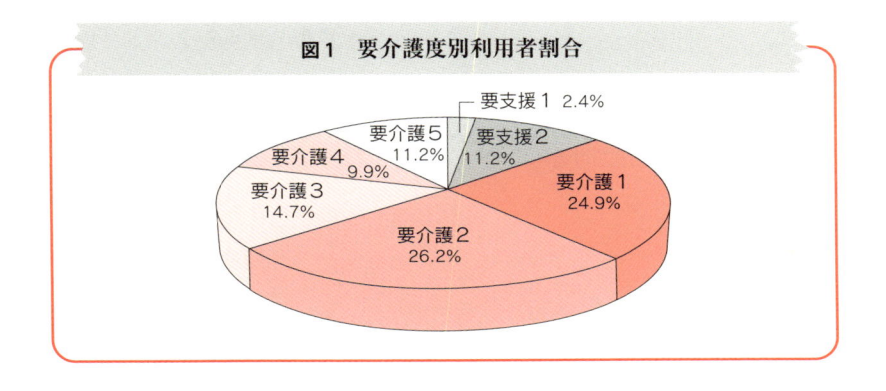

図1 要介護度別利用者割合

- 要支援1　2.4%
- 要支援2　11.2%
- 要介護1　24.9%
- 要介護2　26.2%
- 要介護3　14.7%
- 要介護4　9.9%
- 要介護5　11.2%

ると思われます。**病院の看護職が通訳となって、ケアマネジャーによりわかりやすく医療情報を説明していただければありがたいと思います。**

むしろ、ケアマネジャーとして気配りが必要なのは、「**退院をすすめるスピードに、患者本人や家族が置き去りにされていないか**」です。

すべての患者が在宅を望み、早く退院したいと思っているわけではありません。後遺症を受け止められず、「元のように歩けるまで入院していたい」と思っている人、医療機器を装着したままの状態で退院をすすめられたが納得できない人など、退院準備がどんどん進められていくことを不本意に感じている人も少なくありません。入院中よりも退院後のほうが経済面で厳しくなるケースもあります。

ケアマネジャーは、少し立ち止まって、そのような人たちの気持ちをしっかり受け止めることが必要です。生活環境・地域特性・社会資源を把握し、患者側の視点で退院後の生活を細やかにシミュレーションしながら、本人が安心して退院することができるように調整することが役割となります。

②「このようにしたい」と利用者がサービスを指定する形で依頼してくるケース

このケースでは、利用者から「介護用ベッドや車椅子がほしい」「ヘルパーに来てほしい」などと具体的なサービスを要望されることが多々あります。しかし、これは患者が医師に対して「抗生剤をください」と頼んでいるようなものです。これを「利用者本位」ととらえ違えたために、介護保険制度開始当初に「御用聞きケアマネジャー」「言いなりケアプラン」などのバッシングにつながりました。

本来の自立支援の視点から多角的にアセスメントし、「こんな方法もありますよ」と提示しながら、利用者が望む暮らしを実現できるケアプラン作成に、ケアマネジャーの専門性を示していかなくてはなりません。ここは援助技術を試される難しいところだと感じています。

ケアマネジャーにはさまざまな元職の人がいて、それぞれに得意なところを活かしてケアマネジメントに取り組んでいます。私も「看護職の見方に偏ってしまっていないか」と自己覚知*を繰り返しながら取り組んでいます。

*自己覚知：自らが行う援助のあり方を問い直すために、自分の発想の傾向を客観視し、自分の陥りやすい思考過程を自覚すること

③ 利用者・家族からの依頼ではなく、地域包括支援センター・行政・地域の関係者から困難事例として依頼がくるケース

高齢者は今までできていたことが少しずつできなくなり、生活に困るようになっていきます。しかし、長い経過の中でその不便な生活に慣れ

てしまい、介護サービスの導入による「生活の変化」を拒むことがあります。経済的に苦しい場合は、なおさら顕著になります。

民生委員や親戚の人などにすすめられて要介護認定の申請はしたものの、本人は介護保険制度自体がよくわかっていません。そのような高齢者はケアマネジャーを紹介されても最初から疑心暗鬼ですし、「自分で何とかするので放っておいてほしい」という気持ちもあるようです。意識・手段・経済力・環境などの一定の資源を持ち合わせないために、相談のもちかけ方すらもわからない人たちが、まだまだたくさんいるのです。

そのようなケースでは、まず相談援助技術を駆使して信頼関係を構築していくことが必要です。その人の生活に何が起こったのかを一つひとつ紐解きながら、本人が自分自身を振り返り、解決策を見つけることができるように側面から手伝う作業を重ねていきます。疾患があるのに治療を中断しているため医療情報がつかめないことも多く、家の中に残されている薬などから身体の状態を推測し、どの医療機関に結びつけたらよいのか、緊急性や優先順位を考えなければならないこともあるのです。

(3) "入り口"で拒否されつつも、サービスに結びついた事例

前述したような、ケアマネジメントの"入り口"で拒否があったけれども、サービスに結びつけることができて、生活を改善できた1つの事例を紹介します。

> **事例1**
>
> **A氏／70歳代／男性**
>
> 一人暮らしのA氏とのかかわりは、その姉からの電話で始まった。「久しぶりに弟宅を訪ねてみた。トイレに座ると立ち上がれない状態になっており、どうすればよいかわからない。何とかしてほしい」との相談であった。
>
> 訪問してみると、A氏は1階の和室で壁にもたれて座っており、部屋中に物やゴミが散乱して足の踏み場もない状態であった。台所や風呂は長らく使用した形跡がなく、万年床で、階段や和式トイレには手すりもない。7月の暑さの中でも1階にはエアコンがなく、夜は何とか階段を上り、エアコンのある2階で休んでいるとのこと。
>
> 〈介護をかたくなに拒否するA氏〉
>
> A氏はもともと腎臓が悪く、リウマチもあった。近医を受診していたが、関節痛がひどくて動けなくなり、薬がなくなっても受診できずに3カ月経過していた。近くの店から食べ物だけは何とか調達していたようである。
>
> A氏の話は要領を得ず、正確な医療情報も得られない。姉から依頼されたことを伝えても「別に困っていない」とかたくなであった。

地域で老人会の役員を務め、人の世話をしてきた人であったため、逆に「人の世話にはなりたくない」という強い気持ちがあるようだった。経済状況もあまり裕福ではないと推測された。

〈信頼関係づくりが初めの一歩〉

とりあえず、当センターにあったポータブルトイレを設置した。何とか信頼関係をつくるべく訪問を続けたある日、A氏の顔が赤く目もうつろになっており、39度の発熱があることがわかった。応急処置として水分補給やクーリングをしたが、「入院が必要である」と判断し、本人を説得して救急搬送した。結果は「肺炎」と診断された。

A氏が入院して2カ月経過した頃、姉から「退院後のことについて話が進まず困っているが、本人が"あのケアマネジャーとなら話をしてもいい"と言っている」と連絡があった。そこで私が正式に担当することになり、退院調整を開始した。

〈長期の在宅生活実現に向けて〉

まずは生活できる環境をつくる必要があった。高齢者福祉制度の「住宅改造」と介護保険制度の「住宅改修」を組み合わせて、以下のように準備することとした。

① トイレを和式から洋式にする
② 風呂釜を換えてシャワーが使えるようにする
③ 台所に湯沸かし器を取りつける
④ トイレと風呂に手すりをつける
⑤ 1階の和室の床材を変更して段差を解消する
⑥ ベッドを置いて介助バーをつけ、自分で寝起きや立ち上がりができるようにする
⑦ クーラーとテレビを1階につけ替え、1階ですべての生活ができるようにする

大がかりなことをすすめた以上、長期の在宅生活を実現しなければならないが、日常生活習慣の改善を図らなければ、すぐに再入院ということになってしまう。

そのため、A氏の健康状態を詳しく知る必要があった。そして、「腎機能が悪化しており、厳密な食事療法や水分制限が必要であること」「肺炎を1年以内に2回も起こしていること」「リウマチの治療も必要であること」などの情報を得ることができた。

〈良好な人間関係がもたらすもの〉

退院後、自宅近くの病院で内科と整形外科を同日に受診できるように調整した。ケアプランでは、福祉用具のほかに腎臓病食の宅配、訪問介護（掃除・洗濯・買い物・受診介助・銀行同行介助）、訪問看護（健康チェック・服薬確認・入浴介助）を位置づけた。

A氏は服薬量が多く、なかなか全量を飲むことができなかった。厳密な食事制限も難しかったが、訪問看護師やヘルパーと良好な人間関係を保つことができ、両者の見守りにより徐々に安定した生活を送ることができるようになった。住宅改修や屋内の整理をしたことで、A氏自身でできることも増えた。また、最初は受診以外の外出を拒んでいたが、リハビリテーションに通うまでに気持ちも変化した。

ケアマネジャーは、「何をどうすればいいかわからない」という"入り口"から、利用者と一緒に考えながら信頼関係をつくっていきます。そして、サービス提供機関の力を借りながら、利用者の生活を改善していく過程にずっとかかわっていきます。たとえ利用者が入退院を繰り返しても、ずっと途絶えることなく、その人の生活を見つめながら、自立・自律を手伝う仕事です。利用者の病気や障害をみるのではなく、ひとりの人間としてトータルに生活全体をとらえてかかわっていくことが求められています。

(4) シームレスを担うケアマネジャー

　現在、医療はどんどん専門分化されており、高齢者はなかなかついていけません。もう1つ事例を紹介しましょう。

事例2

B氏／60歳代／男性

　脳梗塞の後遺症で障害のあるB氏は、がんが見つかり、専門病院に転院して手術を受けた。退院後も転院先の病院に通院するとのことで在宅生活を開始。初回の外来受診後に「薬が減った」と喜んでいたが、調べてみると入院中に飲んでいた循環器系の薬が全く処方されていなかった。
　すぐに病院に問い合わせたところ、外来では外科に関する投薬しかなされておらず、「循環器系の薬の処方に関しては以前に通っていた病院を受診しなければいけない」とのことであった。退院調整で連携がうまくいっていたはずの事例でも、こういった落とし穴があった。

　重篤な心疾患で内科にかかっていても、日常生活で介護を必要とする状態の原因は整形外科の疾患であるとか、うつ病や認知症を合併し、さらに眼科・歯科などの他科受診が必要な人もいます。**複数の医療機関にかかり、複数の制度のサービスを、複数の法人から利用していれば"落とし穴"ができやすくなってしまうのが現実です。**

　ケアマネジャーは、横軸としてそうした現状を幅広く面としてとらえ、縦軸として生活歴を踏まえて時間の経過を追いながらかかわっていくことが必要です。そして一人ひとりの事例を通して地域の関係者と連携し、力を合わせて実績を積んでいくことが、地域の介護力を高めていくことにつながります。

　このようにケアマネジャーは本当にやりがいがあり、つくづく面白い仕事だと思っています。

（脇阪靖美）

column ジェネラリストナースに知ってほしい
地域との連携のヒント

●情報提供書の活用

平成22年度よりケアマネジャーに対し医療連携加算という報酬が設けられました。また、平成24年度からは医療と介護のさらなる連携強化のため、「入院時情報連携加算」に改定されています。ケアマネジャーが病院または診療所を訪問、またはそれ以外の方法により、利用者の心身の状況や生活環境等の必要な情報を提供することを評価されたことにより、入院の際、ケアマネジャーから情報提供書が渡されることが多くなりました。

病棟看護師、退院調整看護師、医療ソーシャルワーカーなど、どなたかを窓口として情報提供書を渡していますが、医師も含めて、どのように病院内でその情報を共有・活用していただいているでしょうか。

入院中から退院後の生活を見据えた看護計画作成や退院支援がなされることで、医療・介護サービス導入について、利用者・家族の理解が得られやすくなり、退院後の悪化・再入院の予防につながっていきます。

ケアマネジャーからの情報が有効に活用できるものなのかどうか、病院側が本当に必要とする情報は何なのかをケアマネジャーに発信していただき、連携を強化していきたいと思います。

●試験外泊は不要

医療機器を装着した重症者や、介護力に不安がある患者の場合、退院支援は慎重に進められ、試験外泊を提案されることがあります。しかし、それは逆に危険な場合があります。外泊中は在宅サービスを利用することができないからです。福祉用具もない、訪問看護も訪問介護も利用できない状態で試験外泊をすると「大変だった」という思いが残り、不安を増強させてしまうことになりかねません。また、終末期の場合は、体力も時間も限られていますので、一気に退院の形をとるほうが、介護体制に万全を期すことができます。

平成24年度からは医療保険制度が改定され、入院患者の在宅医療への移行支援が強化されました。外泊日も医療保険の訪問看護は利用できるようになりましたので、有効に活用してください。

●がん患者の支援

要介護認定の申請は、基本的には病状が安定し、退院の可能性がみえてから行います。しかし、在宅においては、急に介護が必要な状態になったときは、認定結果が出ていなくても、認定申請をした日から暫定ケアプランでサービスを受けることもできます。

がん患者の場合、要介護認定の申請をすすめるタイミングが難しいと思います。早めに申請するとADLが自立しているため、非該当や軽度に認定されます。しかしすぐに認定結果が合わない状態に変化してしまいます。逆に末期状態で認定申請をすると、もしも認定調査の前に死亡されたとき、保険が下りないということになってしまいます。

「がん末期」は特定疾病となっているため、40歳以上65歳未満の2号被保険者の場合も要介護認定申請ができます。平成22年度より、市町村は「がん末期」の認定申請を受理した場合、早急に認定調査を行わなければならないという通達が出ました。しかし、65歳以上の1号被保険者の場合は、申請時に病名を記すことがないため、今までと同様の扱いで、認定調査までに日数がかかっています。1号被保険者の場合も、市町村の窓口にがんであることを伝え、早急に認定手続きをすすめてもらうよう配慮をお願いすることが必要です。

●早期退院の実現

早めに退院調整を進め、在宅での受け入れ体制を示し、自宅でも入院中と同じように看護・介護が受けられることを伝えること、そしてジェネラリストナースとケアマネジャー、訪問看護師間で、しっかり連携がとれていることが患者にみえると、それが安心につながります。そして何より、「必要なときはいつでも入院できるからね」というジェネラリストナースの一言で、患者は勇気づけられるのです。

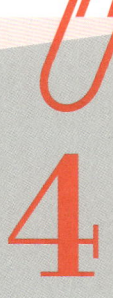

4 幅広い視点と活動で地域づくりに奔走

相生市地域包括支援センター

　地域包括支援センター（以下；センター）は、介護保険法に基づき、2006年から全国的に開設されている市町村の組織です。設置基準として、保健師・社会福祉士・主任介護支援専門員の「3職種の配置」が必須条件ですが、3職種のうち「保健師」は"在宅経験のある看護師"による代替も可能です。そのため、保健師がいないセンターもあります。

　設置目的は「住民の心身の健康保持、生活の安定を目指すとともに、それぞれが自立できるように支援すること」です。ただ、私見では「高齢者に完全な"自立"は難しく"自律"を目指すべき」と考えています。

　センターを一言で表現するなら、「高齢者（65歳以上と、45歳以上65歳未満の第2号被保険者）の総合相談窓口」です。ワンストップサービス（たらい回しをせずに、相談からサービス調整までセンターが責任をもつ）が、その大きな特長です。

(1) センターの業務内容と求められる機能

① 総合相談支援業務

　従来、市役所などでの相談体制は、担当課ごとに分かれていました。そのため、利用者が担当の異なる課に行かれると、さんざん事情を説明させられたあげく、「それは課が違うので、○○課に行ってください」とほかの課に回され、再度、最初から話をさせられることが多かったのではないでしょうか？

　そういった利用者の負担を解消するために、センターでは、ひとまず生活上のすべての相談を受け、違う課の担当であれば該当する担当課職員にセンターに来てもらうか、センター職員が利用者と一緒にその担当課に行き、利用者から受けた相談内容を伝えるようにしています。

　具体的な相談内容は、「介護保険の申請をしたい」「室内に手すりをつけたい」「認知症の症状で対応に困っている」「入所先を探してほしい」

「生活保護の対象にならないか」「隣家の騒音問題」「ケアマネジャーやサービス事業者・市役所への注文」など。ときには、政治への苦情（？）を講演されて満足して帰っていかれる方もいます。

もちろん話をうかがうだけではなく、これらの相談内容を解決の方向にもっていくのがセンターの役割です。相談を受けると実態把握を行い（訪問して当事者の話や近隣の受け止め方を聞く）、3職種が智恵を絞ります。センター職員だけで解決できる課題は少なく、自治会・民生委員など地域の関係者と話し合ったり、ときには隣人に頭を下げて、利用者が地域での生活を継続できるようにお願いしたり、『認知症や精神疾患とは』というミニ講義をさせていただいたり……。市民が地域でよりよく住み続けることができるように努めています。

② 権利擁護業務

例えば、「認知症の症状が出現し、金銭管理をはじめとする適切な意思決定ができない」「虐待」「リフォームや訪問販売による不当請求被害」「アルコール疾患・精神疾患の同居者がいて生活に支障がある」「金銭搾取」「ネグレクト」など、安全に生きる権利を剥奪されている市民が多いことに驚かされます。

これらは、①の「総合相談支援業務」と重なる部分が非常に多く、解決のためには地域や専門職（生活科学センター＊・司法書士・弁護士など）とのネットワークづくりが必須です。

③ 包括的・継続的ケアマネジメント

高齢者は特に、病院・施設・在宅間の行き来が増えます。医療依存度が高い方や要介護度が重い方も地域で生活する権利があり、たとえ利用者の居住場所が変化しても、今までと同様に支援が継続されるように、地域と医療の連携が重要になってきます。

さらに、高齢者の生活を支える介護支援専門員の質の向上も、欠かせない業務となっております。

④ 介護予防マネジメント

現在、介護保険の財源破綻が危惧されるため、介護予防が重視されるようになりました。「○○体操教室」「転倒予防教室」なども介護予防施策の1つですが、そこにはさまざまな課題があるのも事実です。

これらの運動教室は基本的に3カ月で終了です。その後の行き場がない現状では、介護予防につながりません。また、運動教室はそこで友人がつくれることも大きな成果になっていますが、終了すれば、せっかく

＊「生活科学センター」とは、消費生活や食品にかかわる相談・検査・原因究明テストなど、住民の暮らしの安全・安心にかかわる問題を取り扱う機関。当センターでは消費トラブル（住宅リフォーム・訪問販売などによる不当な請求）に関して連携を図っています。

できた友人とも会えなくなり、新たな喪失感を感じてしまいます。健康成人であれば教室終了後も自由に会えますが、高齢者は「送迎車」があってはじめて目的場所に行けるのです。終了後のフォロー教室にも限界があり、増加する運動教室修了者の今後が各市町村とも大きな課題になっています。

(2) センターにおける看護職の役割

　これは、それぞれのセンターによって大きく異なります。本来、センターでは「3職種の協働」が趣旨とされていますが、縦割り体制をとって、「医療の課題が中心の利用者は看護職が担当する」というように、得意分野で分けて担当しているセンターもあり、その場合、看護の役割が強調されると思います。しかし、当センターではあえて「得意分野」という考え方は捨てて、「職種に関係なく、どんな状況の利用者でも担当する」方法をとっています。ですから、看護職であっても、社会福祉士の指導を受けながら、虐待のケースを担当することもあります。
　そのような中で、当センターでの看護職としての役割は「他職種の医療アドバイザーを担うこと」だと思っています。「観察の視点」「今後気をつけておかなければならないこと」「対応方法」などを説明するようにしています。

(3) センターと地域との関係性

　相生市は高齢化率約30％、山と海に面した人口約3万1000人の小さな市です。そのため福祉施設のメンバーや介護支援専門員とは顔馴染みになっています。民生委員・社会福祉協議会など福祉に関する人々とも連携が図れ、お互いが率直な意見を言える関係にあると感じています。
　しかし、病院との連携はとても難しい！　病院の忙しさも大きく関係していますが、何より「人を支援することへの視点の違い」を感じます。そのため、医療と福祉の連携推進がセンターの重要な役割となっています。

(4) 在宅のスタッフが考える"支援"とは

　ここで、視点の違いをおわかりいただくためにいくつか事例を紹介します。
　一人暮らしのAさんは腰椎圧迫骨折で入院されましたが、急性期の

痛みがとれたために退院となりました。

病院勤務の皆さんは「認知症の症状がないから生活は大丈夫」と思っていませんか？　しかし、一人暮らしの高齢者にとって、

・自宅の上がり框が登れない
・ゴミ出しができない（重い物は持てない）
・買い物に行けない（スーパーが遠方、近くても徒歩は無理、でもタクシーは嫌がる。また購入した物を持てない）
・シーツなど大きな洗濯物が干せない
・屈む動作ができないので風呂・トイレなどの掃除ができない

などの問題は、生活をするのに大変支障があることを理解していただきたいと思います。

Bさんは夫と二人暮らしですが、認知症です。老老介護・認認介護が増えている昨今では、

・調理の味つけができない
・お金の管理ができない
・たびたび通帳や印鑑の再発行が必要になる
・ゴミの分別や指定曜日に出すことができなくなり、近所から苦情が出る
・鍋を焦がしたり水道を出しっ放しにする

などの課題がおそってきます。

認知症で一人暮らしの方もまれではなく、さらに身体機能の低下も加わります。それでも介護保険サービスを利用していただければまだ救われます。「福祉のお世話になるなんて、とんでもない」という高齢者が多いのが現実で、地方に行くほど、この考えが顕著になるようです。

また、妻の病気あるいは死亡により、高齢になって初めて台所に立つ夫も多く、このような方は炊飯器や洗濯機のスイッチがわからないなど、介護どころではありません。まず、自分の日常生活の形をつくっていくところから始まる方も多いのです。

①「生活の視点をもつ」という支援

以上の事例での課題、つまり**個別の生活状況を理解しつつ退院支援をしていただくことが、「生活の視点をもつ」ということにつながります。**

自宅での食事の様子をうかがうと、「惣菜を購入して済ませている」「市販のお弁当を2回に分けて食べている」など、食生活も非常に個性的です。このような方に"規則正しい食事指導"をしても、改善することは難しいのではないでしょうか？　まず、その方の栄養のバランスを考えた惣菜の選び方を教え、摂取量が少なければ「制限食ではなく普通食で

よい」と考えていただければと思います。

　介護場面では、老老介護者に体位変換の方法を教えても、体力的に無理かもしれません。

　きっちりした生活を望む"医療職"と、何とか省略できる部分を見つけようとする"福祉職"では、支援の考え方に大きな隔たりを感じることがしばしばあります。**医療職は「体調を整えなければ在宅生活が継続できない」と考えがちですが、福祉職はまず日々の生活を整えることが視点の中心です。**それだけに、お互いの専門性を尊重する関係づくりが大切だと考えます。

② 高齢者の支援で大切にしていること

　センターの看護職として一番大切にしていることは、「利用者や家族がどのように生活していきたいか？」をうかがい、その思いを尊重することです。

　家族や専門職からみて、「ヘルパーに手伝ってもらったほうがいい」「デイサービスに行ったほうがいい」など、サービスにつなげる必要性を感じることはよくあります。けれども利用者が「不自由だけれど自分で頑張りたい」という気持ちが強い場合は無理に説得せず、本人が頑張れるように支援します。**本人の気持ちを支えることが、その方の"生きる意欲"につながっていくと感じています。**

　例えば、「台所や部屋の高い場所にある物を、手の届く低い場所に置き換える」「近隣の方には夜になっても電気が点かない場合、新聞販売店には配達時に新聞がたまっている場合は連絡をしてほしい」など、積極的見守り体制を構築し、困ったときにはセンターに連絡するように伝えます。支援者の意見を押しつけないこと、さらに支援者の価値観で利用者を評価しないことを常に心がけています。

　そうは言っても、「本当に在宅生活が可能か」どうか、利用者の生活能力を見極める力も必要です。

　　・利用者ができないことをどこまで許容できるか？
　　・近隣に見守りをどの程度お願いできるのか？

など、「生きるうえで最低限の生活を補填することは可能か？」という視点で見極めています。在宅生活が可能であると判断したなら、「支援者としてどういう理由で、何が心配か」を必ず伝えます。この言葉によって「あなたを気にかけている人がいます。支える人がいつでもそばにいますよ」という合図を送っています。

(5) 病院医療職の言葉の影響力を知ってほしい

　同じ言葉でも、話す人によって、その言葉の信頼度や説得力が違うと感じたことはないでしょうか？　その意味で、病院の医師や看護師の言葉は、良きにつけ悪しきにつけ重みがあります。

　例えば、病院で「1人の生活は無理です」「施設を探してもらいなさい」と言われて、慌ててセンターに駆け込んでくる家族もいます。私たちのような在宅支援者からみると、「まだまだ1人で十分やれる」と思える方でも、病院で「無理です」と言われると、家族は自信をなくすものです。

　また、「何回も通帳をつくり直す」「お金を盗られたと被害妄想がある」「同じ食材を毎日買ってくる」「入浴はほとんどしていない」……実はこのような方でも、在宅生活の継続は可能なのですが、病院医療職が"当たり前"と考える暮らしのイメージで判断すると、それが可能でなくなってしまうのです。まずは本人・家族の気持ちを聞いていただければありがたいと思います。

(6) 亀の歩みで、じっくりとかかわる支援

　センターで勤務してみると、金銭面や日々の暮らし方について、今まで経験したことのない生活事情を目の当たりにし、当初、私はカルチャーショックを受けました。ただ、多くの支援を経験していくと、どのような困難事例でも「支援の基本に大きな差はない」と感じるようになりました。つまり、「**相手の思いを聴き、意思を尊重し、その生活を否定しない。まずは人間関係づくりからスタートしなければ、解決の糸口が見出せない**」ということです。

　センター勤務で、私には「諦めない」「あせらない」という粘り強さが培われたと思います。「人の気持ちは変わらない」といわれますが、時間をかけてゆっくり支援することで、半年、そして1年待つと必ずいい方向に変化していきます。緊急を要するときはもちろんダッシュしますが、私の基本は"亀の歩み"です。

　残念ながら、病院では患者の気持ちの変化を待つゆとりがありません。患者の思いを汲み取る時間的な余裕がないので、看護師の説明が患者の心に届かないこともあるでしょう。病院と在宅に与えられている"時間の違い"を改めて感じています。まさに、そのギャップを埋めるのが私たち看護職の役割なのではないでしょうか。

（逵いくよ）

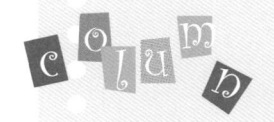

column ジェネラリストナースに知ってほしい
地域との連携のヒント

●在宅支援の流れ

　在宅支援を開始するにあたり、最も重要なことは利用者・家族(以下；利用者)との面接です。特に初回面接はその後の支援関係にも影響する大切な場面です。支援の開始が「明日退院です」で始まると、支援者の気持ちもあせり、ましてや利用者ではなおさらのことです。

　初回面接のときに、利用したいサービスやどのような生活をしたいかを明確にできている利用者はほとんどいません。利用者の漠然とした思いを明確にしながら言語化し、自身のサービス利用や生活方法に納得していただくことに、時間を要します。そのため、急な退院報告ではその思いを引き出す前に、利用者が納得しないままとりあえずサービス導入をする、またはサービスを利用せず不安で不自由な生活がスタートすることになります。

　この利用者の思いを引き出すことができれば、続いて適宜サービス調整をし、サービス利用開始後にモニタリング、評価をすることが在宅支援の一般的な流れです。

●望ましい支援の流れ

　ある病院に入院された80歳代の男性、がんの末期の方でした。入院間もなく病院の連携室から、在宅での看取りを希望している方がいるとセンターに連絡がありました。疼痛コントロールができたら退院する、という時間的余裕がない事例でした。そういう状況の中で、連携室が「自分が建てた家で、妻との想い出がいっぱい詰まったわが家で死にたい」という本人の思いを引き出し、「おじいさんの思いを尊重し、家で看取ってあげたい」と家族の思いも確認してくれました。センターが往診や訪問看護の利用方法を説明し、在宅生活のイメージが具体化できるようにしました。ただ、一度きりの説明では理解が難しいと考え、連携室に利用者の理解度の確認と追加説明をお願いしました。

　連携室とセンターが連携することで、退院までに意思決定ができ最短距離でサービス調整ができました。退院後1週間で亡くなりましたが、楽しみにしていた入浴(訪問入浴サービス)もでき、家族も「わずか1週間でしたが、家で看取りができてよかった」と、"死"という悲嘆が大きいにもかかわらず、自分たちが看取りに参加できた満足感を語っておられました。

　この事例から、退院支援から在宅生活移行までの流れを振り返ってみました。

① 入院後すぐに連携室からセンターへ連絡があり、早期に支援開始ができた。
② センターと連携室が面接内容の情報交換を密に行うことで、支援の方向性を統一でき連続した面接内容で経過できたため、利用者の考えがまとまりやすかった。
③ 連携室が利用者の思いを引き出し、センターに伝えてくれることで、在宅支援の内容決定までの時間が短縮できスムーズな退院につながった。
④ 連携室、センターのそれぞれが、常に連携を意識しながら支援を進めることができた。

●連携のポイント

　在宅支援が必要な場合、退院日の決定を待たずに早期に連絡をいただくと在宅移行がスムーズに流れます。連絡先は担当ケアマネジャーがすでに決まっている方はその担当に、決まっていない方・介護保険の未申請の方はセンターに連絡をいただければ結構です。

　その際に、基本情報とともに病気の理解度・今後の病状予測・経済状態(収入や1カ月に介護に使える金額など)もお知らせいただけたらと思います。その方の心身や経済状態によって、利用サービスや選択する事業所が異なってきます。

　けれども在宅支援者側として情報をいただくという一方的なお願いだけではなく、在宅支援移行後の報告も行い、双方向の関係づくりをお互いが意識しなければならないと感じています。

巻末資料
訪問看護制度のポイント

※この資料は 2020 年 4 月時点の情報に基づいて解説しています。

図1　介護保険と医療保険のどちらを使うのか

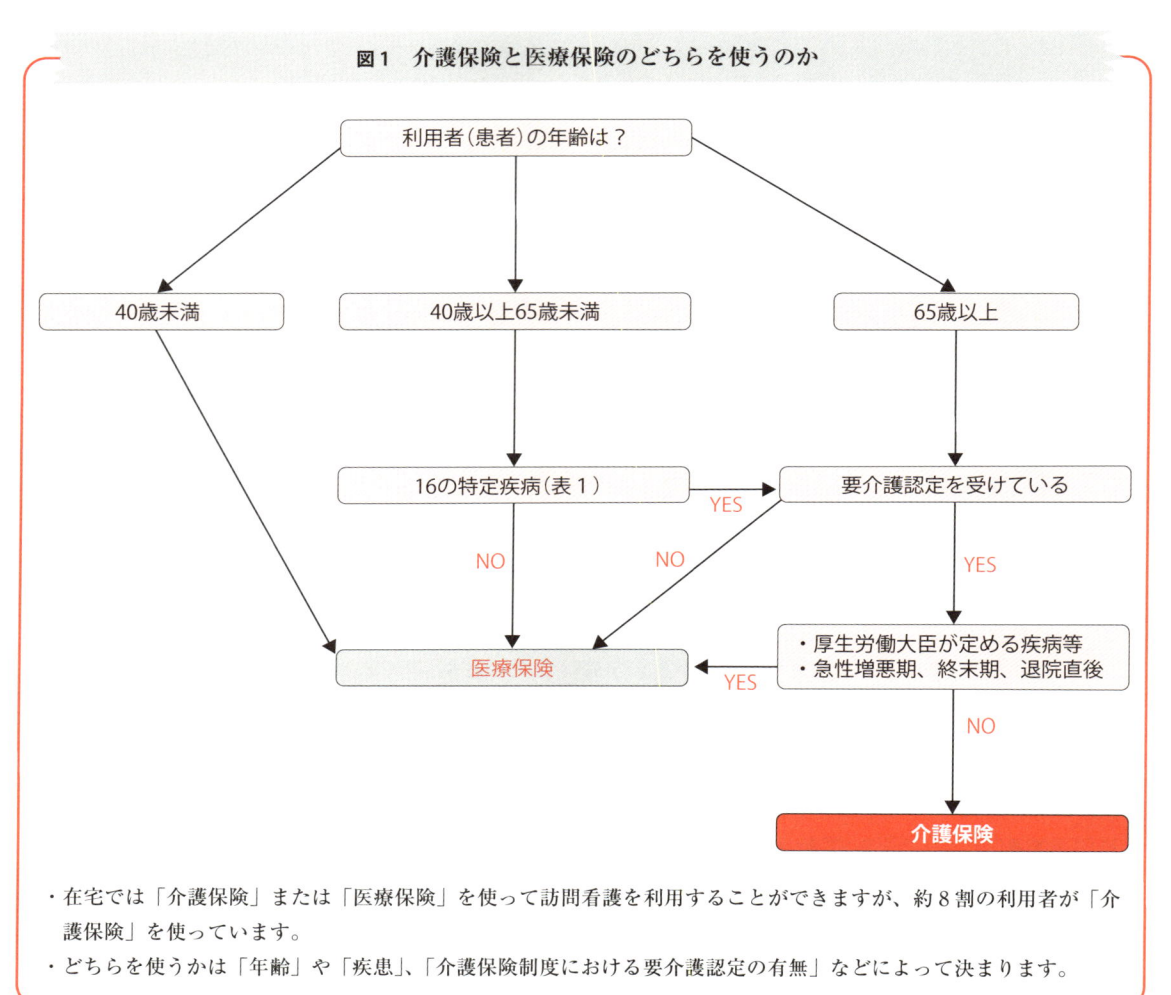

```
                    利用者（患者）の年齢は？
           ┌───────────────┼───────────────┐
      40歳未満      40歳以上65歳未満        65歳以上
           │               │                  │
           │         16の特定疾病（表1）   要介護認定を受けている
           │          NO │    │ YES          │ YES
           │             │    └──────┐       │
           │             │           │       ▼
           │             │           │  ・厚生労働大臣が定める疾病等
           │             │           │  ・急性増悪期、終末期、退院直後
           │             ▼           ▼       │ YES           NO
           └─────────► 医療保険 ◄────────────┤
                                              ▼
                                           介護保険
```

・在宅では「介護保険」または「医療保険」を使って訪問看護を利用することができますが、約8割の利用者が「介護保険」を使っています。
・どちらを使うかは「年齢」や「疾患」、「介護保険制度における要介護認定の有無」などによって決まります。

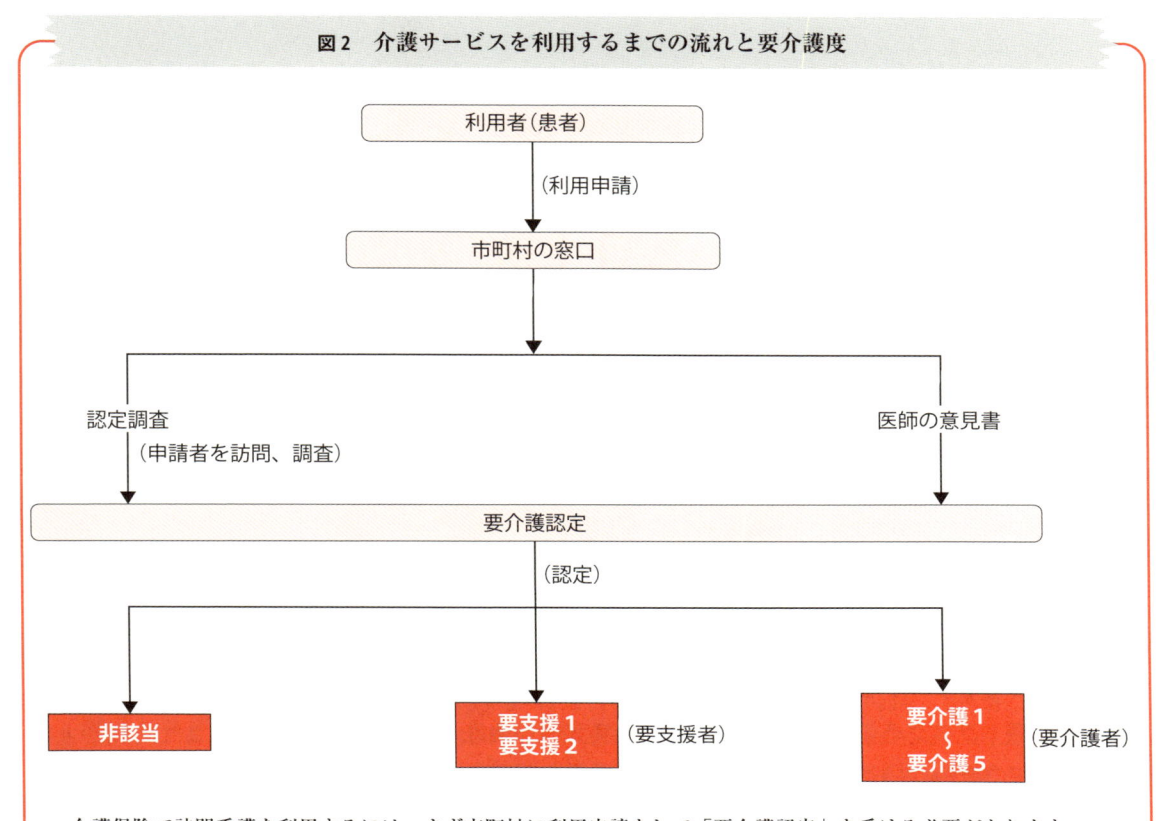

図2　介護サービスを利用するまでの流れと要介護度

```
利用者（患者）
    ↓（利用申請）
市町村の窓口
    ↓
認定調査（申請者を訪問、調査）／医師の意見書
    ↓
要介護認定
    ↓（認定）
非該当　／　要支援1・要支援2（要支援者）　／　要介護1～要介護5（要介護者）
```

- 介護保険で訪問看護を利用するには、まず市町村に利用申請をして「要介護認定」を受ける必要があります。
- 認定審査の結果、「要支援1」「要支援2」または「要介護1」から「要介護5」のいずれかに認定されることが条件です。「要支援1」が最も軽度な状態で「要介護5」が最重度の介護を要する状態です。
- 介護保険で訪問看護を利用する方を要介護度別の割合でみると、「要介護3～5」の中重度者が6割以上を占めています。
- 介護保険の「要介護認定」を受け、訪問看護を利用できる方は以下のとおりです。
  1) 65歳以上で要介護認定を受けた方（第1号被保険者）
  2) 40歳以上65歳未満で16の特定疾病（表1参照）に当てはまり、要介護認定を受けた方（第2号被保険者）

表1　第2号被保険者の特定疾病に該当する16の疾病

① がん（がん末期）
② 関節リウマチ
③ 筋萎縮性側索硬化症
④ 後縦靱帯骨化症
⑤ 骨折を伴う骨粗鬆症
⑥ 初老期における認知症
⑦ 進行性核上性麻痺、大脳皮質基底核変性症及びパーキンソン病
⑧ 脊髄小脳変性症
⑨ 脊柱管狭窄症
⑩ 早老症
⑪ 多系統萎縮症
⑫ 糖尿病性神経障害、糖尿病性腎症及び糖尿病性網膜症
⑬ 脳血管疾患
⑭ 閉塞性動脈硬化症
⑮ 慢性閉塞性肺疾患
⑯ 両側の膝関節又は股関節に著しい変形を伴う変形性関節症

図3　医療保険での訪問看護

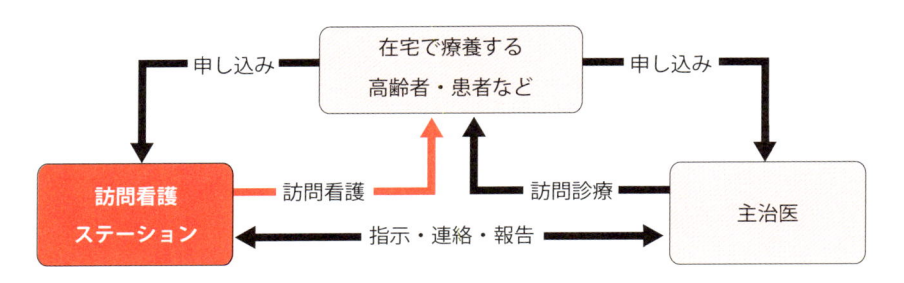

```
                    在宅で療養する
        申し込み ←  高齢者・患者など  → 申し込み
          ↓         ↑       ↑           ↓
      訪問看護   訪問看護   訪問診療     主治医
      ステーション ←  指示・連絡・報告  →
```

- 医療保険で訪問看護を利用できる方は以下のとおりです。
  1）40歳未満の医療保険加入者
  2）40歳以上65歳未満で16の特定疾病以外の方
  3）40歳以上65歳未満で16の特定疾病に当てはまるが、要介護認定で「非該当」になった方
  4）65歳以上で、要介護認定で「非該当」になった方
  5）介護保険で「要支援」「要介護」と認定され、以下に該当する方
    ①厚生労働大臣が定める疾病等の方（**表2**参照）で⑬～⑰に該当しない方
    ②急性増悪期、終末期、退院直後などで頻回な訪問が必要な方（特別訪問看護指示書の交付が必要）
- 主治医の診察によって「訪問看護の必要性がある」と判断された場合、患者や家族から訪問看護の利用申し込みがあり、主治医から「訪問看護指示書」が交付され、訪問看護が提供されます。
- 訪問看護ステーションは、介護保険で利用する場合と同様に「訪問看護計画書」を作成し、毎月「訪問看護報告書」に利用者の状態や訪問看護の内容などを記載し、主治医に報告します。
- 訪問看護の利用料は、原則としてかかった費用の1～3割が自己負担となります。

（公益財団法人在宅医療助成勇美記念財団・在宅医療と訪問看護のあり方検討委員会：訪問看護活用ガイド，p.17，2010を基に作図）

表2　厚生労働大臣が定める疾病等

①末期の悪性腫瘍
②多発性硬化症
③重症筋無力症
④スモン
⑤筋萎縮性側索硬化症
⑥脊髄小脳変性症
⑦ハンチントン病
⑧進行性筋ジストロフィー症
⑨パーキンソン病関連疾患
　（進行性核上性麻痺、大脳皮質基底核変性症、パーキンソン病〔ホーエン・ヤールの重症度分類がステージ3以上であって生活機能障害度がⅡ度又はⅢ度のものに限る〕）
⑩多系統萎縮症
　（線条体黒質変性症、オリーブ橋小脳萎縮症、シャイ・ドレーガー症候群）
⑪プリオン病
⑫亜急性硬化性全脳炎
⑬ライソゾーム病
⑭副腎白質ジストロフィー
⑮脊髄性筋萎縮症
⑯球脊髄性筋萎縮症
⑰慢性炎症性脱髄性多発神経炎
⑱後天性免疫不全症候群
⑲頸髄損傷
⑳人工呼吸器を使用している状態

- 「特定疾病に該当する16の疾病」と「厚生労働大臣が定める疾病等」は、重複している疾病（筋委縮性側索硬化症や脊髄小脳変性症など）もありますが、すべてが同じではないので注意が必要です。

図4　介護保険での訪問看護

```
                          要介護者
                    ↑        ↑ ↑
           申し込み  │ 申し込み│ │訪問看護      訪問診療
                    ↓        ↓ │
     ┌──────────┐         ┌──────────┐        ┌──────────┐
     │居宅介護  │   連携   │訪問看護  │  指示  │主治医・  │
     │支援事業所│ ←─────→ │ステーション│ ←───→ │かかりつけの│
     │ケアマネジャー│      │          │  報告  │医師      │
     ├──────────┤         └──────────┘        └──────────┘
     │ケアプラン作成│
     └──────────┘
```

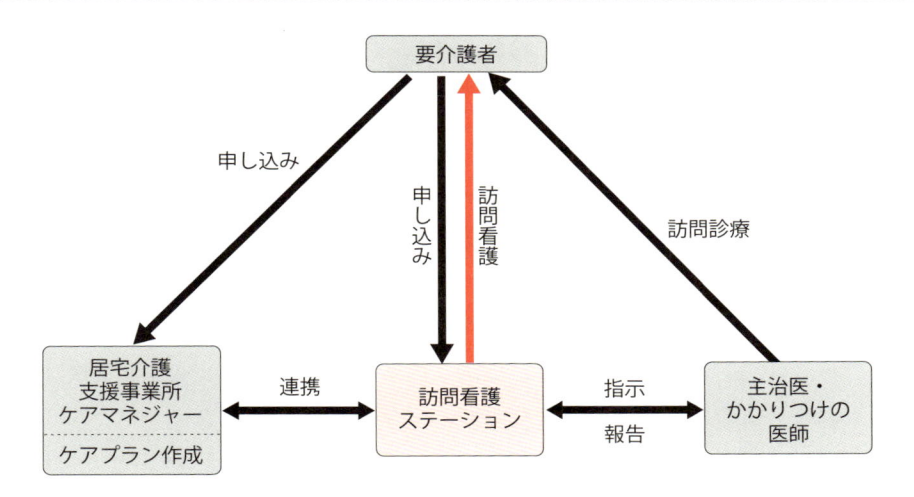

- 「要介護」と認定された方は、居宅介護支援事業所の介護支援専門員（ケアマネジャー）に、居宅サービス計画（ケアプラン）の作成を依頼します（「要支援」と認定された方は地域包括支援センターに依頼）。それにより、ケアマネジャーはケアマネジメントを行い、その方に必要なケアプランを立案します。
- ケアプランの中に訪問看護が計画され、主治医がその必要性を認めて「訪問看護指示書」*が交付された方に対して訪問看護が提供されます。
  - *「訪問看護指示書」には、病状・治療の状態、投与中の薬剤、使用している医療機器、療養生活指導上の留意事項などが記載されており、在宅療養者に訪問看護を提供するうえで欠かせないものです。
- 訪問看護ステーションは、訪問看護指示書に明記してある指示内容に基づき「訪問看護計画書」を作成し、訪問看護を提供します。そして、毎月「訪問看護報告書」に利用者（患者）の状態や訪問看護の内容などを記載し、主治医に報告します。
- 訪問看護の利用料は、原則としてかかった費用の1～3割が自己負担となります。

表3　訪問看護の回数について

介護保険での訪問看護	医療保険での訪問看護
ケアプランに計画された回数	**週4回以上の訪問が可能** ・厚生労働大臣の定める疾病等の方 ・急性増悪期で頻回な訪問が必要な方 （特別訪問看護指示書の交付が必要） **週3回までの訪問が可能** ・上記以外の方

- 「介護保険での訪問看護」の訪問回数は、ケアマネジャーが計画したケアプランに組み込まれた回数となり、特に制限はありません。しかし、「医療保険での訪問看護」の場合は訪問回数が決まっている場合があります。
- 「厚生労働大臣が定める疾病等の方」および「急性増悪期で頻回な訪問が必要な方（特別訪問看護指示書の交付が必要）」は、週4回以上の訪問看護を提供することが可能です。それ以外の方に対しては回数制限があり、週3回までの訪問となります。

おわりに

　"退院支援" なんか、要らない!?
　タイトルにつけておきながら、いまだにこの "退院支援" という言葉に違和感を禁じえないのは、私だけでしょうか。退院支援なんて言葉ができたから、支援の目標が "退院" になってしまっているのでは？　……とさえ感じてしまいます。
　入院した人は、ひとり残らず退院します。軽快する人も、転院する人も、亡くなる人も……。病院で働く医療者は、退院に向けた cure と care を提供しており、広義での退院支援はすべての患者に行われているのだと思います。スクリーニング項目にチェックがついた人にだけ行うのが退院支援ではありません。そして、この支援は、退院してもらうことがゴールではなく、「退院後もその人らしい人生を全うしてもらうこと」が目標であるはずです。
　脳梗塞を発症し、運よく麻痺は残らなくても、再梗塞を起こさないために、これまでの生活を見直し、どのように改善できるかを一緒に考えること。
　何クール目かの抗がん剤治療が終わって、弱っていく身体と向き合う患者に寄り添いながら、これからどのように過ごしたいかを投げかけること。
　入院前は自立していた排泄行動が、入院してなぜできなくなったのか、きちんとアセスメントすること。
　"退院支援" そして "療養生活支援" は、退院調整専門部署のスタッフではない、最も患者の近くにいる病棟や外来のジェネラリストナースだからこそできる、毎日の "看護" そのものです。急性期病院の中でも、その人の退院後の "生活"、これからの過ごしかたを見据えた看護が当たり前になされるようになれば、そのうち "退院支援" なんて言葉は死語になるのでは……？

＊

　本書には、病院、在宅、施設などの現場で、試行錯誤しながら患者・家族と向き合う全国各地のナースたちの熱意と実践知が詰まっています。「日々の "業務" に追われて、"看護" をしている実感がない」「退院支援って、どうやっていいのかわからない」という皆さんが、「これなら自分にもできそう！」「明日からやってみよう！」と元気になり、新しい取り組みのヒントとなれば幸いです。
　「ナーシング・トゥデイ」に連載した1年間の『NT special』をまとめるにあたり、先駆的な活動をご紹介いただいた執筆者の皆さん、全国を奔走してくださった日本看護協会出版会の望月正敏編集長、書籍編集部の辻尚子さんに、ご尽力いただいたことを感謝いたします。

2011年2月　三輪 恭子

索引

欧文・数字

DPC	124
G-nurse チェック	1
G-nurse の視点	1
MSW	4
MSW との連携	108
MSW のかかわり	118
NICU・GCU からの退院支援	106
OJT	183
SOAP 記録の共有	48
WOC ナースのかかわり	65
3 職種の配置	217
3 段階プロセス	10

あ行

医療依存度の高い小児	101
医療管理上の課題	25, 31
医療機関における死亡割合	3
医療の管理	32
医療保険	224
医療保険での訪問看護	227
院内外泊	64
院内退院支援看護師	101, 106
栄養管理	68

か行

介護支援（等）連携指導料	127, 140, 163, 211
介護保険	224
介護保険での訪問看護	227
介護保険で認められる住宅改修	36
介護予防ケアマネジメント	218
外来・病棟の一元化	42
外来病棟連携看護師	44, 49
家族状況・介護体制	17
家族のもつ不安	110
がん患者の支援	216
看護サマリーを活用した連携書式	160
看護師によるインフォームド・コンセント	7
看護の可視化	57
看護部認定周産期母子ケア総合相談助産師	104, 112, 122
患者の思いに軸をおいた支援	23
カンファレンス	45, 170
カンファレンスのガイドライン	171
カンファレンスの記録例	47
がん末期患者の退院支援計画書	154
緩和ケアチーム	78
緩和ケア認定看護師	75
緩和ケアの基本理念	76
吸引指導マニュアル	96
教育	170, 176
局所ケア	66
居宅介護支援事業所	210
記録	170, 172
ケアマネジャーとの協働と役割分担	37
ケアマネジャーのかかわり	69
権利擁護業務	218
厚生労働大臣が定める疾病等	226

さ行

在宅移行期	148
在宅医療移行検討会	58, 183
在宅医療のイメージ	6
在宅看護と病院看護の違い	205
在宅支援アセスメントの項目	25
在宅調整用記録用紙	94
在宅プロジェクトチーム	92
在宅療養移行期	119
在宅療養維持期	119
在宅療養検討期	119
在宅療養支援	11
在宅療養指導管理料	33, 130, 136
在宅療養指導料	127, 136
在宅療養準備期	119
ジェネラリストナース	5, 28

ジェネラリストナースに知ってほしい
　地域との連携のヒント……………202, 209, 216, 223
試験外泊……………………………………………216
システムづくりの実際……………………………180
システムづくりのポイント………………………168
自宅以外からの入院………………………………17
自宅以外の居宅への訪問看護……………………206
実践能力向上コース………………………………183
児童虐待防止委員会（CAPSS）………112, 118
社会保障制度の活用………………………………37
集合教育……………………………………………183
住宅環境……………………………………………17
受容支援……………………………………………28
情報収集のポイント………………………………16
情報提供書の活用…………………………………216
初回カンファレンス………………………………170
自立・自律のための介入…………………………29
事例報告会…………………………………………94
神経内科カンファレンス…………………………46
神経内科前カンファレンス………………………46
身体障害者手帳……………………………………120
診断群分類…………………………………………124
シンプルケアへの調整……………………………35
診療情報提供料……………………………………130
診療報酬の理解……………………………………124
スクリーニング………………………………15, 20
生活・介護上の課題…………………25, 27, 36
生活の質……………………………………………2
生活の場での療養…………………………………73
生活の場に帰るためのチームアプローチ………22
精神障害者保健福祉手帳…………………………120
早期退院連携ガイドライン………………159, 202
総合機能評価加算……………………………127, 131
総合相談支援業務…………………………………217

た行

第1段階………………………………………15, 61
第1段階で病棟看護師に必要な能力……………177
第2段階………………………………………22, 62
第2段階で病棟看護師に必要な能力……………178
第3段階………………………………………31, 64
第3段階で病棟看護師に必要な能力……………179
体圧分散ケア………………………………………67
退院後の支援………………………………………111
退院後訪問…………………………………………98
退院支援……………………………………………10
退院支援・退院調整における3段階プロセス…11
退院支援・退院調整に関するシステム…………168
退院支援・退院調整に関連する診療報酬………128
退院支援・退院調整の流れ………………………12
退院支援・退院調整の流れと関連する診療報酬……126
退院支援拡大カンファレンス……………………109
退院支援が必要とされる社会背景………………3
退院支援が必要な患者……………………………16
退院支援が必要な患者の把握……………………15
退院支援看護師ネットワーク・大阪………160, 189
退院支援カンファレンス……………………171, 182
退院支援計画書……………………………………145
退院支援計画書作成のポイント……………149, 154
退院支援計画書の例…………………………152, 155
退院支援における院内運用フローチャート……105
退院支援に必要な情報……………………………17
退院支援のシステムづくり………………………188
退院支援の必要性に関する3つのタイプ………19
退院支援プロセスシート……………………55, 56
退院支援レベルアップ研修…………………42, 172
退院時看護サマリー…………………………161, 162
退院時共同指導料2………………130, 142, 181
退院時薬剤情報管理指導料………………………130
退院時リハビリテーション指導料………………130
退院調整………………………………………10, 179
退院調整看護師………………………………4, 125
退院調整看護師の教育・研修……………………4
退院調整看護師のネットワークづくり…………189
退院調整看護師養成プログラム…………4, 184, 185
退院調整の手順……………………………………172
退院調整プログラム……………………………92, 95
退院直後に行う支援内容…………………………148
退院前・退院後訪問………………………………86

退院前カンファレンス…………………………………38
退院前カンファレンス開催のポイント………………172
退院前在宅療養指導管理料……………………127, 136
退院前訪問………………………………………………96
退院前訪問指導料………………………………127, 139
地域・社会資源との連携・調整………………………31
地域緩和ケア支援ネットワーク…………………76, 80
地域包括支援センター………………………………217
地域向けの看護要約……………………………165, 166
地域連携勉強会………………………………………183
チームカンファレンス………………………………170
中央社会保険医療協議会……………………………124
出来高払い方式………………………………………124
特定疾病に該当する16の疾病………………………225

な行

入院時スクリーニングシート…………………………43
入院時支援加算………………………………………126
入院中に行う支援内容………………………………147
入院前の生活状況………………………………………17
入退院支援加算………………………………………127
ネットワーク参加者の概要…………………………190
ネットワーク定例会のテーマ………………………191
ネットワークへの参加の効果………………………194

は行

排泄ケア…………………………………………………68
日々カンファレンス……………………………………45
病棟看護師のモチベーション向上……………………88
包括的・継続的ケアマネジメント…………………218

包括払い方式…………………………………………124
訪問看護指示料………………………………………130
方向性カンファレンス………………………………182
訪問看護………………………………34, 40, 196, 204
訪問看護師と病棟看護師の連携……………………201
訪問看護師のかかわり…………………………70, 115
訪問看護師の視点……………………………………201
訪問看護制度のポイント……………………………224
訪問看護の回数………………………………………227
訪問看護の業務の流れ………………………………197
訪問看護への実習研修………………………………186
訪問看護連絡票………………………………………202

ま行

看取りにつながる時期………………………………148
メディカルソーシャルワーカー…………………………4

や行

要介護度………………………………………………226

ら行

リハビリテーション……………………………………34
療育手帳………………………………………………120
療養通所介護事業……………………………………204
留守番ケア……………………………………………117
連携情報票……………………………………………202
連携書式の活用………………………………………159
連携書式の実際…………………………………160, 164

これからの退院支援・退院調整
ジェネラリストナースがつなぐ外来・病棟・地域

2011 年 4 月 10 日　第 1 版第 1 刷発行	＜検印省略＞
2021 年 4 月 30 日　第 1 版第 9 刷発行	

編　集　宇都宮宏子　三輪恭子

発　行　株式会社　日本看護協会出版会

〒150-0001　東京都渋谷区神宮前 5-8-2　日本看護協会ビル 4 階
＜注文・問合せ／書店窓口＞ TEL／0436-23-3271　FAX／0436-23-3272
＜編集＞ TEL／03-5319-7171
https://www.jnapc.co.jp

装丁・デザイン　paper stone

印　刷　三報社印刷株式会社

- 本書に掲載された著作物の複写・複製・転載・翻訳・データベースへの取り込み、および送信（送信可能化権を含む）・上映・譲渡に関する許諾権は、株式会社日本看護協会出版会が保有しています。
- 本書掲載の URL や QR コードなどのリンク先は、予告なしに変更・削除される場合があります。
- JCOPY〈出版者著作権管理機構 委託出版物〉本書の無断複製は著作権法上での例外を除き禁じられています。複製される場合は、その都度事前に一般社団法人出版者著作権管理機構（電話 03-5244-5088、FAX 03-5244-5089、e-mail: info@jcopy.or.jp）の許諾を得てください。

© 2011 Printed in Japan　　　　　　　　　　　　　　　　ISBN 978-4-8180-1598-2